机械通气精要

Essentials of Mechanical Ventilation

第 3 版

原　著　**DEAN R. HESS**
　　　　ROBERT M. KACMAREK

主　审　王　辰

主　译　袁月华

译　者（以姓氏笔画为序）

王吉梅　刘婷婷　齐小玖　张　鑫

陆志华　段　均　段开亮　袁月华

夏金根　徐诗行　徐培峰　郭　丰

桑贤印　黄　蕾　葛慧青　韩小彤

人民卫生出版社

图书在版编目（CIP）数据

机械通气精要/（美）迪恩 R. 赫斯（Dean R. Hess）原著；
袁月华主译. —北京：人民卫生出版社，2016
ISBN 978-7-117-22752-0

Ⅰ.①机⋯ Ⅱ.①迪⋯②袁⋯ Ⅲ.①呼吸器-基本知识
Ⅳ.①R459.6

中国版本图书馆 CIP 数据核字（2016）第 122393 号

人卫智网	www.ipmph.com	医学教育、学术、考试、健康、购书智慧智能综合服务平台
人卫官网	www.pmph.com	人卫官方资讯发布平台

机械通气精要

主　　译：袁月华
出版发行：人民卫生出版社（中继线 010-59780011）
地　　址：北京市朝阳区潘家园南里 19 号
邮　　编：100021
E - mail：pmph @ pmph.com
购书热线：010-59787592　010-59787584　010-65264830
印　　刷：北京盛通印刷股份有限公司
经　　销：新华书店
开　　本：787×1092　1/16　印张：22
字　　数：591 千字
版　　次：2016 年 8 月第 1 版　2024 年 4 月第 1 版第 12 次印刷
标准书号：ISBN 978-7-117-22752-0/R·22753
定　　价：130.00 元

打击盗版举报电话：010-59787491　E - mail：WQ @ pmph.com
（凡属印装质量问题请与本社市场营销中心联系退换）

敬告

本书的作者、译者及出版者已尽力使书中的知识符合出版当时普遍接受的标准。但医学在不断地发展，随着科学研究的不断探索，各种诊断分析程序和临床治疗方案以及药物使用方法都在不断更新。强烈建议读者在使用本书涉及的诊疗仪器或药物时，认真研读使用说明，尤其对于新的产品更应如此。出版者拒绝对因参照本书任何内容而直接或间接导致的事故与损失负责。

需要特别声明的是，本书中提及的一些产品名称（包括注册的专利产品）仅仅是叙述的需要，并不代表作者推荐或倾向于使用这些产品；而对于那些未提及的产品，也仅仅是因为限于篇幅不能一一列举。

本着忠实于原著的精神，译者在翻译时尽量不对原著内容做删节。然而由于著者所在国与我国的国情不同，因此一些问题的处理原则与方法，尤其是涉及宗教信仰、民族政策、伦理道德或法律法规时，仅供读者了解，不能作为法律依据。读者在遇到实际问题时应根据国内相关法律法规和医疗标准进行适当处理。

译者名录

主　审　王　辰
主　译　袁月华
译　者（以姓氏笔画为序）

王吉梅　浙江大学医学院附属邵逸夫医院
刘婷婷　四川大学附属华西医院
齐小玖　北京医院
张　鑫　江苏省徐州市矿山医院
陆志华　浙江大学医学院附属邵逸夫医院
段　均　重庆医科大学附属第一医院
段开亮　浙江大学医学院附属邵逸夫医院
袁月华　浙江大学医学院附属邵逸夫医院
夏金根　中日医院
徐诗行　浙江大学医学院附属邵逸夫医院
徐培峰　浙江大学医学院附属邵逸夫医院
郭　丰　浙江大学医学院附属邵逸夫医院
桑贤印　浙江大学国际医院
黄　蕾　浙江大学医学院附属邵逸夫医院
葛慧青　浙江大学医学院附属邵逸夫医院
韩小彤　湖南省人民医院

序

机械通气是一种用于维持患者通气和氧合功能的高级生命支持技术。随着医学科学和医疗技术的不断发展，机械通气已成为临床中主导性的呼吸支持技术，不仅在危重病患者的救治中发挥了不可或缺的作用，而且随着人口老龄化，需要家庭机械通气的患者显著增多。因此，对于接触急性和慢性呼吸衰竭患者的临床医生、呼吸治疗师及护理人员而言，机械通气是必须掌握的重要临床技能。

为帮助医务人员规范化掌握机械通气的基本理论及临床应用，浙江大学医学院附属邵逸夫医院呼吸治疗科袁月华主任组织国内专家翻译了第 3 版 *Essentials of Mechanical Ventilation*（《机械通气精要》）。该书由国际知名机械通气专家 Dean R. Hess 教授和 Robert M. Kacmarek 教授编著，对机械通气的专业理论和临床实践进行了较为全面的阐述，同时对不同种类疾病的机械通气策略提供了实用的临床思路。书中各章节末尾均对文中的重点内容进行了精炼，十分适合相关医务人员和学生学习掌握。

衷心希望第 3 版《机械通气精要》能够成为我国医务人员学习和应用机械通气的重要参考书，帮助提高我国机械通气的临床应用水平。

中国工程院院士
国家呼吸疾病临床医学研究中心主任
中华医学会呼吸病学分会主任委员
中日医院院长

前　言

机械通气是随着医学科学技术的发展，尤其是危重症医学的发展而建立起来的一项患者救治技术，经过数十年的临床实践，机械通气在临床患者的救治中发挥了不可或缺的重要作用。我们组织相关专家将美国呼吸治疗师 Dean R. Hess 和 Robert M. Kacmarek 教授所著的最新版 *Essentials of Mechanical Ventilation*（《机械通气精要》）一书翻译成中文，以方便有兴趣的相关专业人员和学生阅读。

《机械通气精要》的两位作者 Dean R. Hess 和 Robert M. Kacmarek 教授均是美国最著名的呼吸治疗师、美国哈佛大学麻醉学教授，并分别任哈佛大学附属麻省总医院呼吸治疗科正、副主任，均从事呼吸治疗临床、教学、科研数十年，有非常丰富的相关经验。Dean R. Hess 是美国 *Respiratory Care* 杂志主编；Robert M. Kacmarek 近二十年来多次来到中国进行学术交流，为众多中国危重、急症、呼吸病学界专业人士所熟知。

《机械通气精要》一书自 1976 年初版以来，在广大读者中具有良好的口碑，得到了美国及其他国家和地区广大机械通气实践者的一致好评，我们的中文版译自该书第 3 版。新版《机械通气精要》全书共 38 章，内容涵盖了与机械通气相关的理论基础、临床实践指南，全面而系统地阐述了从事机械通气治疗所需的基本理论和技能，逻辑清晰，为读者建立了非常清晰而完整的机械通气相关的知识体系。本书作者通过简洁而通俗易懂的语言描述了深奥的机械通气理论知识和临床实践，中心思想全面明了。我们推荐本书作为机械通气治疗相关临床工作者和学生的学习参考用书。

《机械通气精要》的翻译出版得到了中日医院院长王辰院士的大力支持和帮助，他在百忙之中抽时间指导该书的编译并审阅，同时撰写了书的序言，在此表示衷心的感谢。同样感谢参与该书翻译工作的多位呼吸治疗相关专家学者，正是由于大家的辛勤努力和团结协作，才使本书的出版得以实现。由于专业背景和能力、精力所限，错漏之处，敬请谅解。

袁月华

浙江大学医学院附属邵逸夫医院

2016 年 1 月

原著前言

机械通气是危重症病人救治的重要手段之一，同时其范畴已延伸到了ICU及传统医院以外，包括长期看护医院和家庭治疗。掌握机械通气技能不仅对呼吸治疗师和危重症医师而言十分重要，对危重症的护理人员和涉及通气支持的相关临床医师也是必须的。

本书汇聚了机械通气临床、教学、研究等领域的专家七十余年的经验，紧跟临床新进展及热点主题，旨在对成人机械通气提供临床应用指导。与先前的版本一样，本书力图做到章节简洁、专注并且实用。

近十余年来，机械通气在临床应用方面取得了很大进展，因此我们决定改写，再版此书。与以往的版本相同，新书也分为四个部分，第一篇是机械通气原理，介绍了机械通气的基本原理和适应证、生理学目标和呼吸机撤离。第二篇是机械通气的实施管理，着重介绍常见疾病的呼吸机支持操作建议和策略。第三篇是关于机械通气患者的监测，包括血气分析、血流动力学、呼吸力学和呼吸机波形。最后一篇是和机械通气相关的内容，如气道管理、气雾治疗、体外膜肺支持及其他通气技术。

本书是一本关于机械通气的书籍，但不仅仅局限于机械通气。我们不着重讨论任何特定的呼吸机（虽然提及过一些特定的呼吸机模式）。本书专注于成人的机械通气，我们尽力做到让本书的知识广泛地适用于任何一款成人呼吸机。

这是一本为从事机械通气领域的医务人员编写的书，偏重于操作指导，我们相信它的唯一性，希望广大读者能享受阅读过程，正如我们编写一样乐在其中。

Dean R. Hess，PhD，RRT

Robert M. Kacmarek，PhD，RRT

目　录

缩 写 词

A/C	Assist/control	辅助/控制
AG	Anion gap	阴离子间隙
APRV	Airway pressure release ventilation	气道压力释放通气
ARDS	Acute respiratory distress syndrome	急性呼吸窘迫综合征
ARDSNet	ARDS network	急性呼吸窘迫综合征研究网
AVAPS	Average volume assured pressure support	平均容积保证压力支持
BAL	Bronchoalveolar lavage	支气管肺泡灌洗
BE	Base excess	碱剩余
BEE	Basal energy expenditure	基础能量消耗
BSA	Body surface area	体表面积
CCI	Chronic critical illness	慢性危重症
Cao_2	Oxygen content of arterial blood	动脉血氧含量
$Cc'o_2$	Pulmonary capillary oxygen content	肺毛细血管氧含量
CDC	Centers for Disease Control and Prevention	疾病预防控制中心
CI	Cardiac index	心脏指数
C_L	Lung compliance	肺顺应性
Cl^-	Chloride ion	氯离子
CMV	Continuous mandatory ventilation	持续指令通气
CO	Carbon monoxide	一氧化碳
Co_2	Oxygen content of the blood	血氧含量
COPD	Chronic obstructive pulmonary disease	慢性阻塞性肺疾病
CPAP	Continuous positive airway pressure	持续气道正压
CPP	Cerebral perfusion pressure	脑灌注压
CPR	Cardiopulmonary resuscitation	心肺复苏术
CSV	Continuous spontaneous ventilation	持续自主呼吸
CT	Computed tomography	计算机断层扫描
$C\bar{v}o_2$	Mixed venous oxygen content	混合静脉血氧含量
CVP	Central venous pressure	中心静脉压
C_w	Chest wall compliance	胸壁顺应性
Do_2	Oxygen delivery	氧输出量
EAdi	Electrical activity of the diaphragm	膈肌电活动

ECLS	Extracorporeal life support	体外生命支持
ECMO	Extracorporeal membraneoxygenation	体外膜式氧合
EELV	End-expiratory lung volume	呼气末肺容积
EPAP	Expiratory positive airway pressure	呼气相气道正压
f_b	Frequency of breathing; respiratory rate	呼吸频率
f_c	Heart rate	心率
F_{IO_2}	Fraction of inspired oxygen	吸入氧浓度
FRC	Functional residual capacity	功能残气量
Hb	Hemoglobin	血红蛋白
HbCO	Carboxyhemoglobin	碳氧血红蛋白
HCO_3^-	Bicarbonate concentration	碳酸氢盐离子
HFJV	High frequency jet ventilation	高频喷射通气
HFOV	High frequency oscillatory ventilation	高频震荡通气
HFPPV	High frequency positive pressure ventilation	高频正压通气
HFV	High frequency ventilation	高频通气
HME	Heat and moisture exchanger	湿热交换器
Hz	Hertz	赫兹
I: E	Inspiratory time to expiratory time ratio	吸气时间与呼气时间比值
IBW	Ideal body weight (sometimes called predicted body weight)	理想体重
ICP	Intracranial pressure	颅内压
ICU	Intensive care unit	重症监护病房
IMV	Intermittent mandatory ventilation	间歇指令通气
iNO	Inhaled nitric oxide	吸入一氧化氮
IPAP	Inspiratory positive airwaypressure	吸气相气道正压
ISB	Isothermal saturation boundary	等温饱和界面
IVAC	Infection related ventilator associated condition	呼吸机相关性感染
J	Joules	焦耳
LV	Left ventricle	左心室
LVSWI	Left ventricular stroke work index	左心室搏出指数
MAP	Mean arterial pressure	平均动脉压
MDI	Metered-dose inhaler	定量吸入器
MIC	Maximum insufflation capacity	最大吹气能力
MIE	Mechanical insufflation-exsufflator	机械辅助咳嗽仪
MMV	Mandatory minute ventilation	指令分钟通气
MODS	Multiple organ dysfunction syndrome	多器官功能障碍综合征
MPAP	Mean pulmonary artery pressure	平均肺动脉压
NO	Nitric oxide	一氧化氮
Na^+	Sodium	钠离子
NAVA	Neurally adjusted ventilatory assist	神经调节辅助通气

NIV	Noninvasive ventilation	无创通气
NPE	Neurogenic pulmonary edema	神经性肺水肿
OI	Oxygenation index	氧合指数
ΔPaw	Change in airway pressure	气道压力改变
ΔP_L	Transpulmonary pressure	跨肺压
ΔPOP	Plethysmographic waveform amplitude	体积描记的波形
ΔPpl	Change in pleural pressure	胸膜压改变
$P(a\text{-}et)_{CO_2}$	Difference between arterial and end-tidal P_{CO_2}	动脉和呼气末肺泡二氧化碳分压差
$Pa_{O_2}/P_{A_{O_2}}$	Ratio of arterial P_{O_2} to alveolar P_{O_2}	动脉血氧分压与肺泡氧分压比值
$Pa_{O_2}/F_{I_{O_2}}$	Ratio of arterial P_{O_2} to $F_{I_{O_2}}$	动脉血氧分压与吸入氧浓度的比值
$P(A\text{-}a)_{O_2}$	Difference between alveolar P_{O_2} and arterial P_{O_2}	肺泡动脉血氧分压差
Pa_{CO_2}	Partial pressure of carbon dioxide in arterial blood	动脉血二氧化碳分压
$\overline{P}alv$	Mean alveolar pressure	平均肺泡压
$Palv$	Alveolar pressure	肺泡压
Pa_{O_2}	Partial pressure of oxygen inarterial blood	动脉血氧分压
$P_{A_{O_2}}$	Alveolar P_{O_2}	肺泡氧分压
PAP	Pulmonary artery pressure	肺动脉压
PAV	Proportional-assist ventilation	成比例辅助通气
$\overline{P}aw$	Mean airway pressure	平均气道压
Pb	Barometric pressure	大气压
Pb_{O_2}	Brain P_{O_2}	大脑氧分压
PC-CMV	Continuous mandatory ventilation with pressure control	压力控制持续指令通气
PC-IMV	Pressure-controlled intermittent mandatory ventilation	压力控制的间歇指令通气
PCIRV	Pressure-controlled inverseration ventilation	压力控制反比通气
P_{CO_2}	Partial pressure of carbon dioxide	二氧化碳分压
PCV	Pressure-controlled ventilation	压力控制通气
PCWP	Pulmonary capillary wedgepressure	肺毛细血管楔压
Pdi	Transdiaphragmatic pressure	经横膈压
$P_{\overline{E}_{CO_2}}$	Mixed exhaled P_{CO_2}	混合呼出气二氧化碳分压
P_{H_2O}	Water vapor pressure	水蒸气压
PEEP	Positive end-expiratory pressure	呼气末正压
PEG	Percutaneous endoscopic gastrostomy	经皮内镜下胃造瘘术
Peso	Esophageal pressure	食道压
Pet_{CO_2}	End-tidal P_{CO_2}	呼气末二氧化碳分压
$Pexh_{CO_2}$	Measured mixed exhaled P_{CO_2} including gas compressed in the ventilatorcircuit	测得的包括呼吸机回路内被压缩气体的呼气末二氧化碳分压
pH	Negative log of the hydrogen ionconcentration	氢离子浓度的负对数
PI	Plethysmographic perfusion index	体积描记的血流灌注指数
PI_{max}	Maximum inspiratory pressure	最大吸气压
PI_{min}	Minimal value of the plethysmographic perfusion index	体积描记的灌注指数最小值

PIP	Peak inspiratory pressure	吸气峰压
Pmus	Pressure generated by theRespiratory muscles	呼吸肌产生的压力
PMV	Prolonged mechanical ventilation	持续机械通气
P_{O_2}	Partial pressure of oxygen	氧分压
Pplat	Plateau pressure	平台压
PPV	Arterial pulse pressure variation	动脉脉压差
PRVC	Pressure-regulated volume control	压力调节容积控制
PSV	Pressure support ventilation	压力支持通气
P_{tcCO_2}	Transcutaneous P_{CO_2}	经皮二氧化碳分压
P_{tcO_2}	Transcutaneous P_{O_2}	经皮氧分压
$P_{\bar{v}CO_2}$	Mixed venous P_{CO_2}	混合静脉二氧化碳分压
Pvent	Pressure-generated by the ventilator	呼吸机提供的压力
PVI	Plethysmographic variability index	脉搏灌注的指数变异
$P_{\bar{v}O_2}$	Mixed venous P_{O_2}	混合静脉氧分压
PVR	Pulmonary vascular resistance	肺血管阻力
$\dot{Q}c$	Cardiac output	心输出量
$\dot{Q}_S / \dot{Q}_T$	Pulmonary shunt	肺内分流
R	Respiratory quotient	呼吸商
R_E	Expiratory resistance	呼气阻力
REE	Resting energy expenditure	静息能量消耗
REM	Rapid eye movement	快动眼
R_I	Inspiratory resistance	吸气阻力
RSBI	Rapid shallow breathing index	浅快呼吸指数
RVSWI	Right ventricular stroke work index	右心室搏出指数
Sa_{O_2}	Hemoglobin oxygen saturation of arterial blood	动脉血氧饱和度
SBT	Spontaneous breathing trial	自主呼吸试验
Scv_{O_2}	Central venous oxygen saturation	中心静脉氧饱和度
SID	Strong ion difference	强离子间隙
SIMV	Synchronized intermittent mandatory ventilation	同步间歇指令通气
Sjv_{O_2}	Jugular venous oxygen saturation	颈静脉氧饱和度
Sp_{CO}	Carbon monoxide measured by pulse oximetry	脉氧计测得的一氧化碳
Sp_{Hb}	Hemoglobin measured by pulseoximetry	脉氧计测得的血红蛋白
Sp_{Met}	Methemoglobin measured by pulse oximetry	脉氧计测得的高铁血红蛋白
Sp_{O_2}	Hemoglobin oxygen saturation measured by pulse oximetry	脉氧血红蛋白氧饱和度
SVI	Stroke volume index	每搏输出量指数
$S\bar{v}_{O_2}$	Mixed venous oxygen saturation	混合静脉氧饱和度
SVR	Systemic vascular resistance	体循环血管阻力
SVRI	Systemic vascular resistance index	体循环阻力指数

T_E	Expiratory time	呼气时间
T_I	Inspiratory time	吸气时间
T_T	Total cycle time	总循环时间
UUN	Urine urea nitrogen	尿素氮
$\dot{V}$	Flow	流量
$\dot{V}_A$	Alveolar ventilation	肺泡通气
$\dot{V}/\dot{Q}$	Ratio of ventilation to blood flow	通气血流比
VAC	Ventilator-associated condition	呼吸机相关性状况
VAE	Ventilator-associated event	呼吸机相关性事件
VAP	Ventilator-associated pneumonia	呼吸机相关性肺炎
VC	Vital capacity	肺活量
$\dot{V}_{CO_2}$	Carbon dioxide production	二氧化碳生成量
$\dot{V}_D$	Dead space ventilation	死腔通气
$\dot{V}_E$	Minute ventilation	分钟通气量
$\dot{V}_I$	Inspiratory flow	吸气流速
VCV	Volume-controlled ventilation	容量控制通气
VC-CMV	Continuous mandatory ventilation with volume control	容控的持续指令通气
VC-IMV	volume-controlled intermittent mandatory ventilation	容控的间歇指令通气
V_D/V_T	Dead space to tidal volume ratio	死腔与潮气量的比值
VILI	Ventilator-induced lung injury	呼吸机产生的肺损伤
$\dot{V}_{O_2}$	Oxygen consumption	氧耗量
VS	Volume support	容积支持
V_T	Tidal volume	潮气量
W	Work	做功
τ	Time constant	时间常数

（黄蕾 译 夏金根 校）

第一篇
机械通气原理

第1章
机械通气生理效应

目标

1. 列出正压机械通气中影响平均气道压的因素。
2. 描述正压机械通气对分流和死腔的影响。
3. 讨论肺泡的过度扩张以及开放和陷闭对呼吸机相关性肺损伤的影响。
4. 讨论正压机械通气对肺、心、肾、肝、胃和神经肌肉功能的影响。
5. 讨论正压机械通气对营养、气道、睡眠的影响。
6. 描述降低机械通气副作用的方法。

引言

在成人危重症治疗中，呼吸机的作用是通过正压打开气道并向肺内送气。然而正压机械通气是把双刃剑，在使用之前应权衡利弊，充分运用正压机械通气的优点并使副作用降到最低。由于全身系统的交互作用，机械通气能影响全身的器官功能，这个章节主要讨论机械通气对全身系统的生理性影响利弊。

平均气道压

在自主呼吸的整个呼吸周期中的胸内压始终保持负压，胸腔内压在呼气相约为 $-5cmH_2O$，在吸气相约为 $-8cmH_2O$，而肺泡压则在呼气相的 $+1cmH_2O$ 和吸气相的 $-1cmH_2O$ 范围内波动。吸气时胸腔内压下降有利于肺内气体充盈和静脉回流。跨肺压是近端气道内压和胸腔内压的差值，自主呼吸的最大跨肺压应小于 $35cmH_2O$。

在正压机械通气时，胸内压的变化与自主呼吸相反，平均胸内压是正压，且吸气相增加，呼气相降低。所以呼气相静脉回流增加，但受到呼气时间和肺泡内压的影响。

机械通气的利弊和平均气道压相关，平均气道压是整个呼吸周期中气道内的平均压力。平均气道压和整个吸气相（吸气压，吸气压力波形，吸气时间）与呼气相（PEEP 和呼吸频率）的时长和压力大小有关。

肺的生理效应

分流

分流是有血流但没有通气（图 1-1）。肺内分流是来自于右心的灌注肺的血流没有进行气体交换就流入左心。分流的存在引起低氧血症，包括毛细血管分流和解剖分流。在血流经过没有通气的肺泡时，形成毛细血管分流，经常发生在肺不张、肺水肿、肺炎、ARDS 患者。正常解剖分流是由于心最小静脉和支气管循环的存在，血流通过旁路直接从右心进入左心。先天性心脏病缺损患者常存在异常解剖分流。总分流是毛细血管分流和解剖分流之和。

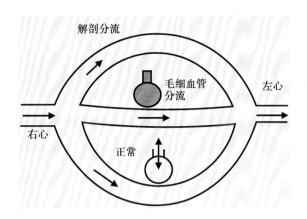

图 1-1 解剖分流和毛细血管分流

正压机械通气可降低肺内分流改善氧合，吸气相压力打开了陷闭肺泡，而呼气相压力能阻止肺泡再度陷闭。通过合适的呼气相正压的设置来维持肺泡的开放，可以有效地改善氧合。但是，如果正压通气导致部分肺泡过度扩张，可能引起肺血流重新分布到没有通气的肺泡（图 1-2），反过来引起低氧血症。

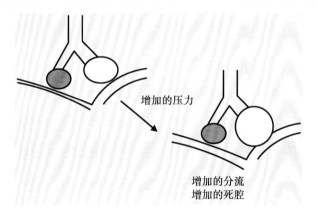

图 1-2 肺泡过度扩张，肺血流重新分布到无通气的肺单元，分流增加

正压机械通气可以改善毛细血管分流，但是也有可能增加解剖分流。肺泡压力的增加引起肺血管阻力增加，流经肺毛细血管血流减少，更多的肺血流通过解剖分流途径流向左心，导致氧合的恶化。所以存在右向左的解剖分流时，平均气道压越低越好。

分流样效应可发生在某些气道疾病引起的气体分布不均时。有些通气不足的肺泡通气灌注比降低，而过度通气的肺泡则存在死腔样通气和通气灌注比增高。这种情况下，正压机械通气可以改善气体的分布，尤其是通气不足的肺泡区域。

通气

气体在肺内的进出形成了通气。潮气量（V_T）是指单次平静呼吸吸入或呼出的气体量，而分钟通气量（$\dot{V}_E$）是指一分钟内呼吸的气体量，是潮气量

（V_T）和呼吸频率（f_b）的乘积。

$$\dot{V}_E = V_T \times f_b$$

通气量包括死腔通气（$\dot{V}_D$）和肺泡通气（$\dot{V}_A$），分钟通气量是死腔通气和肺泡通气之和。

$$\dot{V}_E = \dot{V}_D + \dot{V}_A$$

肺泡通气量是参加气体交换的气体量（图 1-3），而死腔通气量并不参加气体交换，只存在于肺部有通气但没有灌注的部位。解剖死腔是传导气道的容量，健康成人是 150ml 左右。肺泡死腔指的是有肺泡通气但没有没有灌注，可发生在任何原因引起的肺血流减少。正常人总的生理死腔约占分钟通气量的 1/3，机械死腔和呼吸机回路的容积相关，就如增加的解剖死腔。解剖死腔通气量是固定的，潮气量下降时死腔比例增加，肺泡通气量下降。死腔比例增加时，增加分钟通气量才能维持足够的肺泡通气量（和 $Paco_2$）。

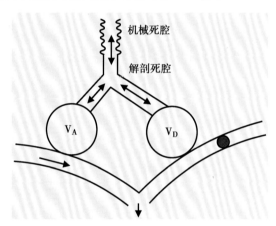

图 1-3 机械死腔、解剖死腔和肺泡死腔

由于机械通气提供了潮气量和呼吸频率，可以达到任何预想的通气量。通气量和预设的 $Paco_2$、肺泡通气量、组织的 CO_2 产量（$\dot{V}co_2$）相关。这三者的关系可以表示如下：

$$Paco_2 \propto \dot{V}co_2 / \dot{V}_A$$

和

$$Paco_2 = (\dot{V}co_2 \times 0.863) / (\dot{V}_E \times [1 - V_D / V_T])$$

若机体内 $\dot{V}co_2$ 增加，需要较高的 $\dot{V}_E$ 来维持稳定的 $Paco_2$。若死腔量增加，同样需要较高的 $\dot{V}_E$ 来维持相同水平的 $Paco_2$ 和 $\dot{V}_A$。如果因为肺损伤或血流动力学的因素而不能达到理想的通气水平，$Paco_2$ 可允许性升高（允许性高碳酸血症）。机械通气可引起正常肺泡过度扩张，形成肺泡死腔，若扩张气道，则增加解剖死腔。

肺不张

肺不张是机械通气的常见并发症。由于非重力依赖区域的肺组织优先通气，重力依赖区域的肺组织受压缩或气道阻塞导致肺不张。应尽量避免由于吸入 100% 浓度的氧气发生的吸收性肺不张，PEEP 的应用可以有效地保持肺容积，防止肺不张。

气压伤

肺泡的过度扩张而破裂即为气压伤，气压伤可引起肺间质气肿、纵隔积气、心包积气、皮下气肿或气胸（图 1-4）。在机械通气过程中要密切关注气胸的发生和发展，因为张力性气胸会危及生命，而纵隔气肿和皮下气肿的临床影响相对较小一些。

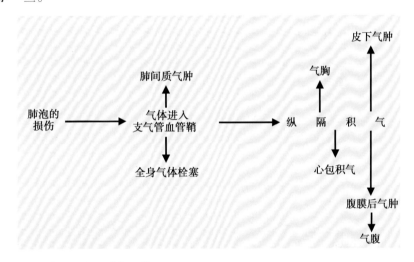

图 1-4　肺泡损伤后引起相关气压伤

呼吸机相关性肺损伤

呼吸机相关性肺损伤即肺泡的过度扩张引起的急性肺损伤。肺泡的扩张是由肺泡压和胸腔内压之差决定。理想的肺泡压（吸气末平台压）应小于 $30cmH_2O$，且越低越好。胸腔内压影响肺泡的扩张，所以相对比较硬的胸壁可以限制肺的过度膨胀。限制潮气量（4 ~ 8ml/kg 的理想体重）和肺泡压（< $25cmH_2O$）可以防止肺的过度膨胀。肺泡周期性的吸气开放和呼气陷闭也可形成呼吸机相关性肺损伤，应用 PEEP 可以很好地改善肺泡的反复开放和陷闭引起的损伤。机械通气加速了肺的过度膨胀，肺泡的反复开放和陷闭增加了肺炎症反应（生物伤）的机会，而炎症介质通过肺循环进入血液则可引起了全身性炎症反应。另外，需要注意的是，机械通气对患者肺的影响还包括不均一的作用，使一些肺泡易于过度扩张，而另一些肺泡则倾向于陷闭。

肺炎

机械通气患者易发生呼吸机相关性肺炎（VAP），尤其是在有创通气时。

VAP 常常由于滞留于气囊上方口咽部的分泌物吸入引起。有一系列的治疗措施可共同用来预防 VAP 的发生。

过度通气和通气不足

过度通气降低了 $Paco_2$，pH 值升高，会引起肺泡的过度膨胀和碱中毒。呼吸性碱中毒可引起低钾血症，钙离子浓度下降，血红蛋白与氧的亲和力增加（氧解离曲线左移）。相对性过度通气易在慢性代偿性呼吸性酸中毒患者机械通气过程中发生，如果把这种类型患者的 $Paco_2$ 纠正于正常范围，那么 pH 值会升高，在这些患者，中度（$50 \sim 70mmHg$）的 $Paco_2$ 升高是可以接受的，有些患者甚至可以耐受 pH 值低至 7.2。相对于高通气把 $Paco_2$ 纠正于一个正常范围，允许性高碳酸血症对机体创伤性影响更小。

氧中毒

吸入高浓度氧气可以引起氧中毒。但具体引起氧中毒的浓度是多少尚不明确，氧中毒与吸入氧的浓度和时间有关。虽然缺乏足够的临床证据支持，但推荐 F_{IO_2} 应尽量小于 0.6，尤其是氧气治疗时间超过 48 小时时。吸入较高的 F_{IO_2}，可使 Pao_2 高于正常值。由于 Haldane 效应（CO_2 从血红蛋白解离）、低通气肺组织血流的改善（低氧性肺血管收缩得到改善）和通气的抑制（可能性较小）等因素，升高的 Pao_2 可引起 $Paco_2$ 的升高。而机械通气可以对 $Paco_2$ 进行调控。高 Pao_2 可以导致早产儿视网膜病变。

心脏生理效应

正压机械通气可降低心输出量，导致低血压和组织低氧。在平均气道压升高、肺顺应性较好和低血容量时影响最大。胸内压增加影响了静脉回流和右心充盈，导致心输出量降低。自主呼吸吸气时胸内压下降，静脉回流增加，而在机械通气则是呼气相静脉回流多于吸气相。

正压机械通气可能增加肺血管阻力，这是由于增加的肺泡内压以及 PEEP 的应用对肺血管产生的挤压作用。增加的肺血管阻力降低了左心室的充盈和心输出量，增加的右室后负荷导致右心室肥厚，室间隔偏移，进而影响到左室功能。肺血管阻力增加以及 PEEP 的应用，会增加死腔通气，进一步影响肺泡通气和 $Paco_2$ 升高。

维持平均气道压在一个相对较低的水平可以减少机械通气对心功能的影响。如果较高的平均气道压很有必要时，为了保证足够的心输出量和动脉血压，应做好血管容量负荷的管理和血管活性药物的应用。

肾脏的生理效应

机械通气间接影响尿量，这是因为减少的心输出量影响了肾脏的灌注，也可能和抗利尿激素释放增多以及钠尿肽的含量下降相关。由于尿量减少、静脉液体输注过多、吸入气体湿化等因素，机械通气时易发生液体过负荷。

胃生理效应

机械通气的患者易发生胃的过度扩张（胃胀气）。应激性溃疡和胃肠道出血也是常见并发症，机械通气期间应注意应激性溃疡的预防。

营养生理效应

机械通气患者的营养支持尚存在疑问，营养不良容易导致呼吸肌分解代谢，增加肺水肿和肺炎的风险。营养过剩会增加代谢率和通气需求，过多地摄入碳水化合物，导致 $\dot{V}_{CO_2}$ 产量增加，进而增加通气需求。

神经系统的生理效应

对于颅脑损伤的患者，由于静脉回流受限，颅内的血容量增加，机械通气可能引起颅内压增高。如果平均气道压过高，引起的低血压则影响脑的血流灌注。

机械通气患者常发生谵妄，使用便于记忆的 ABCDE（awakening-唤醒，breathing-呼吸评估，choice of sedative and analgesic-镇静镇痛的选择，delirium monitoring-谵妄评估，early mobilization-早期活动）工具可给临床医师提供帮助。循证医学表明上述措施可以改善预后，包括降低病死率。相对于右旋美托咪啶，苯二氮䓬类药物更能引起谵妄。

神经肌肉的生理效应

机械通气增加了肌肉萎缩和肌力下降的风险（多发性神经病和多发性肌病）。机械通气中，如果呼吸肌没有得到利用（肌肉松弛），那么容易出现呼吸机相关性的膈肌功能障碍。反之，如果呼吸肌过度的利用，则容易导致疲劳。平衡好呼吸肌的活动和让其休息是至关重要的，因此对于机械通气患者应尽早活动以防止呼吸肌的失用性改变。

肝脏生理效应

PEEP 会降低门静脉的血流，而正压机械通气对肝脏灌注的影响尚缺乏进一步的研究。

气道的影响

危重症患者的机械通气通常通过气管插管或气管切开管进行，这样容易导致一系列气道的并发症，如喉头水肿、气管黏膜损伤、下呼吸道感染、鼻窦炎、上呼吸道湿化功能丧失、交流障碍等。

睡眠的影响

机械通气患者的睡眠状态可能会受到影响。睡眠剥夺会导致谵妄、人机不同步、镇静引起的呼吸肌依赖等后果。

人机不同步

由于不合适的触发灵敏度、内源性 PEEP、不适当的吸气流速和时间、不合理的潮气量或者模式的设置，容易导致患者呼吸运动与呼吸机之间不协调。患者疼痛、焦虑、酸中毒等因素也是人机不同步原因。

呼吸机故障

呼吸机故障包括呼吸环路意外断开、环路漏气、停电、气源断开等，应随时监测呼吸机系统以防上述事件的发生。

要点回顾

- 机械通气的利弊大多与平均气道压相关。
- 正压机械通气改善了动脉血 P_{O_2} 和 P_{CO_2}，但在有些情况下也增加了死腔和分流。
- 肺不张、气压伤、急性肺损伤、肺炎、过度通气、通气不足、氧中毒都是正压机械通气的肺部并发症。
- 正压机械通气会影响心、肾、营养、神经系统、肝脏、气道的生理机能。
- ABCDE（awakening-唤醒，breathing-呼吸评估，choice of sedative and analgesic-镇静镇痛药物的选择，delirium monitoring-谵妄评估，early mobilization-早期活动）工具应用可能改善机械通气患者的预后。
- 应优化呼吸机设置和控制非呼吸机因素，减少人机不同步。

（王吉梅 译 陆志华 校）

参考文献

Blot S, Lisboa T, Angles R, Rello J. Prevention of VAP: is zero rate possible? *Clin Chest Med.* 2011;32:591-599.

Brower RG, Rubenfeld GD. Lung-protective ventilation strategies in acute lung injury. *Crit Care Med.* 2003;31:S312-S316.

Cabello B, Parthasarathy S, Mancebo J. Mechanical ventilation: let us minimize sleep disturbances. *Curr Opin Crit Care.* 2007;13:20-26.

Dueck R. Alveolar recruitment versus hyperinflation: a balancing act. *Curr Opin Anaesthesiol.* 2006;19:650-654.

Frontera JA. Delirium and sedation in the ICU. *Neurocrit Care.* 2011;14:463-474.

Gattinoni L, Carlesso E, Caironi P. Stress and strain within the lung. *Curr Opin Crit Care.* 2012;18:42-47.

Gattinoni L, Carlesso E, Caironi P, et al. Ventilator-induced lung injury: the anatomical and physiological framework. *Crit Care Med.* 2010;38:S539-S548.

Griffiths RD, Hall JB. Intensive care unit-acquired weakness. *Crit Care Med.* 2010;38:779-787.

Haitsma JJ. Diaphragmatic dysfunction in mechanical ventilation. *Curr Opin Anaesthesiol.* 2011;24:214-218.

Haitsma JJ. Physiology of mechanical ventilation. *Crit Care Clin.* 2007;23:117-134.

Hess DR. Approaches to conventional mechanical ventilation of the patient with acute respiratory distress syndrome. *Respir Care.* 2011;56:1555-1572.

Jubran A. Critical illness and mechanical ventilation: effects on the diaphragm. *Respir Care.* 2006;51:1054-1064.

Luecke T, Pelosi P. Clinical review: positive end-expiratory pressure and cardiac output. *Crit Care.* 2005;9:607-621.

MacIntyre NR. Current issues in mechanical ventilation for respiratory failure. *Chest.* 2005;128:561S-567S.

Morandi A, Brummel NE, Ely EW. Sedation, delirium and mechanical ventilation: the 'ABCDE' approach. *Curr Opin Crit Care.* 2011;17:43-49.

Mutlu GM, Mutlu EA, Factor P. Prevention and treatment of gastrointestinal complications in patients on mechanical ventilation. *Am J Respir Med.* 2003;2:395-411.

Patel SB, Kress JP. Sedation and analgesia in the mechanically ventilated patient. *Am J Respir Crit Care Med.* 2012;185:486-497.

Pierson DJ. Respiratory considerations in the patient with renal failure. *Respir Care.* 2006;51:413-422.

Pinsky MR. Cardiovascular issues in respiratory care. *Chest.* 2005;128:592S-597S.

Ramnath VR, Hess DR, Thompson BT. Conventional mechanical ventilation in acute lung injury and acute respiratory distress syndrome. *Clin Chest Med.* 2006;27:601-613.

Ricard JD, Dreyfuss D, Saumon G. Ventilator-induced lung injury. *Eur Respir J Suppl.* 2003;42:2s-9s.

Schweickert WD, Kress JP. Implementing early mobilization interventions in mechanically ventilated patients in the ICU. *Chest.* 2011;140:1612-1617.

Steingrub JS, Tidswell M, Higgins TL. Hemodynamic consequences of heart-lung interactions. *J Intensive Care Med.* 2003;18:92-99.

Yilmaz M, Gajic O. Optimal ventilator settings in acute lung injury and acute respiratory distress syndrome. *Eur J Anaesthesiol.* 2008;25:89-96.

Young N, Rhodes JK, Mascia L, Andrews PJ. Ventilatory strategies for patients with acute brain injury. *Curr Opin Crit Care.* 2010;16:45-52.

第 2 章
机械通气目标

目的

1. 讨论机械通气患者的压力和容量目标。
2. 定义允许性高碳酸血症，讨论使用的时机和存在的问题。
3. 危重症患者使用高浓度氧时应关注的问题。
4. 列出危重症患者气体交换和酸碱平衡的目标。
5. 讨论人机同步需要关注的问题。

引言

临床治疗方法大多是把不正常的生理功能或是实验室指标调整到正常范围。然而在机械通气，为了达到理想的血气指标而不考虑潮气量、压力、氧浓度设置的做法是欠妥当的。呼吸机的不合理使用会导致肺损伤、炎症介质释放，甚至多器官功能衰竭。对于急性呼吸窘迫综合征（ARDS）、哮喘、慢性阻塞性肺疾病（COPD）等有特殊呼吸力学的患者，需要特别关注。不论这些患者的通气支持需求如何，都应遵循机械通气的原则：①不引起额外的肺损伤，最小化机械通气相关性肺损伤；②促进气体交换，保持酸碱平衡，必要时可允许高碳酸血症和低氧血症；③确保人机同步性，选择合适的模式和参数与患者的呼吸努力相匹配，并遵循肺保护策略。

潮气量和肺泡开放压

潮气量

早期的机械通气把潮气量常规设置在 10 ~ 15ml/kg 理想体重（IBW）。这样的潮气量对于任何机械通气患者来说都是偏大的。无论肺的呼吸力学如何，大于 10ml/kg 的潮气量设置都是不可取的。由于临床上无法直观地判断肺泡是否过度膨胀，可借助肺泡开放压来判断潮气量设置合适与否。

肺泡开放压

肺泡开放压是通过监测吸气末肺泡平台压来实现，反映的是平均肺泡压，通过吸气末暂停 0.5 ~ 2s 即可进行测定。若胸壁顺应性正常，平台压应小于 $30cmH_2O$。对于 ARDS 患者，潮气量应控制在 4 ~ 8ml/kg IBW。任何需要机械通气患者，潮气量都不应超过 10ml/kg。对于不存在胸壁顺应性降低的患者，平台压应保持在小于 $30cmH_2O$。

呼气末正压

轻度 ARDS 推荐的呼气末正压水平是 8 ~ $15cmH_2O$，而中-重度患者可以在 10 ~ $20cmH_2O$ 范围内以保持肺开放。如果 PEEP 在 10 ~ $20cmH_2O$ 的范围，平台压限制在 $30cmH_2O$ 内，驱动压的范围是 10 ~ $20cmH_2O$，那么潮气量设置只能在

4～6ml/kg IBM。可以通过增加呼吸频率来保证足够的分钟通气量，同时避免肺泡陷闭发生。

对于存在气流受限、内源性 PEEP 的患者（如 COPD），PEEP 的应用可以减少患者触发呼吸做功。对于大部分患者来说，5cmH$_2$O 的 PEEP 应用可以维持功能残气量，防止肺不张。此水平的 PEEP 一般没有副作用，但是对于血流动力学不稳定或是支气管胸膜瘘的患者，PEEP 或许应为 0。

允许性高碳酸血症

允许性高碳酸血症允许 Paco$_2$ 适量增高在 50～100mmHg 范围内，是为了避免肺泡过度扩张的权宜之计。当肺泡开放压明显增加或是存在明显的内源性 PEEP 时，可允许 CO$_2$ 的水平在上述范围内。Paco$_2$ 过高会引起机体相关的副作用（表 2-1）。在 Paco$_2$ 超过 150mmHg 时，会出现明显的临床症状。但对于颅脑损伤的患者，Paco$_2$ 的轻微上升会增加颅内血流量，导致颅内压上升，这类患者禁忌实施允许性高碳酸血症。同时，升高的 Paco$_2$ 引起的通气需求增加，易导致人机不同步，所以允许性高碳酸血症的患者通常需要镇静。

表 2-1　允许性高碳酸血症的生理效应

- 氧解离曲线右移
- 肺泡 Po$_2$ 下降
- 心血管系统的刺激和反应受限
- 呼吸驱动增加
- 肺血管收缩（肺动脉高压）
- 全身血管舒张（全身低血压）
- 颅内压增高
- 意识障碍（Paco$_2$ ＞200mmHg）
- 肾血流量减少（Paco$_2$ ＞150mmHg）
- 细胞内低钾（Paco$_2$ ＞150mmHg）

允许性高碳酸血症可以影响有些患者的氧合。升高的 Paco$_2$ 和酸中毒使氧解离曲线右移，降低了血红蛋白和氧的亲和力，减少氧输出，但可促进氧向组织的释放。根据肺泡气体公式，Paco$_2$ 升高使 Pao$_2$ 下降，Paco$_2$ 每升高 1mmHg，Pao$_2$ 下降 1mmHg。所以在实施允许性高碳酸血症时，应采取有效的措施来保证最佳氧合。

如图 2-1 所示，CO$_2$ 能刺激或抑制心血管系统的生理机能，而通过刺激自主神经系统，可以发生相反的作用，临床上很难精确地预测心血管系统的反应。Paco$_2$ 升高可引起肺动脉高压而降低心输出量。极少情况下，实施允许性在高碳酸血症策略时，有时可能需要药物来平衡酸中毒。

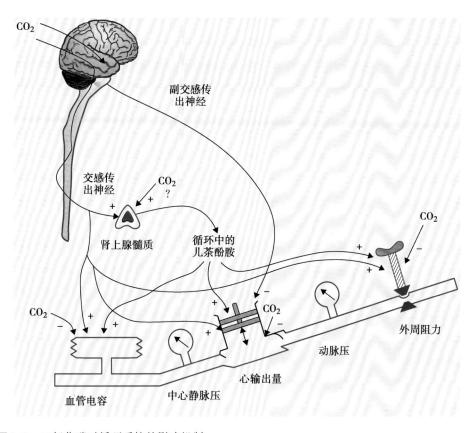

图 2-1　二氧化碳对循环系统的影响机制

允许性高碳酸血症的常见临床问题是酸血症。患者可以耐受的最低 pH 为 7.2，对于没有基础疾病的患者可以更低，这需要个体化的评估。如果 $Paco_2$ 逐渐升高，肾脏可以代偿。但如果通气的突然改变导致 $Paco_2$ 显著升高则耐受性会受影响。

对于在实施允许性高碳酸血症时是否需要纠正酸中毒是存在争议的。允许性高碳酸血症时碳酸氢钠的使用缺乏大规模临床研究。使用碳酸氢钠可导致 $Paco_2$ 在短期内快速上升，在通气量不变的情况下，需要一段时间才能排出。另一种可选用的缓冲液是氨基丁三醇（THAM），它不产生 CO_2，能中和细胞内外的 pH，实际上 THAM 能降低 $Paco_2$。

临床实施允许性高碳酸血症应十分谨慎，通常只在潮气量和平台压达到可选择的上限值，且呼吸频率不可以进一步增加时才选择使用。对于大多数患者来说，没有发现明显的短期副作用，但是尚不清楚是否存在长期的影响。

氧中毒

高吸入氧浓度对重症患者肺损伤的作用存在争议。在正常肺实验动物中，100% F_{IO_2} 的氧气吸入 24 ~ 48 小时内可发生非心源性肺水肿（ARDS）。急性肺疾病如 ARDS 患者的肺部病变呈不均一性改变，正常的肺泡单元散布于病变的肺泡单元中。在达到临床期望的氧合时，应遵循吸入氧浓度应尽可能低的原则。

重度 ARDS 患者需权衡高吸入氧浓度与高平台压的不利影响。高平台压的危害比高吸入氧浓度更甚。理想状态下，F_{IO_2} 应尽量保持 ≤0.6，然而对于一些危重的患者这是不可能实现的。肺泡的过度膨胀或是高氧浓度都可以导致疾病的恶化，必要时可接受允许性低氧血症。需要关注的是，有些化疗药物（如博莱霉素）的使用会加重氧的毒性作用，这时候要在保证不发生组织缺氧的前提下氧浓度越低越好。

气体交换目标

氧合

在海平面呼吸空气的条件下，正常的 Pa_{O_2} 可达到 80~100mmHg（Sp_{O_2} 95%~98%）。但是鉴于达到氧合和压力损伤的综合考虑，氧合的目标应根据实情而定。表 2-2 列出了不同程度肺疾病的氧合目标。ARDSNet 的研究认为，Sp_{O_2} 达到 55~80mmHg（Sp_{O_2} 88%~95%）即可，高海拔地区可以更低。对于 COPD 患者，Pa_{O_2} 目标是 50~65mmHg（Sp_{O_2} 88%~92%）。

表 2-2 气体交换目标

临床情况	目标值
Pa_{O_2}	
正常肺	>80mmHg
急性呼吸窘迫综合征	55~80mmHg
慢性阻塞性肺疾病	50~65mmHg
Pa_{CO_2}	
正常肺	35~45mmHg
损伤肺	<80mmHg
pH	
正常肺	7.35~7.45
损伤肺	≥7.2

通气

Pa_{CO_2} 正常值 35~45mmHg，机械通气患者除非有高平台压或大潮气量的风险，通气目标应使 Pa_{CO_2} 在这个范围内。在没有颅内压升高或严重代谢性酸中毒时，病情需要时可允许 Pa_{CO_2} 上升至 80~100mmHg，但需严格限制其大于 100mmHg。

酸碱平衡

大多数患者机械通气的目标 pH 是 7.35~7.45。但在平台压和潮气量受限时，允许存在呼吸性酸中毒，Pa_{CO_2} 值升高。如果 Pa_{CO_2} 逐渐升高，肾脏和心血管功能正常时，机体可以耐受 pH 7.2~7.3。如果 Pa_{CO_2} 快速升高，pH 急速下降，大多患者可以耐受 pH 低至 7.25，有些甚至可以耐受 pH 低至 7.20。

临床上应避免呼吸性碱中毒的发生。许多临床医师会认为呼吸性碱中毒的临床副作用较小。但是呼吸性碱中毒也存在一些潜在问题，如电解质紊乱（低钾血症，低钙血症）、抽搐、氧合血红蛋白释放氧减少（氧解离曲线左移）、脑血流量下降等。

人机同步

人机不同步是指呼吸中枢发放冲动与呼吸机反应之间不一致。在任何模式下都可能发生人机不同步。人机不同步可增加氧耗和机体 CO_2 产量，影响血流动力学，对镇静需求增加，过高的肺泡压力和潮气量引起呼吸机相关性肺损伤。

人机不同步有以下表现形式：不能触发，误触发，双触发，吸气流速未能满足患者需求，吸呼气相切换不当等。在使用镇静剂改善同步性之前应充分评估呼吸机的设置。

> **要点回顾**
>
> - 机械通气时生理指标的正常范围需要重新定义。
> - 为了减少呼吸机相关性肺损伤，平台压不应超过 $30cmH_2O$。
> - 急慢性肺疾病的潮气量根据 $4\sim8ml/kg$ IBW 设置。
> - 潮气量设置不应超过 $10ml/kg$ IBW。
> - ARDS 早期，设置 PEEP（$10\sim20cmH_2O$）来维持肺开放。
> - 机械通气时，$PaCO_2$ 高于 40mmHg 的允许性高碳酸血症是权宜之计。
> - 若无明显的合并症存在，大多数患者可以耐受 pH 低至 7.2。
> - FIO_2 应遵循越低越好的原则，最好不超过 0.6。
> - 机械通气限制平台压和潮气量应比限制吸入氧浓度更重要。
> - 若急性肺损伤程度加重，可酌情降低对 PaO_2 的要求。
> - 人机不同步可发生于任何机械通气模式。
> - 在使用镇静来改善人机同步之前，应先评估呼吸机参数的设置。

（王吉梅　译　陆志华　校）

参考文献

Abdelsalam M, Cheifetz IM. Goal-directed therapy for severely hypoxic patients with acute respiratory distress syndrome: permissive hypoxemia. *Respir Care.* 2010;55:1483-1490.

Brochard L. New goals for positive end-expiratory pressure in acute respiratory distress syndrome: a paradigm shift or the end of an area of uncertainty? *Am J Respir Crit Care Med.* 2010;181:528-530.

Chiumello D, Carlesso E, Cadringher P, et al. Lung stress and strain during mechanical ventilation of the acute respiratory distress syndrome. *Am J Respir Crit Care Med.* 2008;178: 346-355.

Chonghaile M, Higgins B, Laffey J. Permissive hypercapnia: role in protective lung ventilatory strategies. *Curr Opin Crit Care.* 2005;11:56-62.

De Prost N, Dreyfuss D. How to prevent ventilator-induced lung injury? *Minerva Anestesiol.* 2012;78:1054-1066.

de Wit M, Miller KB, Green DA, et al. Ineffective triggering predicts increased duration of mechanical ventilation. *Crit Care Med.* 2009;37:2740-2745.

Hager DN, Krishnan JA, Hayden DL, Brower RG. Tidal volume reduction in patients with acute lung injury when plateau pressures are not high. *Am J Respir Crit Care Med.* 2005;172: 1241-1245.

Kallet RH, Matthay MM. Hyperoxic acute lung injury. *Respir Care.* 2013;58:123-140.

MacIntyre NR. Supporting oxygenation in acute respiratory failure. *Respir Care.* 2013;58: 142-148.

Phoenix SI, Paravastu S, Columb M, et al. Does a higher positive end expiratory pressure decrease mortality in acute respiratory distress syndrome? A systematic review and meta-analysis. *Anesthesiology.* 2009;110:1098-1105.

Serpa Neto A, Cardoso SO, Manetta JA, et al. Association between use of lung-protective ventilation with lower tidal volumes and clinical outcomes among patients without acute respiratory distress syndrome. *JAMA.* 2012;308:1651-1659.

The Acute Respiratory Distress Syndrome Network. Ventilation with lower tidal volumes as compared with traditional tidal volumes for acute lung injury and the acute respiratory distress syndrome. *N Engl J Med.* 2000;342:1301-1308.

Thille AW, Rodriguez P, Cabello B, et al. Patient-ventilator asynchrony during assisted mechanical ventilation. *Intensive Care Med.* 2006;32:1515-1522.

Villar J, Kacmarek RM, Perez-Mendez L, Aguirre-Jaime A. A high positive end-expiratory pressure, low tidal volume ventilatory strategy improves outcome in persistent acute respiratory distress syndrome: a randomized, controlled trial. *Crit Care Med.* 2006;34:1311-1318.

第 3 章
呼吸机相关性肺损伤

目标

1. 讨论呼吸机相关性肺损伤（VILI）的易患因素。
2. 讨论应力和应变与肺损伤的关系。
3. 描述小潮气量和呼气末正压（PEEP）对肺损伤的影响。
4. 讨论不合理通气模式对炎症因子、细胞易位的影响。
5. 讨论 VILI 和多器官功能不全（MODS）之间的相关性。
6. 讨论采取肺保护通气的临床策略。

引言

机械通气是一种生命支持手段，可以促进气体交换，改善肺的呼吸力学，降低心肺系统的做功。但是，它虽然带来了诸多好处，却也伴随有许多不利影响，包括：

- 增加分流和死腔。
- 降低心输出量和肾脏血流量。
- 增加院内获得性肺炎的风险。
- 增高颅内压。

在过去的 20 多年里，呼吸机相关性肺损伤（VILI）受到越来越多的关注，人们意识到机械通气运用不当会带来和 ARDS 类似的危害（表 3-1）。而且，机械通气运用不当也会诱发和加重 MODS。

表 3-1 机械通气引起损伤的类型

- 气压伤
- 氧中毒
- 容积伤
- 萎陷伤
- 生物伤

气压伤

在机械通气早期，呼吸机相关的肺损伤多指的是气压伤。肺泡毛细血管膜断裂以后，气体进入胸膜腔或其他间隙，或者形成皮下气肿。通气压力越高，气压伤的可能性越大。早期在 ARDS 和哮喘患者的研究中未限制气道峰压，其气压伤的发生率要高于近期控制了气道峰压和避免肺过度膨胀的研究结果。气道压力和气压伤之间的确切关系仍尚不明确，但多数临床医师认为气压伤往往发生于高肺泡压力和大潮气量机械通气时。产生气压伤的具体肺泡压力和潮气量因人而异。

氧中毒

吸入高浓度氧会产生氧自由基（过氧化物，过氧化氢，羟基）。这些自由基可引起和急性肺损伤类似的肺超微结构改变。在动物模型上，吸入纯氧 24 ~ 48 小时内会导致死亡。对于人类，志愿者在吸入纯氧 24 小时，发生了气道炎症和支气管炎。已有实验室数据显示，对于曾暴露于细菌内毒素或是炎症因子环境中个体，维持氧合在一个不至于致命的水平（≤85%），可以减少因吸入高浓度氧带来的危害。

氧中毒不应作为低氧血症患者限制高浓度氧气吸入的原因。在危重症患者尚不能确定 Pao_2 和脉搏血氧饱和度值的时候，应提供 1.0 的纯氧。但是应及时把氧浓度降低到维持 Pao_2 55 ~ 80mmHg（Spo_2 88% ~ 95%）的最低水平。吸入氧浓度的目标值应尽量小于或等于 0.6。很少有临床医师会认为氧中毒带来的危害大于组织缺氧的危害，除非患者使用博莱霉素。博莱霉素和氧结合后会引起严重的肺损伤，对于此类患者，应严格控制氧浓度，可允许 Pao_2 低至 50mmHg（Spo_2 85% ~ 88%）。

应力和应变

决定肺损伤的两个基本要素是应力和应变。应力是在出现结构外部压力或跨结构压力时，结构内部产生的单位面积上的反作用力。由于外力的作用或是形态大小的变化形成的变形，就是应变。从肺结构来看，应力就是肺泡开放压（肺泡压-胸腔内压），而应变就是该应力作用下的容积改变（潮气量 + PEEP 引起的潮气量的增量）与功能残气量之比。

若应变超过 2 就会对肺造成损伤。肺的应力和应变与肺的弹性系数（13.5cmH₂O/ml）相关，肺的应力是应变的 13.5 倍。从临床角度可以用平台压和潮气量来替代肺的应力和应变。理论上，在不损伤肺泡毛细血管膜前提下，肺泡的最大开放压是 27cmH₂O。因此，胸壁顺应性正常时，平台压不应超过 30cmH₂O。在危重症患者的被动通气过程中，肺泡开放压不会超过平台压，而平台压是稍大于肺泡开放压的。

容积伤

容积伤是机械通气对肺实质的损伤，与 ARDS 的损伤相似（图 3-1）。容积伤是 VILI 的一种，是由于肺泡过度膨胀而引起的肺损伤。表现为肺泡毛细血管膜通透性增加，肺水肿进展，嗜中性粒细胞和蛋白质的聚集，肺泡表面活性物质生成受阻，透明膜的形成，顺应性下降（表 3-2）。由于过度扩张肺泡局部压力的监测难以在床旁实施，临床上用监测容量指标替代压力来判断是否存在肺过度通气。平台压也常被用来监测肺的扩张程度，平台压超过 30cmH₂O 增加了 VILI 的风险，应越低越好。

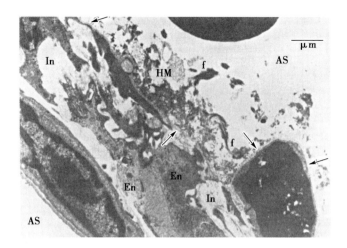

图3-1　给予小鼠大潮气量通气，当气道压为45cmH$_2$O，PEEP 0 时，电子显微镜下肺泡-毛细血管连接处的图像。三个肺泡毛细血管膜都有显著的改变。右边的上皮细胞内层破坏，基底膜剥脱（箭头处）。透明膜（HM）只剩下细胞碎片和纤维蛋白（f）。有一个毛细血管的两个上皮细胞在间质内（In）。在左下方，可见一个正常的血气屏障的毛细血管内腔被一个单核细胞填充

图片来自 Dreyfuss D，Basset G，Soler P，Saumon G. Intermittent positive- pressure hyperventilation with high inflation pressures produces pulmonary microvascular injury in rats. Am Rev Respir Dis，1985，132（4）：880-884.

表3-2　呼吸机相关性肺损伤的病理改变

- 肺不张
- 肺泡出血
- 肺泡中性粒细胞浸润
- 肺泡巨噬细胞聚集
- 顺应性下降
- 内皮细胞分离
- 基底膜剥离
- 肺气肿改变
- 肺水肿
- 透明膜形成
- 间质水肿
- 间质白蛋白增加
- 间质淋巴细胞浸润
- 毛细血管内出血
- 气胸
- 严重低氧血症
- 皮下气肿
- 气体栓塞
- 张力性囊肿形成
- Ⅱ型肺泡细胞增殖

胸壁顺应性

肺泡开放压由肺泡内压力与胸膜腔压力之差决定，而胸壁可影响肺的扩张。当胸壁较硬时（顺应性下降），高平台压引起肺过度膨胀的风险下降，也就是说，胸壁较硬时（腹腔压力高，大量液体复苏，胸廓畸形，胸壁烧伤，病理性肥胖等），VILI 发生率下降。

自主呼吸努力

自主呼吸患者的肺泡开放压随着呼吸周期变化较大。这在压力目标通气、通气需求大的患者尤其常见。当气道压力恒定而患者努力吸气时，肺泡开放压超过了预设的压力值。举个例子，如果呼吸机预设压力是 25cmH$_2$O，而患者的吸气做功使胸腔内压下降到 – 10cmH$_2$O，那么肺泡开放压就是 35cmH$_2$O，超出预设压力 10cmH$_2$O。压力目标通气时，患者的吸气做功可增加肺泡开放压。

已存在的肺损伤

肺已存在的损伤可加重 VILI，使肺受到双重打击。已存在的肺损伤再诱发 VILI 的几率升高，所以肺保护通气的策略适用于任何患者。若在上呼吸机初期就进行肺保护通气（限制容量和压力），那么进展为 ARDS 的风险就能降低。

萎陷伤

发生肺损伤的另一机制是不稳定的肺单元随着每一次呼吸的反复开放和萎陷。在开放肺泡和闭合肺泡的连接点处存在的剪切力加大（图 3-2）。当开放肺泡的压力达到 30cmH$_2$O 时，那么连接点处的剪切力可超过 100cmH$_2$O。如图 3-3 所示，应用 PEEP 可以降低肺开放压力，降低肺损伤的发生率。利用这个方法可以监测 ARDS 患者预防肺萎陷的最佳 PEEP。最佳 PEEP 应该在呼气末预防肺萎陷。

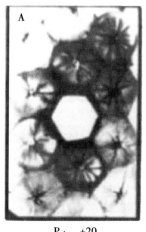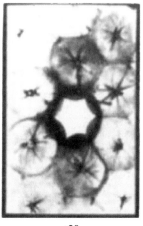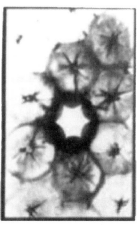

| P$_{alv}$ | +20 | +20 | +20 |
| Pc | +20 | 0 | –10 |

图 3-2 应力作用于完全萎陷或开放的肺泡时的示意图。Palv，周围肺泡单元的肺泡内压；Pc，中央肺泡的肺泡内压

图片来自 Mead J，Takishima T，Leith D. Stress distribution in lungs：a model of pulmonary elasticity. J Appl Physiol，1970，28（5）：596-608.

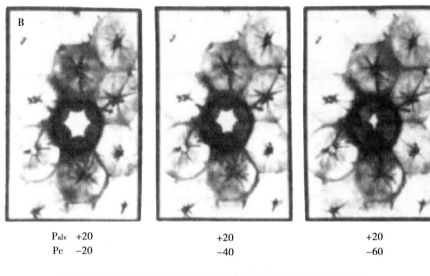

Palv +20	+20	+20
Pc −20	−40	−60

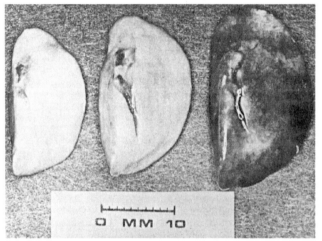

图 3-3 分别给小鼠予峰压 14cmH$_2$O，PEEP 0；峰压 45cmH$_2$O，PEEP 10；峰压 45cmH$_2$O，PEEP 0 机械通气后的离体肺组织（从左到右）。峰压 45cmH$_2$O 时，肺血管周围的凹陷消失并出现水肿。当峰压 45cmH$_2$O，PEEP 0 时，肺明显充血损伤，当 PEEP 10 时，损伤变小（中）

图片来自 Webb HH，Tierney DF. Experimental pulmonary edema due to intermittent positive pressure ventilation with high inflation pressures. Protection by positive end-expiratory pressure. Am Rev Respir Dis，1974，110（5）：556-565.

生物伤

过大的潮气量和肺泡的反复开放和陷闭激活了肺内的炎性介质。各种前炎性介质（细胞因子，趋化因子）和抗炎性介质被激活，这些介质会诱发肺水肿，导致中性粒细胞迁移，血管平滑肌收缩。与肺保护性通气策略比较，损伤性通气方式增进全身性炎性反应。

细菌易位

在使用不恰当的通气模式时，细菌从损伤部位肺移行进入血流引起菌血症。采用肺保护通气策略时可减少细菌易位发生。

其他机制

有争议性的动物实验数据表明，血管容量、呼吸频率、体温等因素都可能与 VILI 相关。液体输注越多、呼吸频率越快、体温越高，肺损伤的可能性越大。在非保护性肺通气时，这些因素的损伤作用更大。

呼吸机相关性肺损伤和多器官功能障碍

非保护性的肺通气不仅导致 VILI，更会进一步引起多器官功能障碍（MODS）。肺泡毛细血管膜损伤后，肺泡炎性介质进入血流，从而引起其他器官功能衰竭（图 3-4）。

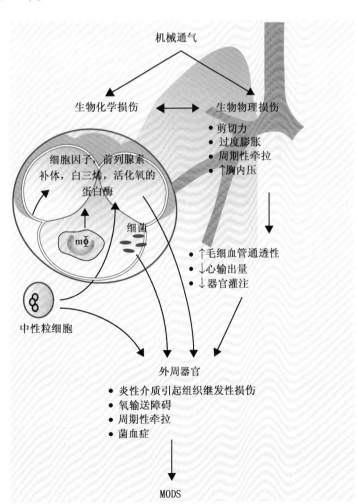

图 3-4　机械通气导致 MODS 的机制

图片来自 Slutsky A，Tremblay L. Multiple system org an failure：Is mechanical ventilation a contributing factor? Am J Respir Crit Care Med，1998，157（6Pt1）：1721-1725.

> **要点回顾**
>
> - 平台压越高，潮气量越大，疾病程度越严重，气压伤的风险越高。
> - 存在组织低氧时，不可因关注氧中毒风险而拒绝应用高浓度氧。
> - 肺的应力是跨肺泡压（肺泡内压-胸腔内压）。
> - 肺的应变是应力导致的肺容量改变（V_T + PEEP 所致的 V_T 变化）与功能残气量之比。
> - 大潮气量、高平台压，以及低 PEEP 都会导致肺损伤。
> - PEEP 能防止肺萎陷，减少容积伤。
> - 平台压决定了肺膨胀的程度。
> - 不合理的通气策略易激活炎性介质。
> - 不合理的通气策略可诱发 MODS。
> - 肺保护通气策略可以预防 VILI：小潮气量（4 ~ 8ml/kg），低肺泡开放压（< 27cmH_2O，Pplat < 30cmH_2O），足以防止肺泡萎陷的 PEEP（ARDS 患者 8 ~ 20cmH_2O）。

（王吉梅 译 陆志华 校）

参考文献

Adeniji K, Steel AC. The pathophysiology of perioperative lung injury. *Anesthesiol Clin.* 2012;30:573-579.

Calzia E, Asfar P, Hauser B, Matejovic M, et al. Hyperoxia may be beneficial. *Crit Care Med.* 2010;38:S559-S568.

de Prost N, Ricard JD, Saumon G, Dreyfuss D. Ventilator-induced lung injury: historical perspectives and clinical implications. *Ann Intensive Care.* 2011;1:28.

Della Rocca G, Coccia C. Acute lung injury in thoracic surgery. *Curr Opin Anaesthesiol.* 2013;26:40-46.

Gattinoni L, Protti A, Caironi P, Carlesso E. Ventilator-induced lung injury: the anatomical and physiological framework. *Crit Care Med.* 2010;38:S539-S548.

Heffner JE. The story of oxygen. *Respir Care.* 2013;58:18-31.

Kallet RH, Matthay MA. Hypoxemic acute lung injury. *Respir Care.* 2013;58:123-141.

Pelosi P, Rocco PR. Ventilator-induced lung injury in healthy and diseased lungs: better to prevent than cure! *Anesthesiology.* 2011;115:923-925.

Pierson DJ. Oxygen in respiratory care: a personal perspective from 40 years in the field. *Respir Care.* 2013;58:196-204.

Ranieri VM, Suter PM, Tortorella C, et al. Effect of mechanical ventilation on inflammatory mediators in patients with acute respiratory distress syndrome: a randomized controlled trial. *JAMA.* 1999;282:54-61.

Slutsky A, Tremblay L. Multiple system organ failure: Is mechanical ventilation a contributing factor? *Am J Respir Crit Care Med.* 1998;157:1721-1725.

The Acute Respiratory Distress Syndrome Network. Ventilation with lower tidal volumes as compared with traditional tidal volumes for acute lung injury and the acute respiratory distress syndrome. *N Engl J Med.* 2000;342:1301-1308.

第4章
呼吸机相关性肺炎

> **目标**
>
> 1. 讨论呼吸机相关性肺炎（VAP）的病因基础。
> 2. 讨论传统 VAP 监测的方法。
> 3. 讨论监测呼吸机相关性事件的意义。
> 4. 讨论人工气道和呼吸机管路管理。
> 5. 讨论机械通气患者口腔护理的重要性。
> 6. 讨论无创通气、每日唤醒、自主呼吸试验以及患者体位对减少 VAP 发生的作用。
> 7. 讨论放置胃肠管对减少 VAP 发生的作用。

引言

　　呼吸机相关性肺炎（VAP）是指使用呼吸机引发院内获得性肺炎，但也有人认为其更确切的名称应该是人工气道相关性肺炎，因为在临床上，尽管呼吸机管路的污染物有可能导致 VAP，但 VAP 更常见的原因是随着呼吸进入气道的口腔分泌物（图 4-1）。由于 VAP 增加患者治疗费用、延长机械通气时间，VAP 发病率的上升甚至可能与死亡率密切相关，因此已越来越受到关注。据估计，每位 VAP 患者会导致额外增加 5000 美元的费用支出，而且第三费用支付方正在考虑该医源性感染产生的费用是否应由医院来承担。因此，VAP 已经成为医院、医师、呼吸治疗师、护士共同关注的问题。目前已经有许多降低 VAP 风险以及防治策略的研究。本章主要就 VAP 的定义、病因以及如何减少 VAP 的发生进行讨论。

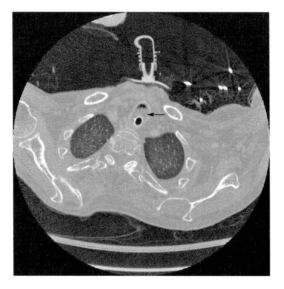

图 4-1 图为 CT 显示气管插管与气囊。注意箭标示处，气囊上方分泌物蓄积，随时有可能被吸入气道内

呼吸机相关性肺炎（VAP）的病因

呼吸机管路与人工气道

VAP 是由于机械通气期间病原微生物进入呼吸道导致的。它可以由呼吸机管路，也可以由于人工气道气囊上蓄积的分泌物流入气管所致。如果使用的呼吸机管路经消毒处理使用并从未脱开，即使有病原体蓄积于管路内也是来自于患者的；如果管路曾经断开并被污染，则可能导致 VAP 发生。但与口腔内分泌物吸入相比，VAP 更容易发生在后者。

临床普遍认为，导致 VAP 的主要原因是气囊上被污染的口腔分泌物或胃内容物蓄积（图 4-2），经可能存在于充盈气囊壁的纵向皱褶流入气道。所以，为了减少气囊上分泌物蓄积并吸入，避免分泌物渗漏，预防胃内容物反流和加强气囊管理非常重要。

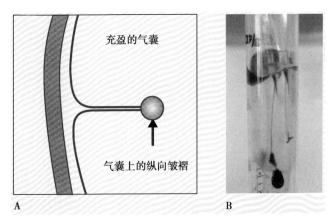

图 4-2　A. 液体可以通过人工气道气囊上的皱褶流入气道；B. 通过染色的方法来显示分泌物经纵向皱褶进入气道

图片经许可来自 Deem S，Treggiari MM. New endotracheal tubes designed to prevent ventilator-associated pneumonia：do they make a difference? Respir Care，2010，55（8）：1046-1055.

早发 VAP 与迟发 VAP

VAP 通常根据发生时间的早晚进行分类。早发 VAP 被认为是吸入所致，通常是口腔及胃肠道内微生物，如革兰阳性球菌、流感嗜血杆菌、革兰阴性肠杆菌感染。而迟发性 VAP 则常由其他系统院内感染常见病原体引起，如耐甲氧西林金黄色葡萄球菌、铜绿假单胞菌、不动杆菌属及其他革兰阴性菌）。根据感染的病原体不同，早发性 VAP 通常是因为口腔分泌物吸入，迟发 VAP 则更倾向于由于机体抵抗力低下而引起的交叉感染，早发 VAP 通常发生于机械通气早期5 ~ 7 天内，迟发 VAP 则往往发生于后期。

VAP 监测

传统的 VAP 监测方法相对比较主观。2013 年，美国疾病控制中心（CDC）

通过相关机构新出台了较为客观的 VAP 监测指南，与传统方法比较新的监测方法更为客观、统一，可操作性更强。

传统方法

传统用来监测 VAP 的方法缺乏客观性，如胸部 X 线变化、体温变化、白细胞计数、呼吸道分泌物的量及性状等等，有些机构 VAP 监测受人为因素影响，使得 VAP 发生监测缺乏应有的意义。而且传统 VAP 监测的结果与临床 VAP 的诊断结果存在较大差异，引起相关人士对上述相对主观的标准产生质疑。

CDC 2013 年指南

2013 年，CDC 在国家健康安全网发布了呼吸机相关性事件新的监测方法，此方法通过呼吸机相关性事件（VAE）监测来更客观地监测 VAP。VAE 监测包含了由各种医源性事件引起的患者病情恶化，包括 VAP 及机械通气相关的其他并发症。此监测指南为一分层路径，第一层，首先认定呼吸机相关性状态（VAC）；第二层，如果存在 VAC，在其基础上评估是否存在与感染有关的呼吸机相关性事件（IVAC）；第三层，如果存在 IVAC，再进一步评估是否存在 VAP。对 VAP 来说这个分层路径比传统的监测标准更客观、严谨。

VAC 是指机械通气过程中由原来的稳定状态到需要提高 $F_{IO_2} \geq 0.2$，或者增加 $PEEP \geq 3cmH_2O$，并持续 ≥ 2 天（图 4-3）。而稳定状态则是指自有创机械通气开始后或机械通气支持期间，能降低或者维持原 F_{IO_2} 和 $PEEP \geq 2$ 天。

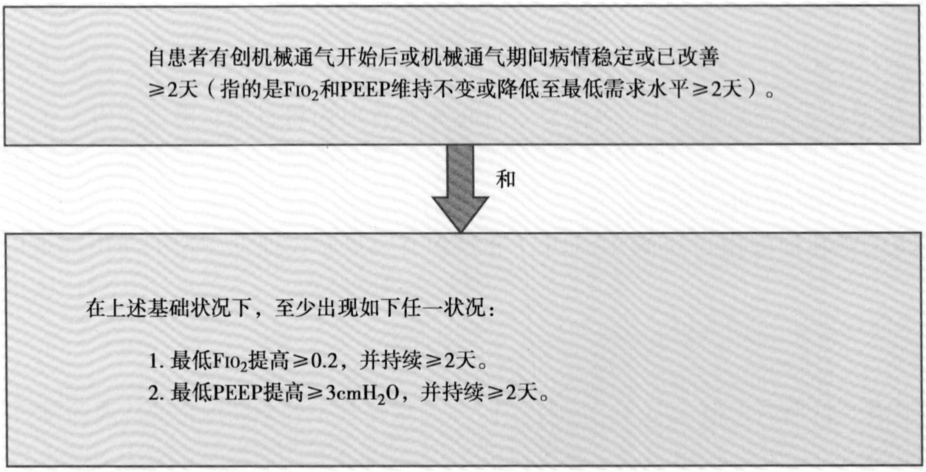

自患者有创机械通气开始后或机械通气期间病情稳定或已改善 ≥ 2 天（指的是 F_{IO_2} 和 PEEP 维持不变或降低至最低需求水平 ≥ 2 天）。

和

在上述基础状况下，至少出现如下任一状况：

1. 最低 F_{IO_2} 提高 ≥ 0.2，并持续 ≥ 2 天。
2. 最低 PEEP 提高 $\geq 3cmH_2O$，并持续 ≥ 2 天。

图 4-3 呼吸机相关状态（VAC）
来自 CDC 呼吸机相关性事件指南，2013 年 1 月，http：//www. cdc. gov/nhsn/PDFs/pscManu-al/1 0- VAE_FINAL. pdf

在与 VAC 标准相符时进一步评估是否存在 IVAC（图 4-4）。在机械通气 $\geq$ 3 天，在此前或后有持续两天氧合下降，并符合下列情况则支持 IVAC：①体温 >38℃或者 <36℃，或白细胞数 $\geq 12\ 000/mm^3$ 或 $\leq 4000/mm^3$；②使用新的抗菌药物 ≥ 4 天。

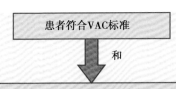

机械通气≥3天，在此前或后有持续两天氧合下降，且同时出现下列两项：

　　1. 体温＞38℃或者＜36℃，或白细胞数≥12 000/mm³或≤4000/mm³
　　和
　　2. 使用新的抗菌药物至少4天以上

图 4-4　感染有关的呼吸机相关性事件（IVAC）
来自 CDC 呼吸机相关性事件指南，2013 年 1 月，http：//www.cdc.gov/nhsn/PDFs/pscManu-al/1 0- VAE_ FINAL. pdf

　　如果 IVAC 存在，再用定量及定性的微生物学手段来评估可能 VAP（图 4-5）和极可能 VAP（图 4-6），VAE 中的 VAP 分级评估方法是为机构内部质量改进而设计的。

患者符合VAC及IVAC标准

和

机械通气≥3天，在此前或后有持续两天氧合下降，且至少出现如下一种状况：

　　1. 化脓性气道分泌物（单次或多次取样）

　　　• 来自肺、支气管、气管的分泌物，每低倍镜视野可见中性粒细胞≥25；磷状上皮细胞≤10
　　　• 若有半定量实验室检测数据，需等同于上述定量阈值

　　或者

　　2. 痰培养结果阳性（定性、定量、半定量），标本来自气道内吸引*，支气管肺泡灌洗*，肺组织或保护性毛刷样本*

　　*排除以下情况：
　　　• 正常呼吸道、口腔菌群, 混合呼吸道、口腔菌群
　　　• 念珠菌、酵母菌
　　　• 凝固酶素阴性的葡萄球菌
　　　• 肠球菌

图 4-5　可能性呼吸机相关性肺炎
来自 CDC 呼吸机相关性事件指南，2013 年 1 月，http：//www.cdc.gov/nhsn/PDFs/pscManu-al/1 0- VAE_ FINAL. pdf

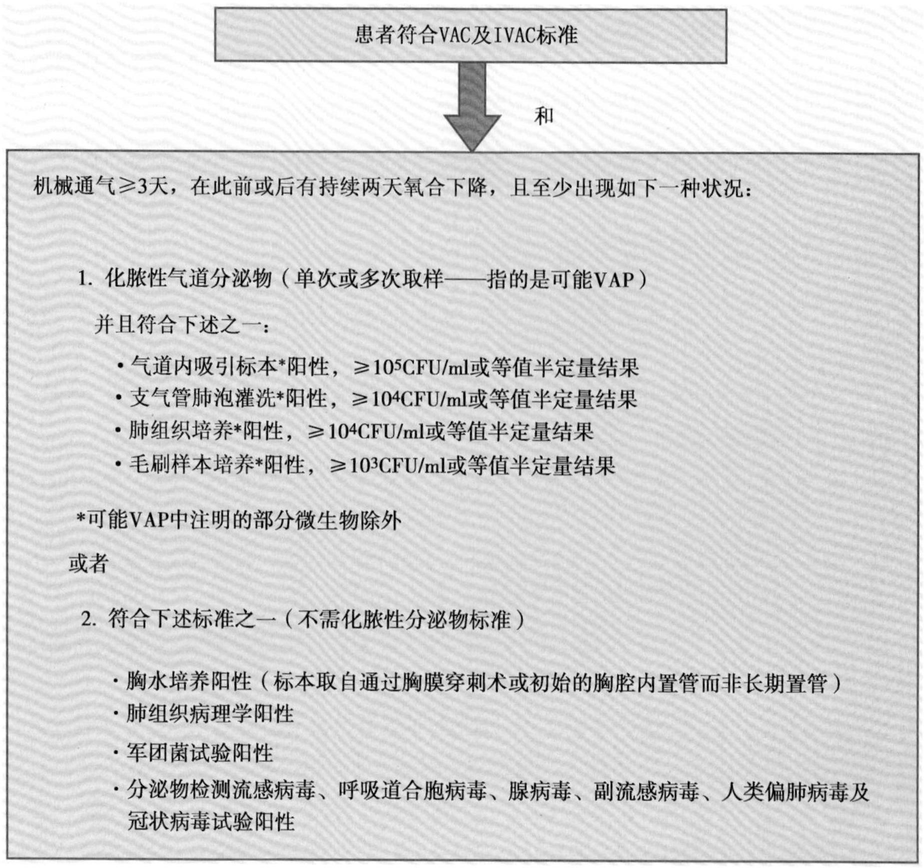

患者符合VAC及IVAC标准

和

机械通气≥3天，在此前或后有持续两天氧合下降，且至少出现如下一种状况：

1. 化脓性气道分泌物（单次或多次取样——指的是可能VAP）

并且符合下述之一：

- 气道内吸引标本*阳性，≥10^5CFU/ml或等值半定量结果
- 支气管肺泡灌洗*阳性，≥10^4CFU/ml或等值半定量结果
- 肺组织培养*阳性，≥10^4CFU/ml或等值半定量结果
- 毛刷样本培养*阳性，≥10^3CFU/ml或等值半定量结果

*可能VAP中注明的部分微生物除外

或者

2. 符合下述标准之一（不需化脓性分泌物标准）

- 胸水培养阳性（标本取自通过胸膜穿刺术或初始的胸腔内置管而非长期置管）
- 肺组织病理学阳性
- 军团菌试验阳性
- 分泌物检测流感病毒、呼吸道合胞病毒、腺病毒、副流感病毒、人类偏肺病毒及冠状病毒试验阳性

图4-6　极可能性呼吸机相关性肺炎

来自 CDC 呼吸机相关性事件指南，2013 年 1 月，http：//www.cdc.gov/nhsn/PDFs/pscManual/1 0- VAE_ FINAL. pdf

VAP 预防

表 4-1 为 VAP 预防的集束化策略，综合性的预防措施往往比单个手段更为有效。

手卫生及相关预防措施

控制院内感染最基本的要素是确保没有病原体在患者之间相互传播，因此医护及其他人员接触患者前后要洗手。如有可能接触到体液，在不同患者间操作时应当戴上手套。根据不同病原体的传染途径，其他预防手段包括穿隔离衣、戴手套及面罩。可重复利用的医疗器材必须经过严格的灭菌消毒才能重新使用。

表 4-1　VAP 集束化预防策略

- 手卫生
- 根据特定菌种的感染进行预防
- 无创机械通气
- 抬高床头 >30°
- 定时进行口腔护理
- 保持气管导管气囊压力在 20 ~ 30cmH$_2$O
- 使用密闭式吸痰管
- 不需常规更换呼吸机管路，除非有污染
- 及时清理呼吸机管路中的冷凝水
- 尽可能使用经口气管插管而非经鼻插管
- 使用带有声门下吸引的气管插管，减少分泌物误吸入
- 雾化器使用无菌水（生理盐水）冲洗，并保持干燥
- 进行雾化治疗期间不应脱开呼吸机管路
- 减少胃肠管细菌定植；预防消化性溃疡
- 避免胃过度充盈
- 保证营养
- 每日唤醒及自主呼吸试验
- 设置 PEEP 至少 5cmH$_2$O 以上
- 尽可能减少患者间的接触

人工气道护理

在 VAP 防治上经口气管插管比经鼻气管插管更有优势。人工气道气囊压保持在呼气相 20 ~ 30cmH$_2$O 有利于减少分泌物进入气道和减少气道局部损伤。即使这样，气囊上仍可能存在纵向皱褶使气囊上分泌物流入气道，为了减少气囊上分泌物潴留，应当定时且在移动患者前进行咽喉部吸引。使用带声门下吸引功能的气插管可能减少 VAP 的发生，但需注意可能由于吸引造成的气道损伤及插管造成的喉部损伤。也可以选择表面覆盖银涂层的气插管，以使用黏液清除器来防止分泌物在人工气道内黏附。新型锥形设计的及超薄聚氨酯材料的气囊能减少分泌物吸入。但是这些新型设计的成本与成效还有待考证。

呼吸机管路

呼吸机管路通常不需要常规更换，不要随意脱开呼吸机管路以保持内部不受污染。密闭式吸痰管作为管路的组成部分，同样也不需要常规更换。管路中的冷凝水应经过无菌手段处理。湿化罐的型号、主动或被动湿化不影响 VAP 的发生。如果需要雾化治疗，应当把装置（定量雾化吸入器、筛孔雾化器、T 形阀喷雾器）连接于呼吸机管路上。治疗期间把可重复利用的装置用无菌水（或

生理盐水）清洗并风干。

口腔卫生

口腔卫生是 VAP 防治中极其重要的环节，目的是减少口腔内及咽部细菌定植，主要包括分泌物吸引、刷牙、使用洗必泰（氯己定）漱口等。

无创机械通气

由于避免了气管插管，应用无创通气能减少 VAP 的发生。

减少机械通气时间

气管插管持续时间越短，VAP 的发生率越低。每日唤醒及自主呼吸试验用来确保及时拔管。重新插管也与 VAP 发生有关，尽可能使用无创通气进行序贯治疗，以避免二次置管。

呼气末正压

由于持续的气道正压能减少气囊上的分泌物吸入，使用 PEEP 可减少 VAP 的发生。

避免非必要的转运

ICU 内患者的频繁转运可增加 VAP 的发生。应当尽可能减少以诊断试验为目的的转运，避免转运过程中污染物进入气道。

患者体位

在无禁忌证的情况下，机械通气患者应保持抬高床头 >30° 的体位，能避免胃内容物反流及误吸。但是也有研究显示，俯卧位及特伦德伦堡卧位也有助于防止分泌物误吸。

胃肠道管理

减少胃内细菌数量也能减少 VAP 的发生。首先推荐防治消化性溃疡，并在保持营养的前提下，防止胃过度扩张，减少回流。在欧洲推荐选择性清洁胃肠管，但并未普及。

要点回顾

- 或许称 VAP 为人工气道相关性肺炎更为合适
- 下呼吸道感染主要是由气囊上方聚积的分泌物误吸引起
- 气囊充盈时表面存在皱褶，易发生分泌物误吸
- 新 CDC 指南主要针对呼吸机相关性事件进行监测
- 呼吸机相关状态指的是病情改善或稳定后的 FIO_2 或 PEEP 水平提高
- 接触患者前后需要洗手

- 保持抬高床头 > 30°，定时口腔护理
- 保持气囊压力 20～30cmH$_2$O
- 使用密闭式吸痰管
- 呼吸机管路不需定期更换
- 持续声门下吸引的性价比不知
- 治疗间期雾化器要用无菌水或生理盐水清洗并风干
- 机械通气患者要做好消化性溃疡的防治
- 避免胃过度充盈
- 无创辅助通气使用
- 每日唤醒及自主呼吸试验

（徐诗行　译　葛慧青　校）

参考文献

Bird D, Zambuto A, O'Donnell C, et al. Adherence to ventilator-associated pneumonia bundle and incidence of ventilator-associated pneumonia in the surgical intensive care unit. *Arch Surg.* 2010;145:465-470.

Bouadma L, Mourvillier B, Deiler V, et al. A multifaceted program to prevent ventilator-associated pneumonia: impact on compliance with preventive measures. *Crit Care Med.* 2010;38:789-796.

Bouadma L, Wolff M, Lucet JC. Ventilator-associated pneumonia and its prevention. *Curr Opin Infect Dis.* 2012;25:395-404.

Caserta RA, Marra AR, Durão MS, et al. A program for sustained improvement in preventing ventilator associated pneumonia in an intensive care setting. *BMC Infect Dis.* 2012;12:234-239.

CDC Guidelines Device Associated Events: Ventilator Associated Events (VAE) January 2013. http://www.cdc.gov/nhsn/PDFs/pscManual/10-VAE_FINAL.pdf. Viewed on February 20th, 2013.

Coffin SE, Klompas M, Classen D, Arias KM, et al. Strategies to prevent ventilator-associated pneumonia in acute care hospitals. *Infect Control Hosp Epidemiol.* 2008;29:S31-S40.

Deem S, Treggiari MM. New endotracheal tubes designed to prevent ventilator-associated pneumonia: do they make a difference? *Respir Care.* 2010;55:1046-1055.

Fernandez JF, Levine SM, Restrepo MI. Technologic advances in endotracheal tubes for prevention of ventilator-associated pneumonia. *Chest.* 2012;142:231-238.

Gentile MA, Siobal MS. Are specialized endotracheal tubes and heat-and-moisture exchangers cost-effective in preventing ventilator associated pneumonia? *Respir Care.* 2010;55:184-197.

Han J, Liu Y. Effect of ventilator circuit changes on ventilator-associated pneumonia: a systematic review and meta-analysis. *Respir Care.* 2010;55:467-474.

Harbrecht BG. Head of bed elevation and ventilator-associated pneumonia. *Respir Care.* 2012;57:659-560.

Hess DR. Noninvasive positive-pressure ventilation and ventilator-associated pneumonia. *Respir Care.* 2005;50:924-931.

Hess DR, Kallstrom TJ, Mottram CD, et al. Care of the ventilator circuit and its relation to ventilator-associated pneumonia. *Respir Care.* 2003;48:869-879.

Hillier B, Wilson C, Chamberlain D, King L. Preventing ventilator-associated pneumonia through oral care, product selection, and application method: a literature review. *AACN Adv Crit Care.* 2013;24:38-58.

Kaynar AM, Mathew JJ, Hudlin MM, et al. Attitudes of respiratory therapists and nurses about measures to prevent ventilator-associated pneumonia: a multicenter, cross-sectional survey study. *Respir Care.* 2007;52:1687-1694.

Klompas M, Magill S, Robicsek A, et al. Objective surveillance definitions for ventilator-associated pneumonia. *Crit Care Med.* 2012;40:3154-3161.

Mietto C, Pinciroli R, Patel N, Berra L. Ventilator associated pneumonia: evolving definitions and preventive strategies. *Respir Care.* 2013;58:990-1007.

Morris AC, Hay AW, Swann DG, et al. Reducing ventilator-associated pneumonia in intensive care: impact of implementing a care bundle. *Crit Care Med.* 2011;39:2218-2224.

O'Grady NP, Murray PR, Ames N. Preventing ventilator-associated pneumonia: does the evidence support the practice? *JAMA.* 2012;307:2534-2539.

Pérez-Granda M, Muñoz P, Heras C, et al. Prevention of ventilator-associated pneumonia: can knowledge and clinical practice be simply assessed in a large institution? *Respir Care.* 2013;58:1213-1219.

Pneumatikos IA, Dragoumanis CK, Bouros DE. Ventilator-associated pneumonia or endotracheal tube-associated pneumonia? An approach to the pathogenesis and preventive strategies emphasizing the importance of endotracheal tube. *Anesthesiology.* 2009;110:673-680.

Rosenthal VD, Rodrigues C, Álvarez-Moreno C, et al. Effectiveness of a multidimensional approach for prevention of ventilator-associated pneumonia in adult intensive care units from 14 developing countries of four continents: findings of the International Nosocomial Infection Control Consortium. *Crit Care Med.* 2012;40:3121-3128.

Sinuff T, Muscedere J, Cook DJ, et al. Implementation of clinical practice guidelines for ventilator-associated pneumonia: a multicenter prospective study. *Crit Care Med.* 2013;41:15-23.

Torres A, Bassi GL, Ferrer M. Diagnosis of ventilator-associated pneumonia: do we need surrogate parameters? *Crit Care Med.* 2012;40:3311-3312.

Trouillet JL. Ventilator-associated pneumonia: a comprehensive review. *Hosp Pract (Minneap).* 2012;40:165-175.

第 5 章
呼吸机模式分类

目标

1. 区分呼吸机的气动系统与电控系统。
2. 描述呼吸机的控制变量、呼吸模式及目标控制。
3. 比较压力控制、容积控制、流速控制及时间控制。
4. 区分触发、限制及切换。
5. 定义自主呼吸与指令通气。
6. 比较持续指令通气、间歇指令通气和持续自主呼吸。
7. 比较设置目标值，双重伺服，适应性、优化控制及智能通气。
8. 通过运动方程来阐释人机交互关系。

引言

当前呼吸机已经成为了高级生命支持设备，必须具备可靠、灵活且容易操作的特点。本章主要讨论呼吸机机械系统、呼吸机分类和通气模式。

呼吸机动力系统

由于呼吸机是通气辅助设备，必然有一个气体部件。第一代呼吸机以气体为唯一动力，通过气体压力驱动呼吸机给患者送气。当代呼吸机则大多由电子计算机控制。图 5-1 为呼吸机动力系统简化示意图。

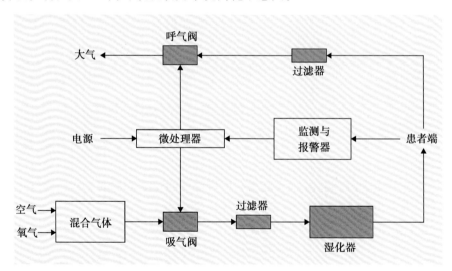

图 5-1 呼吸机驱动系统的简化图示

气动系统

气动系统主要功能是将混合气体输送至患者，压缩的空气和 100% 氧气分别以 50lb/in^2（$1 \text{lb} \approx 0.454 \text{kg}$，$1 \text{in} = 2.54 \text{cm}$）的气流速度输入呼吸机，呼吸机进行降低压力、调整气流处理后将一定氧浓度的混合气体输送至呼吸机管路，并在送入患者气道之前进行过滤、加温、加湿。呼气时，气体经由呼吸机管路呼气端、过滤器、呼气阀流入大气。呼吸机呼气阀在吸气相关闭以保证肺膨胀，并维持呼气末正压（PEEP）。新一代呼吸机采用主动呼气阀，在压力控制通气时，若吸气相气道压超过设置值，呼气阀即可开放，不像早期呼吸机，呼气阀在吸气相是完全关闭的。

气动系统可分为单气路和双气路两种。单气路呼吸机输出的气体是由高压气源通过减压减速后直接输给患者；而在双气路呼吸机由气源提供压缩气体，作用于呼吸机内的风箱（内含空氧混合气体），通过压力压缩风箱内的气体使之进入患者肺部。

呼吸机可分为正压及负压两大类。正压呼吸机提供气道正压；负压呼吸机则提供胸腔负压。急救时通常使用正压呼吸机，负压呼吸机现在很少用到。

电控系统

当代呼吸机是由电子计算机控制的。微处理器控制吸气阀及呼气阀，还能控制呼吸机监测系统的信息（如气压、气流、容量等）并加以显示，同时也操控呼吸机报警系统。

呼吸机分类

呼吸机分类阐释了其工作机制。本章介绍的分类方法适用于当前市场销售的所有呼吸机。呼吸机分类系统由控制变量、呼吸模式及控制方法三部分组成，见表 5-1。

表 5-1　呼吸机分类

- **控制变量**
  — 压力
  — 容量
- **呼吸模式**
  — 持续指令通气（CMV）：在有自主呼吸患者实际呼吸频率大于设置值，设置的后备通气呼吸频率为最小值
  — 间歇指令通气（IMV）：通气期间允许自主呼吸，设置的后备通气呼吸频率为最小值
  — 持续自主通气（CSV）：所有呼吸均为患者自主触发
- **目标控制**
  — 设置目标值
  — 双重控制
  — 伺服控制
  — 适应性控制
  — 优化控制
  — 智能通气

控制变量

控制变量讲述的是呼吸机对吸气相压力、容量以及流速的控制。在呼吸负

荷改变的情况下，上述变量保持不变。控制变量包括压力、容量、流速、时间（图5-2）。呼吸机在吸气相中可控制压力或是流速，而且任何时候只能控制流速或压力。双重控制是指吸气相起始段为容量控制，然后转换成压力控制，直至吸气相结束。

在阻力及顺应性改变而压力波形保持不变的为压力控制；如果阻力及顺应性改变而容量波形保持不变，则为容量控制或流速控制；测定容量并用其控制容量波形不变的为容量控制；在容量测定不作为反馈控制信号，但容量波形保持不变的则为流速控制；吸气时间和呼气时间为唯一的可变量，则为时间控制。

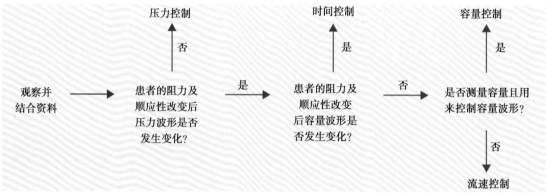

图5-2 吸气相决定控制变量的标准

经许可转载自 Chatburn RL. Classification of mechanical ventilators. Respir Care，1992，37（9）：1009-1025.

通气模式

机械通气把呼吸类型分为两种：指令通气与自主呼吸（图5-3）。自主呼吸由患者触发并完成的；而指令通气则是由呼吸机送气并完成。机械通气的基本呼吸模式有三种，即持续指令通气、间歇指令通气和持续自主呼吸（图5-4），呼吸机其他模式都是由这些基本模式派生而来（表5-2）。

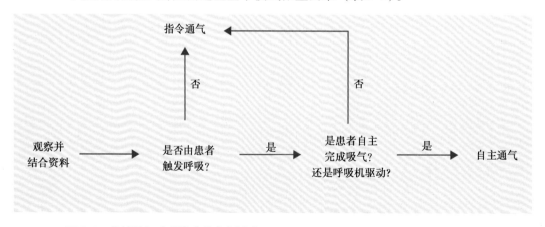

图5-3 机械通气呼吸模式的决定因素

经许可转载自 Chatburn RL. Classification of mechanical ventilators. Respir Care，1992，37（9）：1 009-1025.

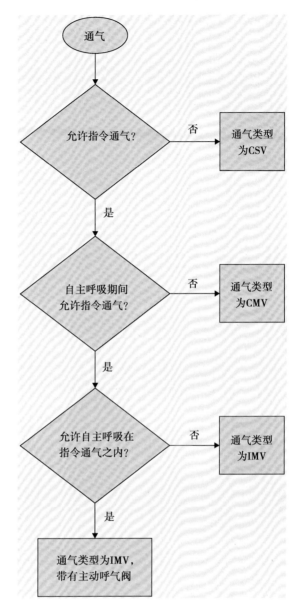

图5-4　机械通气通气模式。CMV：持续指令通气；CSV：持续自主通气；IMV：间歇指令通气

改自 Chatburn RL. Classification of ventilator modes：update and proposal for implementation. Respir Care，2007，52（3）：301-323.

运作规范

　　相变量是机械通气呼吸周期中各阶段的切换指标，包括触发、限制以及切换（图5-5）。触发变量启动吸气相。如果吸气由临床医师设置呼吸频率，呼吸机按时间指令启动吸气相，如设置呼吸频率为20次/分，则呼吸机每隔3s启动一次患者吸气，此为时间触发。患者本身也能触发呼吸机送气，呼吸机通过压力或流速信号（图5-6）来识别患者的吸气需求；也可以通过膈肌的活动来识别。当患者的吸气努力使气道压降至预设水平（设置灵敏度）时，发生压力触发；而当患者的吸气流速达到预设值时，则为流速触发。有一种特殊的流速触发称为自动触发（Auto-Trak），在这里，波形信号通过使信号从实际患者呼吸流速偏移15L/min并延迟300ms而产生，这种有意的延迟使得波形信号稍迟于患者的流速。如果患者流速突然变化，则可与延迟的波形信号相交而触发吸气或吸呼切换。在神经调节辅助通气模式，呼吸则是由膈肌的电活动信号触发的。

表5-2 以控制变量定义的呼吸模式

控制变量	通气类型	缩略词
容量	持续指令通气	VC-CMV
	间歇指令通气	VC-IMV
压力	持续指令通气	PC-CMV
	间歇指令通气	PC-IMV
	持续自主通气	PC-CSV（PSV）

摘自 Chatburn RL. Classification of ventilator modes：update and proposal for implementation. Respir Care，2007，52（3）：30 1-323.

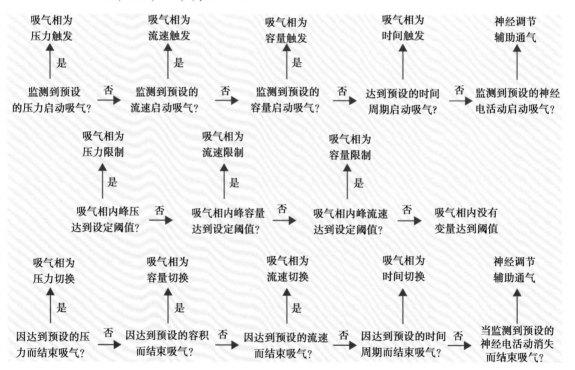

图5-5 机械通气呼吸周期切换变量标准

来自 Chatburn RL. Classification of mechanical ventilators. Respir Care，1992，37（9）：1009-1025.

限制变量包括压力、容量和流速，吸气过程中呼吸机根据设置值控制它们的大小，但达到限制变量设置值并不一定结束吸气相。如压控通气中设置的吸气压力即为压力限制值，此值往往在吸气之初就已达到。有些呼吸机在容量控

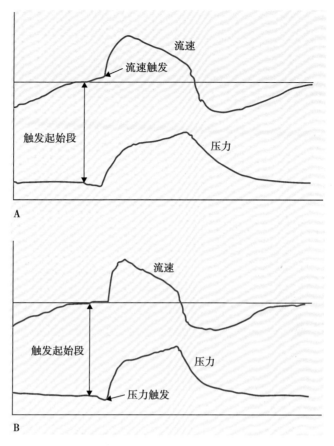

图 5-6　流速触发（A）与压力触发（B）。流速触发由呼吸机监测到流速改变；压力触发则是监测到气道压下降

制通气时要分别设置吸气流速、吸气时间及潮气量，这样目标容量往往在吸气结束之前就已达到，而吸气的终止由吸气时间决定。

切换变量为吸气相与呼气相转换的标准，包括压力、容量、流速、时间。第一代呼吸机为典型的压力切换呼吸机。在压力支持模式，吸呼为流速切换；而容量控制通气吸呼为容量或时间切换；现在的压力控制模式，吸呼为时间切换。控制呼气相的基线变量为 PEEP，或是持续气道正压。

条件变量通过操作逻辑系统决定如何操控条件变量与相变量。条件变量由如果/则（if/then）语句表述。例如，如果分钟通气量低于设置值，则按指令通气送气（即指令分钟通气）。计算逻辑系统表述的是呼吸机设置、反馈信息及呼吸类型之间的关系，为未在上述提及的其他呼吸机模式（如 ASV 模式）提供严格的运作规范。

目标控制

目标控制是用来决定呼吸机反馈控制的运算法则的。在常规呼吸机通气模式，如压力控制、容量控制、压力支持通气等可通过设置静态指标如压力、潮气量和吸气流速来达到通气目标控制。常见的是设定容量及流速波形（VCV）或压力波形（PCV）。双重目标控制往往是患者以容量控制模式开始通气，随着努力加大转换成压控模式，并通过自动反馈调节以最小的压力输送设置的容量目标，产生双重目标通气。

在伺服控制，呼吸机送气与患者吸气努力同步并进行放大，成比例辅助通气及神经调节辅助通气即为伺服控制通气。适应性控制是呼吸机根据呼吸力学来调节压力以保证目标容量。优化控制则是适应性控制的改良，发生于适应性支持通气时，呼吸机尝试完成目标通气且最大程度减少患者呼吸频率。智能通气则通过使用特定软件，如 SmartCare，呼吸机根据设置的参数自动调节输出形式。

闭环控制是指通过反馈信息来调整呼吸机的输出。当代呼吸机都带有闭环控制功能，当外在条件改变时，呼吸机通过闭环控制来保持压力及流速波的恒定。这是呼吸机以设置值为目标，根据反馈信息进行输出并持续与设置值进行比较，差值用于驱动系统达到目标值。通过负反馈调节，呼吸机尝试将目标与实际值之差最小化。简单举例来说，在 PCV 或 PSV 模式，呼吸机通过调节流速来保持气道压不变。另一例子是适应模式，在实际潮气量与目标潮气量存在差异时，负反馈控制调节能最大限度地减少两者之差值。正反馈控制则会增大两者的差值，具体的例子是成比例辅助通气及神经调节辅助通气。

运动方程

肺的充盈机制可以用运动方程来描述，驱动一次呼吸需要的压力是由呼吸系统的弹性（容量与顺应性）及助力（流速及阻力）决定。这个压力，可以是呼吸机传送入气道内的压力（P_{vent}），也可以是患者呼吸肌产生的压力（P_{mus}），或是两者的结合。用运动方程来表示为：

$$P_{vent} + P_{mus} = V/C + \dot{V}R$$

容量控制时，呼吸机输出的容量及流速固定不变。若患者产生吸气触发（P_{mus} 增加），则气道压力下降，这往往被认为是人机不同步的信号；压力控制时，气道压力固定不变。若患者努力吸气，则流速及容量增加，可能改善人机同步，也可能造成肺过度膨胀性损伤。

要点回顾

- 呼吸机由气动系统及电控系统两部分组成。
- 呼吸机在吸气相操控的变量为控制变量。
- 相变量呼吸周期切换指标（吸气相及呼气相）。
- 吸气相可以通过时间、压力及流速的改变、膈肌电活动来触发。
- 切换变量有压力、容量、流速及时间，切换吸气相为呼气。
- 机械通气中两种不同的呼吸类型是指令通气与自主呼吸。
- 机械通气时的呼吸机目标控制包括设置目标值、双重伺服、适应性控制、优化控制及智能通气。
- 呼吸机用闭环控制来保持外在条件改变时的压力及流速波的恒定。
- 运动方程可用于解释人机交互作用。

（徐诗行　译　刘婷婷　校）

参考文献

Branson RD. Techniques for automated feedback control of mechanical ventilation. *Semin Respir Crit Care Med.* 2000;21:203-209.

Branson RD, Chatburn RL. Controversies in the critical care setting. Should adaptive pressure control modes be utilized for virtually all patients receiving mechanical ventilation? *Respir Care.* 2007;52(4):478-488.

Branson RD, Davis K Jr. Does closedloop control of assist control ventilation reduce ventilator-induced lung injury? *Clin Chest Med.* 2008;29:343-350.

Branson RD, Johannigman JA, Campbell RS, Davis K Jr. Closed-loop mechanical ventilation. *Respir Care.* 2002;47:427-513.

Chatburn RL. Classification of ventilator modes: update and proposal for implementation. *Respir Care.* 2007;52:301-323.

Chatburn RL. Understanding mechanical ventilators. *Expert Rev Respir Med.* 2010;4:809-819.

Chatburn RL, Mireles-Cabodevila E. Closed-loop control of mechanical ventilation: description and classification of targeting schemes. *Respir Care.* 2011;56:85-102.

Chatburn RL, Primiano FP Jr. A new system for understanding modes of mechanical ventilation. *Respir Care.* 2001;46:604-621.

Mireles-Cabodevila E, Diaz-Guzman E, Heresi GA, Chatburn RL. Alternative modes of mechanical ventilation: a review for the hospitalist. *Cleve Clin J Med.* 2009;76:417-430.

Mireles-Cabodevila E, Hatipoglu U, Chatburn RL. A rational framework for selecting modes of ventilation. *Respir Care.* 2013;58:348-366.

Volsko TA, Hoffman J, Conger A, Chatburn RL. The effect of targeting scheme on tidal volume delivery during volume control mechanical ventilation. *Respir Care.* 2012;57:1297-1304.

第 6 章
传统机械通气模式

目标

1. 比较容量控制通气（VCV）与压力控制通气（PCV）。
2. 区别持续指令通气、持续自主通气和同步间歇指令通气。
3. 比较持续气道正压通气与压力支持通气。
4. 比较完全与部分支持通气。

引言

呼吸类型与变量之间的关系被称为呼吸机模式。在机械通气期间，通气模式是最主要的设置部分。呼吸机模式有很多，由于并没有清晰的证据表明哪个模式更优越，所以通常还是根据临床医师的偏好或习惯来选择。这一章主要讲述传统呼吸机模式（表 6-1），包括持续指令通气（CMV）、持续自主通气（CSV）、同步间歇指令通气（SIMV）。

表 6-1　呼吸机模式

模式	控制变量：指令呼吸	控制变量：自主呼吸	名称
CMV	容量	无	VC-CMV
	压力	无	PC-CMV
CSV	无	无	CPAP PSV
SIMV	容量	压力	VC-SIMV
	压力	压力	PC-SIMV

缩略词：CMV，持续指令通气；CPAP，持续气道正压通气；CSV，持续自主通气；PC-CMV，压力控制持续指令通气；PC-SIMV，压力控制同步间歇指令通气；PSV，压力支持通气；SIMV，同步间歇指令通气；VC-CMV，容量控制持续指令通气；PC-SIMV，容量控制同步间歇指令通气。

容量控制与压力控制通气

呼吸机通气类型主要可分为容量控制与压力控制两大类，分别以容量或压力为目标进行送气。部分以容量为目标的模式如压力调节容量控制（PRVC）及适应性通气（ASV）模式，在通气过程中以压力调节来达到目标潮气量的。在 VCV，呼吸机实际控制的是吸气流速，其主要变量如图 6-1 所示；而在 PCV，吸气流速递减直到肺泡内压与气道压接近为止，主要变量如图 6-2。

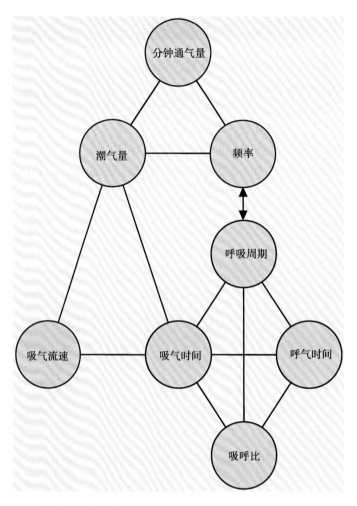

图 6-1 容量控制主要变量及相互关系

持续指令通气

持续指令通气（CMV）设置基础呼吸频率（图 6-3），实际呼吸频率可因患者触发呼吸而增加，但是每次呼吸都是按照设置值，以容量控制或压力控制的方式来送气。CMV 通常被称为辅助/控制（A/C）模式—CMV 与 A/C 的说法可互换。现在的呼吸机已不存在所谓的控制模式，如果患者的呼吸频率完全由呼吸机控制，那是因为患者本身疾病的病理生理因素造成或是药物应用所致。另外要记住，不管使用何种模式，呼吸机只起到辅助呼吸的作用。

持续自主通气

在持续自主通气（CSV），每次呼吸均由患者自主触发。主要的 CSV 模式有持续气道正压（CPAP）及压力支持通气（PSV）。

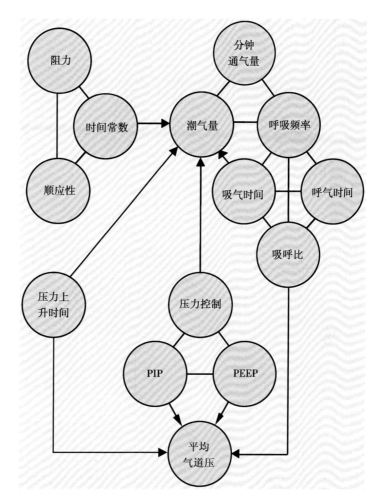

图 6-2 压力控制主要变量及相互关系

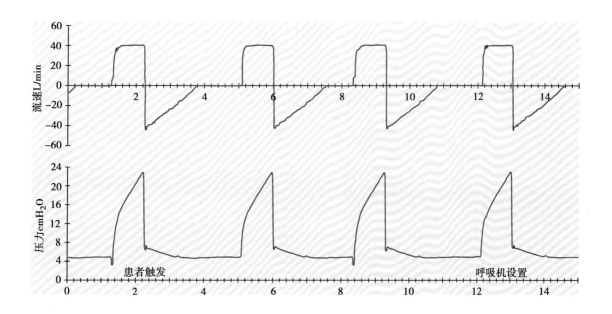

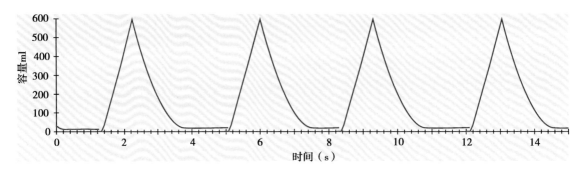

图 6-3 容量控制指令通气。呼吸由患者或呼吸机触发，触发后，每次呼吸都按指令送气

持续气道正压通气

CPAP 是自主呼吸模式，没有指令通气参与（图 6-4）。临床医师设置持续于整个呼吸周期的气道压力水平。然而，也可以设置 CPAP 为 0，此时自主呼吸在大气压水平进行。CPAP 模式最常用于评估患者是否能够撤机。值得一提的是，当前许多呼吸机都会在 CPAP 模式提供低水平 PSV（1～2cmH$_2$O）。在 CPAP 模式时，推荐使用流量触发，因流速触发优于压力触发。

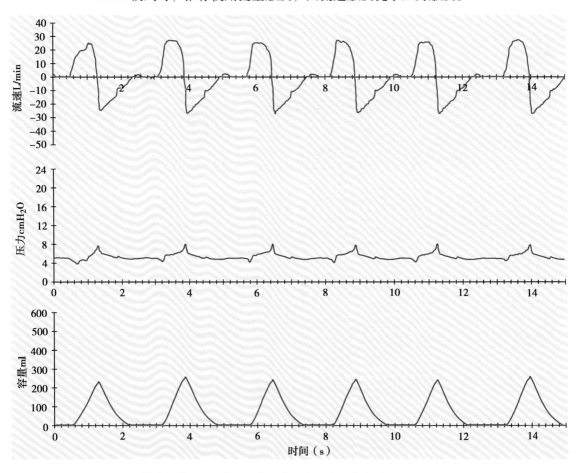

图 6-4 持续气道正压通气，注意每次均为患者的自主呼吸

压力支持通气

　　PSV 时患者通过呼吸机预设的压力水平来辅助自主吸气努力，患者自主触发送气，呼吸频率、吸气时间及潮气量（图 6-5）均由患者自主控制。当患者出现窒息时，呼吸机启动设置的后备通气（容量控制或压力控制），需注意此为警戒状态。PSV 常规为流速切换，第二级切换方式为压力和时间。换句话说，当吸气流速减低到预设水平、压力上升超过设置水平或吸气时间延长至呼吸机内置限值（通常为 3s）时（后两项为安全机制），PSV 都会自动切换至呼气相。PSV 的切换流速标准在不同呼吸机有所不同，可以是固定的流速绝对值，也可以是以峰流速为基础的流速下降百分比，或者是吸气时间和峰流速下降百分比相结合。在有些新型呼吸机医师可根据患者情况设置切换流速，也可在压力支持通气初期设置压力上升时间和最大吸气时间。压力上升时间是吸气起始至达到压力支持水平所需要的时间。

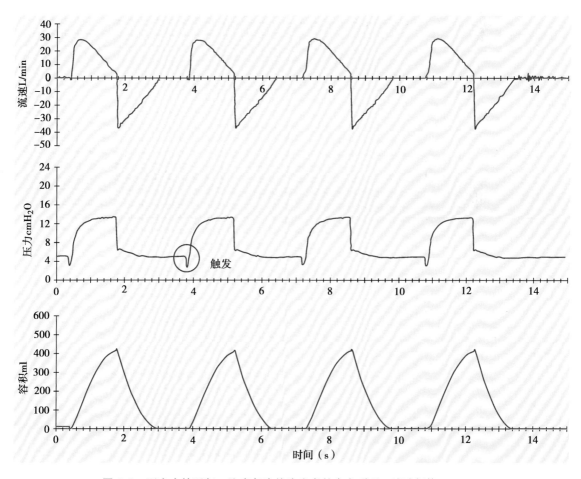

图 6-5　压力支持通气，注意每次均为患者的自主呼吸，流速切换

同步间歇指令通气

同步间歇指令通气（SIMV）是呼吸机以容量控制或压力控制的方式进行指令通气，在指令通气的间歇如果患者有自主触发则呼吸机允许其进行自主呼吸，并且呼吸机的指令送气可与患者的自主呼吸同步（图6-6）。若指令通气间歇没有自主吸气触发，呼吸机会按照高置时间送气。这由辅助窗概念来实现（图6-7），根据 SIMV 已设置的指令通气频率，辅助窗在呼气末期打开并开放一段时间（时间长短因各厂家设置不同而异），若在此期间监测到患者吸气触发，则呼吸机按指令通气送气，若没有呼吸触发，则窗口期结束时呼吸机输出一次指令送气。非辅助窗期间的患者触发产生的是自主呼吸，临床上，在 SIMV 模式自主呼吸通常辅于压力支持（图6-8）。理论上，SIMV 的呼吸做功由呼吸机和患者共同完成，换句话说，指令通气时呼吸机做功，自主呼吸时患者做功，但大多情况是患者在指令通气中所做功与自主呼吸时一样多，特别是在设置低指令呼吸频率时。

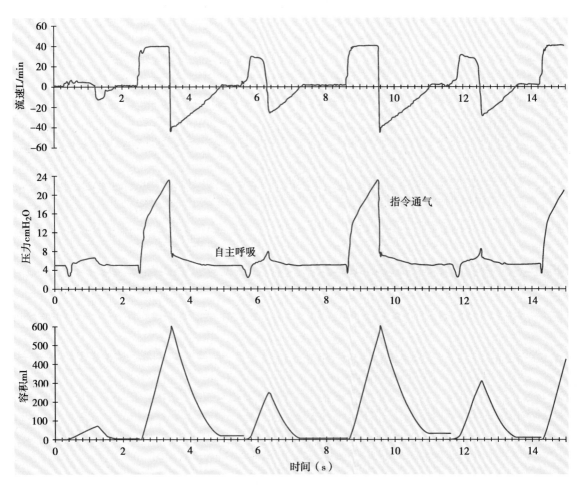

图6-6 同步间歇指令通气，注意自主呼吸与指令通气，后者以容量为目标进行送气

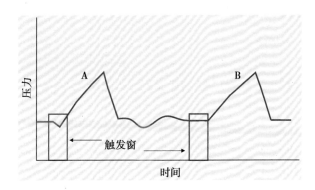

图 6-7 同步间歇指令通气的压力波形，注意图示触发同步时间窗

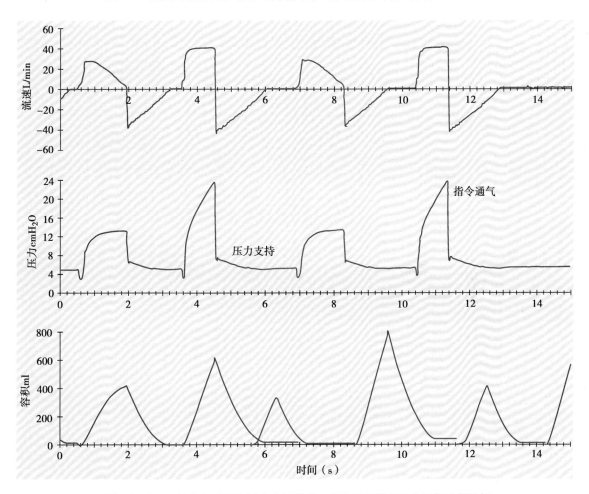

图 6-8 SIMV 的自主呼吸由压力支持辅助，指令通气以容量为目标进行送气

完全与部分通气支持

机械通气支持可分为完全及部分支持，可用运动方程来表示：

$$P_{vent} + P_{mus} = V/C + \dot{V}R$$

完全呼吸支持时，呼吸机承担全部呼吸功，呼吸肌做功为 0，因此 P_{mus} 为 0。部分呼吸支持时，呼吸肌部分参与，P_{mus} 不为 0。

完全通气支持时，由呼吸机来满足全部呼吸需要，患者不需触发自主呼吸，用于疾病初始阶段（如神经肌肉疾病）、药物治疗（如麻醉）、设定大的分钟通气量以抑制自主呼吸（如过度通气）中。对病情严重的患者，为了降低呼吸氧耗而需控制自主呼吸时应选择完全通气支持，CMV 模式能提供全部通气支持。

部分通气支持时，呼吸机仅需完成部分通气需求，剩余部分由患者来完成。部分通气支持通常用于撤机过程，也可用于为了维持呼吸肌肉张力、适应呼吸机模式、提高舒适度及同步性的患者，呼吸肌的抑制会很快造成肌萎缩及肌无力。CMV、SIMV、PSV 等模式都可用于部分通气支持。

要点回顾

- 持续指令通气时，每次呼吸都以容量或压力为目标。
- 持续气道正压通气时，每次呼吸均为自主呼吸。
- 压力支持通气时，预设的压力支持水平辅助患者的吸气努力。
- 同步间歇指令通气时，指令通气与患者的触发同步进行。
- 完全通气支持时，呼吸机提供患者的全部通气需求。
- 部分支持时，呼吸机提供大部分通气需求，剩余部分由患者来完成。

（徐诗行　译　刘婷婷　校）

参考文献

Chatburn RL. Classification of ventilator modes: update and proposal for implementation. *Respir Care.* 2007;52:301-323.

Mireles-Cabodevila E, Hatipoglu U, Chatburn RL. A rational framework for selecting modes of ventilation. *Respir Care.* 2013;58:348-366.

第7章
压力控制与容量控制通气

目标
1. 讨论 PCV 与 VCV 的气体输出形式。
2. 描述 PSV 与 PCV 时压力上升时间和吸气切换设置不同产生的不同的效应。
3. 描述如何在 PCV 中获得吸气末平台。
4. 描述 PCV 和 VCV 气体输出的监测方法。
5. 比较 PCV 与 VCV 的优缺点。

引言

　　孰好孰劣的争议总是伴随着每个新通气模式的问世而出现。如 20 世纪 70 年代末期关于辅助/控制通气（CMV）与间歇指令通气（IMV）之间的争论。20 世纪 80 年代中后期争论的内容变为 IMV 和 PSV。而当今争论的焦点则是呼吸机气体输出方式是容量控制还是压力控制更能迎合患者的需要。

容量-控制通气（VCV）

　　第一代的呼吸机仅能提供 VCV，直到 20 世纪 70 年代，呼吸机没有患者触发功能。压力限制型呼吸机（如鸟牌和 Puritan-Bennett 呼吸机）在 20 世纪 50 年代已经投入使用，但是它们不支持持续的呼吸支持。

　　在 VCV，保持恒定的变量是潮气量，通气过程吸气压随着呼吸力学（如，阻力和顺应性）和患者的吸气努力而改变。VCV 时需要医师设置潮气量（V_T）、流速波形、吸气峰流速、呼吸频率和触发灵敏度，在有些呼吸机，需要设置吸气时间、分钟通气量和吸呼比而不是潮气量和流速。而另一些呼吸机，同时设置吸气时间和流速；如果设置的吸气时间超过输出指定潮气量所需要的时间就会产生吸气末暂停。实际中，现代的呼吸机都允许在 VCV 调整吸气流速。VCV 可以应用在持续指令通气和同步间歇指令通气（VCV-CMV 和 VCV-IMV）中。

压力-控制通气（PCV）

　　在 PCV，吸气期间压力根据设置值是固定的，另外还需要设置吸气时间或吸呼比以及触发灵敏度。由于压力是固定的，随着呼吸力学（阻力和顺应性）和患者的吸气努力发生变化时潮气量亦随之变化。如表 7-1 标注的那样，VCV 和 PCV 之间最主要的区别是前者设置固定的潮气量，后者设置固定的吸气峰压（PIP）。当前的呼吸机，医师可能还需要设置压力上升时间，这是指从吸气开始到达目标压力所需要的时间，它是通过改变流速从基线上升到峰流速的斜率来实现。

表 7-1　PCV 与 VCV 的比较

	PCV	VCV
潮气量	可变	不变
吸气峰压	不变	可变
平台压	不变	可变
流速波形	可变	设置
峰流速	可变	设置
吸气时间	设置	设置
最低频率	设置	设置

缩略词：PCV，压力-控制通气；VCV，容量-控制通气。

压力支持通气（PSV）

PSV 也是一种压力限制型通气模式，但是它却不同于 PCV。传统意义上讲，PSV 唯一需要设置的变量是压力支持的水平，呼吸频率、吸气时间、吸气流速和潮气量由患者自己控制。

在较新型的呼吸机，PSV 还需要医师设置上升时间。在有些呼吸机上，最少可以在 50ms 以内达到预设的压力值，然而在另外一些呼吸机，直到吸气末期才能达到预设的压力水平（图 7-1）。当吸气流速降低至预设的水平时呼吸机切换到呼气。在大多数现代 ICU 的呼吸机，吸呼气切换是通过医师设置流速下降至峰流速的百分比来实现的。

我们必须设置最合适的上升时间和吸呼气切换参数来提高患者的舒适度。上升时间必须满足患者对吸气峰流速的需求，如果在吸气初始阶段压力支持水平之上有压力过冲说明上升时间太短（流速太快），反过来如果患者气道压力出现了凹形通常提示上升时间太长（流速太慢）。吸呼气切换标准的调节必须保证患者不会出现双触发和主动呼气来终止吸气；换句话说，呼吸机应该与患者的自主支配的吸气时间完全吻合。在吸气末期压力超过设定水平的高尖部分提示在呼吸机达到吸气周期结束标准之前患者已经有主动呼气需求。气道压力时间波形对于设定合适的压力上升时间和吸呼气切换参数是非常有帮助的。

PSV 在系统漏气或吸呼切换流速设置过低时，可能发生吸气时间延长并超过患者自主神经支配的吸气时间。气囊漏气、支气管胸膜瘘或环路漏气都能延长吸气，这是由于漏气会阻止吸呼气切换标准的出现。在 PSV 出现吸气时间延长，都要高度怀疑系统漏气和吸呼气切换参数设置不当。

周期性呼吸在 PSV 时有发生，这是由于 PSV 无设置的呼吸频率。觉醒状态的呼吸驱动加上 PSV 的压力辅助可能导致呼吸性碱中毒，可能引起呼吸暂停，这在睡眠状态更易发生。当窒息发生时，呼吸机报警会刺激患者主动呼吸。相对那些设置后备呼吸频率的模式来说，使用 PSV 的患者更容易出现惊醒。这个问题可以通过以下方法来解决，如降低支持压力水平，改用设定呼吸频率的模

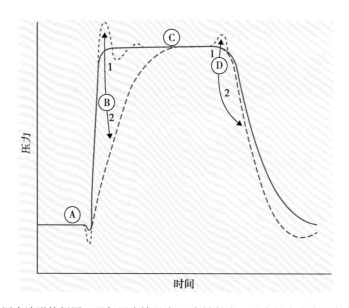

图 7-1 PSV 压力波形特征图。吸气压力输送在 A 点被触发，此点是由患者吸气努力引起气道压力的下降而产生。需求阀的灵敏度和反应性的特点是其决定于负压的深度和持续时间。通过向气道内输送一个固定的高的初始流速来实现压力上升（线 B）。需要注意的是，如果流速高于患者对流速的需求，那么初始压力会高出设定水平（B1），相反，如果流速低于患者的需求，一个非常慢的（向内凹的）压力上升将会出现（B2）。压力支持的平台（线 C）通过对流速的伺服控制来维持。一个平滑的平台曲线反映呼吸机对患者的需求有一个合适的辅助支持，而波动的平台曲线则暗示伺服机制提供的辅助支持不能很好地契合患者的需求。压力支持结束的时间在 D 点出现，并且与患者的自主神经支配的吸气努力结束时间一致。如果呼吸机结束时间延迟，那么患者则会出现主动呼气动作（在压力时间波形上会出现一个高于平台压的突起）（D1）；如果结束时间过早，患者仍会继续吸气动作

式，或使用成比例辅助通气。

压力-控制 CMV（辅助/控制）

PSV 和 PC-CMV 提供了相似的气体输出形式。两者之间的区别是吸气结束的方式和 PC-CMV 需要对呼吸频率进行设定。在 PSV，吸气结束通常由流速下降到一定程度来实现。而在 PCV，吸气结束是根据设定的吸气时间来实现。上升时间的控制在 PCV 和 PSV 都是有效的。PCV 也可以使用在同步间歇指令通气模式（PC-IMV）。

流速和流速形态

PCV 和 VCV 之间最大的不同在于流速的形态。在 VCV，流速是设置的，而在 PCV 和 PSV，流速是由预设压力、患者需求、阻力、顺应性和呼吸机达到压力目标的计算法则来决定的。在 PCV，需要呼吸机提供足够的流速来保证在设定的压力上升时间内达到预设压力值，预设压力越高、患者需求越大、阻力越小，吸气峰流速就越大。在有些呼吸机，PCV 吸气峰流速可超过 180L/min。实

验室研究发现，吸气初始流速过高可能增加发生肺损伤的风险，但是具体的临床相关性还不清楚。由于达到预设压力需要较高的初始流速和压力值恒定不变，随着吸气时间的进行流速呈指数型递减。流速降低的速度依赖于预设压力的大小、患者的吸气需求以及呼吸力学。当预设压力较低、患者吸气需求较低、顺应性较差或阻力较高状态下则流速下降的速度较快。当预设压力较高、患者吸气需求较高、顺应性较好或阻力较小时则流速下降的速度较慢。

在 VCV，呼吸机设定了精确的气流形态。不同的流速形态（如恒速波，递减波）可以设定。气道压力随着吸气需求的增加、阻力的降低和顺应性的增加而减小。吸气峰压在顺应性减小或阻力增加时升高。VCV 如果选择了递减波对吸气需求、顺应性和阻力相同的患者送气，VCV 和 PCV 的图形极其相似，如图 7-2。

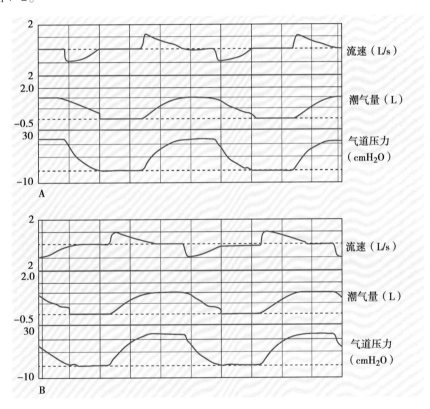

图 7-2　A. 压力-控制通气；B. 容量-控制通气。压力和容量控制通气模式在模拟肺上使用所得的图形。设定容量控制的流速输出形式与压力控制模式的相同；以及相同的峰流速、吸气时间和吸气末平台时间。这两种控制模式实际上是很难区分的

吸气末暂停

PCV 如果没有患者触发呼吸，吸气时间和吸呼比是设定的，而气流形态是由预设压力和患者的呼吸力学共同来决定。对于具有固定的预设压力和肺力学指标的患者，吸气流速下降至 0 后吸气相仍持续则称为吸气末暂停，出现平台

压，持续时间为暂停时间，而在吸气流速下降至 0 前减少吸气时间则吸气末平台不会出现，同时也会降低机器输送的潮气量。在 VCV，医师需要设定一个吸气末屏气时间来达到这个效应，平台时间在设置后是固定的。而 PCV 吸气末平台时间随着肺力学指标的改变而发生变化。在顺应性降低时吸气末平台时间会增加；在阻力增加时平台时间则会减少。不管是 VCV 还是 PCV 递减流速波形都具有在吸气初期就输送大部分的潮气量的效应（图 7-2）。这可能有助吸入气体的肺内分布更好，进而有利于气体交换。

吸气时间和气体陷闭

在改变气体输出形式的诸多方法中，只有增加吸气时间和改变吸气气流形态情况下可以在不增加肺泡峰压的前提下提高气道平均压（$\overline{Paw}$）（表 7-2）。在急性重症呼吸衰竭的患者中增加吸气时间可被用来改善患者的气体交换，但提高 Pao_2 的功效有限。

在 VCV 增加吸气时间可通过降低流速、增加潮气量设定值或吸气末屏气等方法来实现。这些方法中，只有吸气末屏气能够保证在 PIP 不变的情况下增加 $\overline{Paw}$。降低流速和增加吸气时间不会影响肺泡峰压。但是因为降低了气体输出的速度，增加吸气时间引起的 $\overline{Paw}$ 升高可能会被气体输出速度的降低而抵消；增加潮气量会增加 $\overline{Paw}$ 和肺泡内峰压。

表 7-2 增加 $\overline{Paw}$ 的方法

- 增加 PEEP
- 增加潮气量
- 增加呼吸频率
- 增加气道峰压
- 选择递减波形[a]
- 增加吸气时间[a]

缩略词：PEEP，呼气末正压；PIP，吸气峰压。

[a] 唯一不影响肺泡内峰压或者通气水平的方法（假如内源性 PEEP 不存在）。

在 PCV，$\overline{Paw}$ 会随着吸气时间和预设压力的增加而增加。增加预设压力会同时增加潮气量和肺泡内峰压，而增加吸气时间同样可以增加潮气量和 $\overline{Paw}$。如图 7-3 所示，在吸气时间增加过程中潮气量逐渐增加，在达到某一数值后逐渐减小。发生这种转变的吸气时间点取决于阻力和顺应性的大小。如果顺应性低，最大潮气量将在较短的吸气时间内出现；如果阻力较大，实现最大潮气量将需要较长的吸气时间。一旦流速降为 0，在 PCV 吸气时间增加到足以引起气体陷闭和内源性 PEEP 以前，潮气量都是保持不变的（表 7-3），在这个点之后潮气量开始降低。

如果吸气时间过长而呼气时间太短则可发生气体陷闭。在气体陷闭出现时，VCV 和 PCV 的反应是不同的。在 VCV，由于潮气量是不变的，气体陷闭和内源性 PEEP 的出现会引起吸气峰压和平台压的增加；而在 PCV，气体陷闭和内源性 PEEP 会导致输出潮气量降低而肺泡内峰压保持不变。

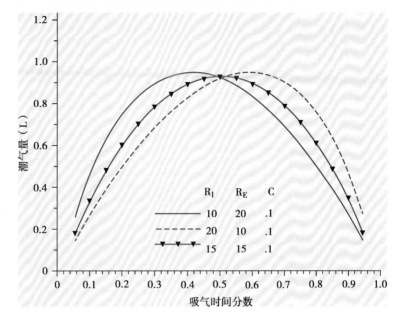

图 7-3 吸气时间比与潮气量之间的关系（目标压力 = 20cmH₂O）。在吸气阻力（R_I）和呼气阻力（R_E）相等时，最佳时间分数（D）= 0.5。在 R_I > R_E，需要更多的吸气时间，最佳时间分数 > 0.5。相反，在 R_I > R_E 时，最佳时间分数 < 0.5

表 7-3　内源性 PEEP 的影响

定压模式	定容模式
• 不变	• 不变
－肺泡内峰压	－潮气量
－PIP	
• 降低	• 增加
－潮气量	－肺泡内峰压
	－气道峰压

缩略词：PEEP，呼气末正压；PIP，吸气峰压。

控制通气转换

患者由于使用药物而转换为控制通气时，VCV 和 PCV 的反应是不同的。由于缺少主动的吸气努力，PCV 时潮气量会减少；VCV 时气道压力会由于胸壁肌肉紧张性减弱而降低；同步性在两种通气下都会增加。PSV 由于无后备频率设置不适合用于这类患者。

呼吸功

压力模式比容量模式更能减少患者做功。在压力目标通气，呼吸机的输出流速会根据患者的需求而发生变化。患者需求增加会引起气流输出的流速加快，但这也有引起潮气量过大和增加呼吸机相关性肺损伤的潜在风险。在压力通气模式，肺泡承受的压力由呼吸机设定的压力和患者呼吸肌运动引起的胸膜腔压力的下降共同决定。在 VCV，吸气流速必须设定的足够高以满足患者的需求。对于 VCV 和 PCV，吸气时间设置都要能够避免双触发或吸气末期的主动呼气的发生。

监测

在 VCV，通气过程中监测的重点在气道压力。吸气峰压、平台压和平均气道压随着阻力和顺应性的变化而改变。尤其是气胸或气道阻塞患者，要快速识别压力的升高。对于没有主动呼吸的患者，高压报警值应该设置为高于平均吸气峰压 $5 \sim 10 cmH_2O$。对于有主动呼吸的患者，高压报警值应该设置为高于平均吸气峰压 $10 cmH_2O$（表 7-4）。

表 7-4 压力和容量通气的监测

容量通气-监测压力	压力通气-监测容量
• 呼吸机触发呼吸	• 呼吸机触发呼吸
– 设高压报警高于平均 PIP $5 cmH_2O$	– 设低 V_T 或 V_E 报警低于平均容量的 50%
• 患者触发呼吸	• 患者触发呼吸
– 设高压报警高于平均 PIP $10 cmH_2O$	– 设低 V_T 报警低于平均 V_T 的 50%

缩略词：PIP，吸气峰压。

在 PCV，通气过程监测的重点是 V_T 和 $\dot{V}_E$ 的变化。对于没有自主呼吸的患者，低 V_T 或低 VE 报警值的设置应低于平均 V_T 或平均 $\dot{V}_E$ 的 50%。对于有自主呼吸的患者，设置低 V_T 报警比低 $\dot{V}_E$ 报警更重要，因为患者可以通过增加呼吸频率来补偿由于 V_T 降低的影响而保持 $\dot{V}_E$ 的恒定。低 V_T 报警应该在低于平均 V_T 的 50%。

对于气胸或主气道阻塞的识别在 PCV 比 VCV 相对困难。虽然气胸患者的潮气量会随着气胸的进展而减少，但由于 PCV 吸气峰压是恒定的，潮气量的减少会因保持气道内恒定压力而增加的气流所抵消。在 PCV，气胸的首要表现可能是气体交换的障碍。发生在 VCV 张力性气胸往往能被快速识别，然而在 PCV，由于对气胸反应的表现没有那么明显，往往不易识别，可能要到常规的胸部 X 线或动脉血气结果出来后才被发现。临床上气胸在 PCV 的严重度可能小于 VCV，对血流动力学的影响也可能小于 VCV。

PCV 与 VCV 的比较

　　PCV 与 VCV 各有优缺点，使用那个通常取决于临床医师的经验和偏好，它们的优缺点以及患者的病理生理特点。事实是 VCV 采用递减流速波形时，其在生理学效应、肺损伤、人机同步性以及患者预后方面都与 PCV 相似。

PCV 优缺点

　　PCV 的最大优势是吸气峰压和肺泡内峰压恒定。流速可随着患者需求的变化而变化，这会降低人机对抗发生的潜在可能性。但是，在患者需求增加时会增加呼吸机输出损伤性潮气量的潜在可能。其缺点包括潮气量随着患者呼吸力学的变化而改变，由于其增进气体交换的能力而影响临床医师识别呼吸力学变化的及时性。

VCV 优缺点

　　VCV 最大的优势是输出潮气量固定。这有利于肺泡通气量保持在一个固定的水平，并且有利于呼吸力学改变引起的 PIP 和 Pplat 的改变的发现。但是流速形态是固定不变的，有造成人机对抗的潜在可能性。此外，在有主动吸气努力的患者其 V_T 不会超过安全范围，这与 PCV 不同，但是也可能因此产生人机对抗。

要点回顾

- VCV 潮气量恒定，压力随着呼吸力学和患者需求变化而变化。
- PCV 气道压力恒定，潮气量随着呼吸力学和患者需求变化而变化。
- PSV 是一种不设置吸气时间的压力通气模式。
- 压力上升时间在大多呼吸机的 PCV 和 PSV 模式中可以调节。
- 吸气结束标准在大多现代呼吸机 PSV 模式中可以调节。
- PCV 和 PSV 气体输出形式是相似的。
- 由于没有呼吸频率设置，使用 PSV 可能出现周期性呼吸。
- 压力通气模式中，吸气末平台的出现取决于压力、吸气时间、阻力和顺应性的大小。
- 使用递减流速波形潮气量的大部分在吸气初期输送完成。
- PCV 和 VCV 都可以用于 CMV 和 IMV。
- 在设定流速波形的情况下，增加平均气道压而不影响肺泡内峰压唯一的方法是延长吸气时间。
- 延长吸气时间可能导致气体陷闭。
- 对于有吸气努力的患者，PCV 比 VCV 更能减少患者的呼吸做功。
- VCV 时监测气道压是必要的，而压力控制通气时监测潮气量是必要的。
- 如果存在漏气（如支气管胸膜瘘），PSV 模式时吸气时间会延长。
- 如果因使用药物而转换为控制通气，在 PCV 潮气量会下降而 VCV 气道峰压会下降。

（桑贤印　译　徐培峰　校）

参考文献

Bosma K, Ferreyra G, Ambrogio C, et al. Patient-ventilator interaction and sleep in mechanically ventilated patients: pressure support versus proportional assist ventilation. *Crit Care Med.* 2007;35:1048-1054.

Chatmongkolchart S, Williams P, Hess DR, Kacmarek RM. Evaluation of inspiratory rise time and inspiration termination criteria in new-generation mechanical ventilators: a lung model study. *Respir Care.* 2001;46:666-677.

Chiumello D, Pelosi P, Taccone P, et al. Effect of different inspiratory rise time and cycling off criteria during pressure support ventilation in patients recovering from acute lung injury. *Crit Care Med.* 2003;31:2604-2610.

Chiumello D, Polli F, Tallarini F, et al. Effect of different cycling-off criteria and positive end-expiratory pressure during pressure support ventilation in patients with chronic obstructive pulmonary disease. *Crit Care Med.* 2007;35:2547-2552.

Garnero AJ, Abbona H, Gordo-Vidal F, et al. Pressure versus volume controlled modes in invasive mechanical ventilation. *Med Intensiva.* 2013;37:292-298.

Hess DR. Ventilator waveforms and the physiology of pressure support ventilation. *Respir Care.* 2005;50:166-186.

Kallet RH, Campbell AR, Dicker RA, et al. Work of breathing during lung-protective ventilation in patients with acute lung injury and acute respiratory distress syndrome: a comparison between volume and pressure-regulated breathing modes. *Respir Care.* 2005;50: 1623-1631.

Kallet RH, Hemphill JC 3rd, Dicker RA, et al. The spontaneous breathing pattern and work of breathing of patients with acute respiratory distress syndrome and acute lung injury. *Respir Care.* 2007;52:989-995.

MacIntyre N. Counterpoint: is pressure assist-control preferred over volume assist-control mode for lung protective ventilation in patients with ARDS? No. *Chest.* 2011;140:290-294.

MacIntyre NR, Sessler CN. Are there benefits or harm from pressure targeting during lung-protective ventilation? *Respir Care.* 2010;55:175-183.

Marini JJ. Point: is pressure assist-control preferred over volume assist-control mode for lung protective ventilation in patients with ARDS? Yes. *Chest.* 2011;140:286-290.

Murata S, Yokoyama K, Sakamoto Y, et al. Effects of inspiratory rise time on triggering work load during pressure-support ventilation: a lung model study. *Respir Care.* 2010;55: 878-884.

Parthasarathy S, Tobin MJ. Effect of ventilator mode on sleep quality in critically ill patients. *Am J Respir Crit Care Med.* 2002;166:1423-1429.

Struik FM, Duiverman ML, Meijer PM, et al. Volume-targeted versus pressure-targeted noninvasive ventilation in patients with chest-wall deformity: a pilot study. *Respir Care.* 2011;56:1522-1525.

Tassaux D, Gainnier M, Battisti A, Jolliet P. Impact of expiratory trigger setting on delayed cycling and inspiratory muscle workload. *Am J Respir Crit Care Med.* 2005;172:1283-1289.

Tassaux D, Michotte JB, Gainnier M, et al. Expiratory trigger setting in pressure support ventilation: from mathematical model to bedside. *Crit Care Med.* 2004;32:1844-1850.

Thille AW, Cabello B, Galia F, et al. Reduction of patient-ventilator asynchrony by reducing tidal volume during pressure-support ventilation. *Intensive Care Med.* 2008;34:1477-1486.

Uchiyama A, Imanaka H, Taenaka N. Relationship between work of breathing provided by a ventilator and patients' inspiratory drive during pressure support ventilation: effects of inspiratory rise time. *Anaesth Intensive Care* 2001;29:349-358.

Yang LY, Huang YC, Macintyre NR. Patient-ventilator synchrony during pressure-targeted versus flow-targeted small tidal volume assisted ventilation. *J Crit Care.* 2007;22:252-257.

第 8 章
高级机械通气模式

目标

1. 双重控制通气模式间的比较。
2. 描述适应性压力控制通气。
3. 比较容量支持、自动模式、SmartCare 和平均容积保证压力支持通气。
4. 比较成比例辅助通气及神经调节辅助通气气道压力控制。
5. 阐述适应性支持通气和智能通气过程的呼吸机制。
6. 描述导管补偿。
7. 阐述气道压力释放通气的作用机制。
8. 讨论指令分钟通气的基本原理。

引言

随着一代代呼吸机的研发，新的机械通气模式层出不穷。本章的目的是介绍新的机械通气模式的工作原理及技术特点。尽管这些模式得到了呼吸机厂商的大力推广，但其对临床患者的作用和意义大多有待证实。当前临床上使用这些模式主要根据其可及性和临床医师的喜好，而并非是由于存在真正的循征学证据证明这些模式优于传统模式。

双重控制通气模式

双重控制模式通气时，呼吸机可在压力控制和容量控制之间进行自动转换，但对于任一时间点，通气模式只可能是压力控制或容量控制二者之一。

在维持最低的分钟通气量及潮气量的同时降低呼吸做功，这是该模式的优势所在。该模式的工作原理是在控制通气或压力支持通气过程中结合压力控制通气时高的初始流量及容量控制通气时恒定容积。根据这种方法设计的呼吸机模式包括容量保证压力支持、压力递增、容量保证。在最新一代的 ICU 呼吸机中，这类模式也并不常见。

该模式由患者或呼吸机触发，吸气开始后呼吸机以递减流量波形送气，并以尽可能短的时间达到设置压力，当气道压力达到预设压力后，呼吸机测量输出的潮气量大小并判断是否达到目标通气量，如果输出潮气量与目标潮气量相等，即为压力支持通气（图 8-1）。如果患者自主呼吸较弱，未达到目标潮气量，则该次呼吸由压力控制转为容量控制，流量波形转为衡定流量直至潮气量达到目标值，吸气结束。在此过程中，气道压力可能大于设置压力，若气道压力达到高压报警限值时，呼吸机转为呼气，此呼吸为压力切换通气。此外，该模式通气时呼吸机也允许患者的实际潮气量大于目标潮气量。

Maquet Servo-i 呼吸机上的容量控制通气即为容量控制通气和双重通气相结合的模式。每一次呼吸起始于容量控制方式，在吸气过程中若患者吸气努力导致气道压力降低大于 $3cmH_2O$ 时，呼吸机转换为压力控制通气，由患者自主呼吸来增加潮气量至设置值。根据吸气努力强度不同，在潮气量达到设置值时呼吸机按容量控制方式进行容量切换，终止送气；否则与压力支持类似，按照吸气末的流速切换法则终止送气。

适应性压力控制模式

　　适应性压力控制通气是闭环状态下的压力控制通气。通过呼吸间的潮气量反馈调节控制压力（图 8-2）。所有的呼吸均是有患者或呼吸机触发、压力控制、时间切换。新型 ICU 呼吸机都有该模式，但由于生产厂家不同具有不同的命名，如 AutoFlow、PRCV、VC＋、APV。该模式通气时呼吸机先输送一次控制通气并计算呼吸系统的顺应性，并基于所测得的顺应性在随后的呼吸中计算为达到目标潮气量所需的压力大小，并根据计算结果增加或降低实际气道压力。

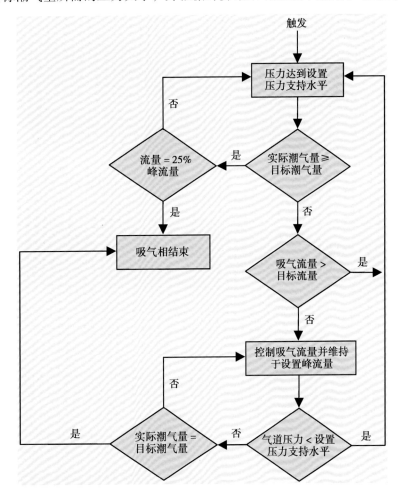

图 8-1　容量保证压力支持模式通气过程

　　适应性压力控制通气模式最大的优势可能在于呼吸机可在维持相对稳定潮气量的同时根据患者通气需求调节流量大小（图 8-3）。该模式明显的不足之处在于由于潮气量衡定，在肺顺应性降低时肺泡内的压力峰值明显增高（如 ARDS 患者），进而增加肺泡过度膨胀及肺损伤风险。通气需求增加患者使用该模式，由于有较强的自主吸气努力，可导致潮气量增加并大于设置值。此时，呼吸机会降低支持水平以降低输出潮气量，但会引起人机不协调。在有些呼吸机，需要在设置气道高压报警限值同时设置气道低压报警限值以保证通气安全。

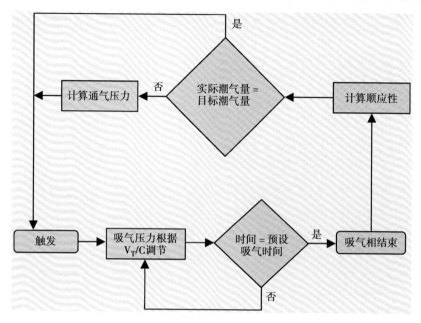

图 8-2 适应性压力控制通气模式通气过程

容量支持模式

容量支持通气（VS）也被称为闭环状态下的压力支持通气。潮气量作为调节压力支持水平的反馈目标，呼吸的特点是患者触发、压力控制及流量切换（图 8-4）。该模式启用时，先进行一个低压力的测试通气，呼吸机监测呼出潮气量（呼气端）并计算顺应性。在随后的呼吸过程中，呼吸机进一步测算为达到目标潮气量所需要的吸气压力大小，呼吸机通过这种工作方式输出相对稳定的潮气量。由于容量支持本质上是不断变化吸气压力的压力支持通气，因此也采用流量切换。

该模式通气存在一些潜在的风险。存在气流受阻的患者，为维持潮气量衡定呼吸机会增加吸气压力，因此可能导致内源性呼气末正压（内源性 PEEP）的产生。对于通气需求增加的患者，呼吸机反而会降低支持水平，这有悖于临床实际情况。容量支持模式存在于大多数 ICU 呼吸机。

自动模式

自动模式通气，呼吸机可以在控制通气和自主呼吸之间进行切换。当患者出现呼吸暂停时，呼吸机以 VCV、PCV 或 PRVC 等预设控制模式进行通气。若患者自主呼吸触发通气，呼吸机模式则由 VCV 切换为 VS、PCV 切换为 PS，或 PRVC 切换为 VS。若患者再次出现呼吸暂停，则呼吸机又切换为 VCV、PCV 或 PRVC 等控制模式进行通气。

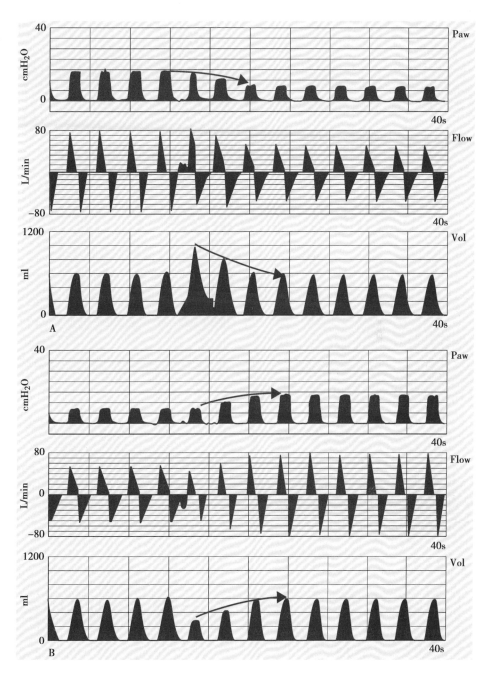

图 8-3　A. 顺应性改善或吸气努力增加时潮气量增加；B. 顺应性降低或吸气努力降低时潮气量下降

平均容量保证压力支持模式

平均容量保证压力支持（AVAPS）模式是某些无创通气呼吸机的适应性压力控制通气模式。通过吸气相压力（IPAP）在最大和最小设置值之间自动变化来维持实际潮气量大于或等于目标潮气量。AVAPS 根据平均潮气量并逐步在数分钟内调节 IPAP 压力以达到目标潮气量。当患者吸气努力降低时，呼吸机增加

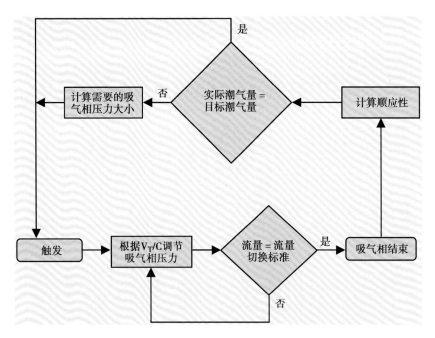

图 8-4 容量支持模式通气过程

IPAP 水平以维持目标潮气量；相反，当患者吸气努力增加时，IPAP 水平降低。和其他适应性压力控制通气一样，使用过程中需要关注的是在患者呼吸驱动增加时呼吸机可能会不恰当地降低支持水平。

SmartCare/压力支持模式

　　SmartCare/压力支持是一种可根据患者潮气量、呼吸频率、呼气末二氧化碳分压及预设通气参数自动调节压力支持水平的通气模式。SmarCare 通过调节 PS 水平以维持相对合理的通气范围（舒适区间），即 $V_T > 300ml$、呼吸频率 12~30 次/分、呼气末二氧化碳分压 < 55mmHg（假设患者体重 > 55kg，无慢性阻塞性肺疾病及神经系统损伤病史）。若呼吸机监测到上述参数超过其范围时，SmartCare 根据测得的参数、预设参数范围及患者之前呼吸形态每 5 分钟对压力支持水平进行调节。SmartCare 被设计用于自动降低呼吸机支持水平以辅助患者撤机。当 PS 支持水平降至足够低时，呼吸机自动开始自主呼吸试验。若自主呼吸试验成功，呼吸机将进一步提示临床医师是否考虑拔除人工气道导管。

适应性支持通气模式

　　适应性支持通气（ASV）模式是在维持恰当氧合及酸碱平衡的同时，通过调节潮气量和呼吸频率将弹性负荷和阻力负荷降至最低以达到最小呼吸做功的模式。其数学模型描述为：

$$f_b = \left(\sqrt{1 + 4\pi^2\tau\left(\left(\dot{V}_E - f_b V_D\right)/V_D\right)} - 1 \right) \Big/ 2\pi^2\tau$$

这里 τ 为时间常数（顺应性和阻力的乘积），$\dot{V}_E$ 为分钟通气量，V_D 为死腔通气量。呼吸机基于患者的理想体重给予 $100ml/(min \cdot kg)$ 的预设分钟通气量，实际目标分钟通气量可在该数值的 $25\% \sim 350\%$ 设置，呼吸机可为患者提供完全或部分的通气支持。

适应性支持通气初始，呼吸机通过几次测试性呼吸，测得顺应性、阻力及内源性 PEEP，根据通气时上述肺部力学指标的监测数据，呼吸机自动调整通气参数以达到设置目标（图 8-5）。同时，呼吸机根据呼气时间常数 τ（顺应性 × 阻力）调整控制通气时吸呼比和吸气时间，以保证足够的呼气时间（$3 \times \tau$）。通气形式为适应性压力控制通气或容量支持通气（患者触发吸气时）。

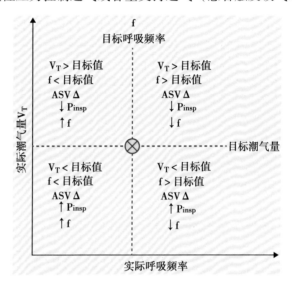

图 8-5　适应性支持通气调节控制通气和（或）自主呼吸的吸气压力和控制通气的呼吸频率以达到该模式的通气目标。V_T = 潮气量；f = 呼吸频率；Pinsp = 吸气压力

自主呼吸和控制通气相结合以达到目标分钟通气量（相当于间歇指令通气）。如果患者没有自主呼吸，将由呼吸机确定呼吸频率、潮气量，为达到该潮气所需吸气压力、吸气时间和吸呼比。如果患者触发了吸气，呼吸机将降低控制通气数量并选择可维持恰当潮气量（保障足够的肺泡通气量，死腔通气量估算为 $2.2ml/kg$）的压力支持水平进行通气。

智能通气模式

智能通气（intellivent）模式在适应性支持模式的基础上增加了氧合与通气的反馈调节功能。呼吸机主要是根据适应性支持模式的工作原理进行控制，在此基础上还可根据监测到的呼气末二氧化碳分压进行调整。呼吸机内置正常肺、ARDS、头部外伤及 COPD 患者等不同的目标呼气末二氧化碳分压值供选择。此外，呼吸机还可应用 ARDSNet 发布的 PEEP/吸入氧浓度表，根据监测到的氧饱和度调节 PEEP 和吸入氧浓度（图 8-6）。

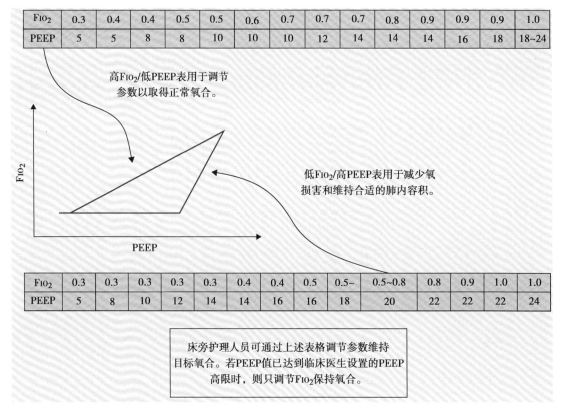

图 8-6　智能模式联合适应性支持模式反馈调节 PEEP 和 F_{IO_2}

患者控制通气模式

　　患者控制通气模式通过测定患者吸气强度，结合临床医师根据患者病情设置的辅助比率进行呼吸支持。当前市场上成比例辅助通气（PAV）和神经调节辅助通气（NAVA）两种模式被归类于此模式。该模式下临床医师仅需设置患者自主呼吸做功占总的呼吸做功比值，而并不需要固定具体通气参数。使用时，呼吸机根据患者的呼吸形态可以提供浅快或深慢的呼吸支持。由于呼吸机输出流量随患者的呼吸形态发生变化，因此可明显提高人机同步性。

成比例辅助通气模式

　　成比例辅助通气（PAV）模式根据患者吸气努力成比例地放大并调节气道压力，放大的气道压力由流量和容量的正向反馈作用快速产生。使用 PAV 时，呼吸机控制呼吸机和患者呼吸做功比率，呼吸机支持水平随患者吸气努力程度变化。由于吸气努力程度反映了患者的呼吸驱动，因此这种呼吸支持方法使机械通气过程更符合生理状态。

PAV 模式的运动方程基础为：

$$Paw = V/C + R \times V$$

这里 Paw 是作用于气道的总压力，V 是容量，C 是顺应性，R 是阻力，V 是流量。气道压力根据患者呼吸肌肉产生的压力成比例地放大。由于每次呼吸之间流量和容积在不断变化，因此每次呼吸间的气道压力也是在不断改变的（图 8-7）。PAV 时呼吸频率、吸气时间及吸气压力随时可变。

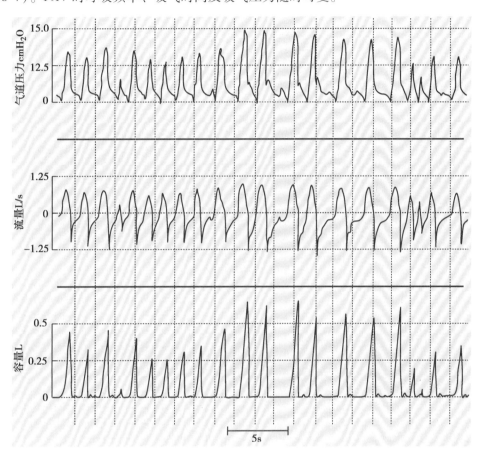

图 8-7　PAV 模式压力、流量，容积波形。注意气道压力随患者吸气流量及容积需求改变而改变

转载自 Marantz S，et al. Response of ventilator-depandent patient to different levels of proportional assist. J Appl Physial, 1996, 80（2）: 397-403.

在 Puritan-Bennett 840 呼吸机上最新的 PAV 模式被称为 PAV +，呼吸机每隔 8 ~ 15 次呼吸进行一次吸气暂停 300ms 以测定并自动计算顺应性和阻力，潮气量则由测得的吸气流量计算而得。通过测量的流量及运动方程得到的压力可计算出呼吸功：

$$WOB = \int P \times \dot{V} dt$$

尔后，PAV 自动选择支持水平使保持患者呼吸做功在正常范围内（0.3 ~ 0.7J/L）。该模式的每次呼吸均由患者触发（压力或流量）并以流量进行切换。

神经调节辅助通气模式

　　神经调节辅助通气（NAVA）根据膈肌电活动信号（EAdi）的强度增加或降低气道压力。呼吸机需要设置的参数是每毫伏 EAdi 信号变化时气道压力改变的幅度。使用前，需要在食管内放置一个特殊的鼻胃管。该导管有 4 个 EAdi 描记电极放置于膈肌的两侧，每侧两个。应用 NAVA 模式时要求描记电极始终处于合适的位置，电极的滑动可影响 NAVA 的正常工作，因此应定时检查鼻胃管的位置及深度。NAVA 模式可用于有创或无创通气。与 PAV 模式相比，NAVA 的优点是即使存在内源性 PEEP 患者和呼吸机也可达到良好同步。

　　图 8-8 显示了 VCV、PCV、PAV 及 NAVA 模式下呼吸机支持水平及患者吸气努力之间的关系。VCV 时，患者吸气努力增加，呼吸机支持水平降低。PCV时，不论患者吸气努力如何改变，压力（做功）保持不变。PAV 和 NAVA 时，压力（做功）与患者吸气努力相关联，患者吸气努力增加，呼吸机提供的压力也越高。

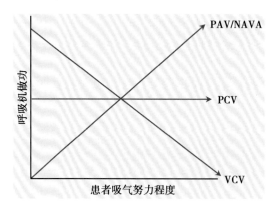

图 8-8　PAV、NAVA、PCV 和 VCV 模式时气道压力随患者吸气努力改变发生的变化。可以发现随着患者吸气努力程度增加，使用 PAV 及 NAVA 呼吸机支持增加，使用 PCV 呼吸机支持不变，使用 VCV 支持降低

导管补偿

　　导管补偿（TC）可连续地测算人工气道患者导管末端压力并在通气过程中对由于人工气道导管引起的气道阻力的增加进行补偿。其工作原理是通过导管末端压力反馈控制补偿人工气道阻力。使用 TC 时，根据气切导管或气插导管的型号确定人工气道的阻力系数，呼吸机在整个呼吸周期内监测即时流量并控制气道压力以克服人工气道阻力（图 8-9）。

　　由于临床试验的气管导管阻力大于体外试验，TC 应用于临床时补偿可能不完全。此外，由于分泌物的存在和积聚可导致导管阻力系数发生变化，因此也会产生导管阻力补偿不完全。然而，对于成年患者，人工气道阻力会导致呼吸做功增加这一观点始终存在争议，有人认为成人患者通常使用的人工气道导管型号在正常分钟通气量的情况下所增加的呼吸做功量并不明显。有报道，

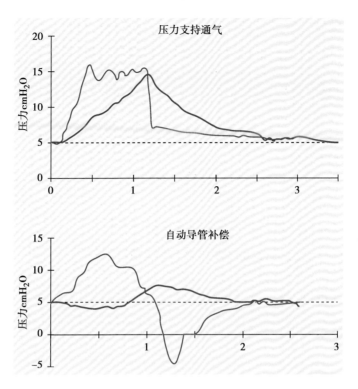

图 8-9　PSV 和 TC 时人工气道导管末端及呼吸机近患者端监测到压力变化波形。可以观察到 TC 模式时导管末端压力变化幅度极小

转载自 Fabry B，et al. Breathing pattern and additional work-of-breathing in spontaneously breathing patients with different ventilator demands during inspiratory pressure support and automatic tube compensation. Intensive care Med，1997，23（5）：545-552.

在比较低水平 PS、TC 和 T 管进行 SBT 试验时也有类似结论，还有专家测定 SBT 结束拔管前后的呼吸功大致相同。由于人工气道存在一定的阻力，因此临床工作中并不推荐延长 SBT 试验持续时间，但实际对判断能否撤机拔管影响有限。

气道压力释放通气模式

气道压力释放通气模式（APRV）是通过维持长时间（3~5s）的肺高位容积和短时间（0.2~0.8s）的低位容积来实现的。除了 APRV 外，该模式还被称为 BiLevel、BIPAP、BiVent、BiPhasic、PCV+ 和 DuoPAP。氧合主要取决于高压水平（通常设置在 20~30cmH$_2$O）及吸入氧浓度。而通气量主要取决于压力释放频率、高低压之间差别及患者自主呼吸强度。低压水平常设置在 0~5cmH$_2$O。理论上呼吸机允许患者可分别在高压相及低压相产生自主呼吸，但通常情况下低压相时间非常短难以进行自主呼吸（图 8-10）。由于 APRV 模式下存在控制通气和自主呼吸，理论上此模式也被视为是一种间歇指令通气。

临床上 APRV 模式高压相和低压相维持时间的比值变化范围极大，可从 1:1 到 1:9。为了保持最佳的肺复张状态，APRV 的呼吸周期大部分都处于高压相

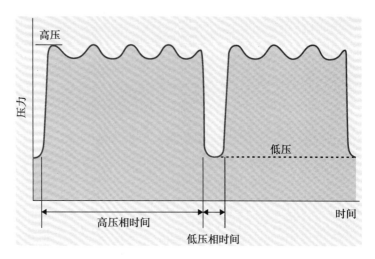

图 8-10 气道压力释放通气模式的压力-时间曲线。可以观察到患者自主呼吸可发生在任何时相；压力释放时间短

（80% ~95%）。而为预防肺泡发生塌陷，低压相持续时间通常非常短暂。因此，当呼吸机切换为低压相时，患者呼气时间极短，肺内容积不完全排空产生内源性 PEEP 维持肺泡稳定并控制塌陷发生。由于内源性 PEEP 的存在，PEEP 在 APRV 模式通常被设置为 0。APRV 低压相时间常设置为呼气流量降低至呼气峰流量的 50% ~70% 所需要的时间。某些呼吸机允许 APRV 模式下设置压力支持辅助自主呼吸（图 8-11）。

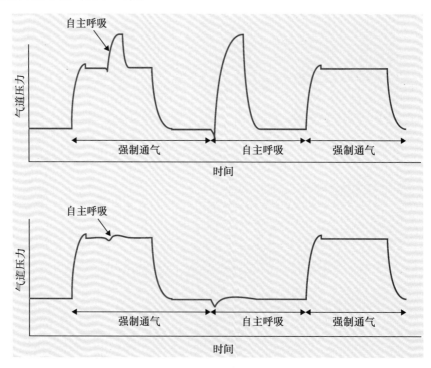

图 8-11 BiLevel 模式使用压力支持（上）和不使用压力支持时（下）的压力-时间曲线转载自 Chatbum RL，Primiano FP. A new system for understanding modes of mechanical ventilation. Respir Care，2001，46（6）：604-621.

APRV 高压相上的自主呼吸可降低胸腔内压力，进一步促进肺泡张开。在呼吸机由高压相切换为低压相时可以产生一个较大的呼出潮气量。而较大的潮气量及跨肺压改变可能会促进呼吸机相关性肺损伤的产生，因此在使用 APRV 改善氧合的同时一定要兼顾防止肺损伤的产生，保持二者之间的相互平衡。

指令分钟通气模式

指令分钟通气（MMV）是一种在撤机过程中确保最低分钟通气量的呼吸机模式。在患者的自主呼吸不能达到医务人员所设置的目标分钟通气量时，呼吸机将对分钟通气量差值进行补充；而如果患者自主呼吸的分钟通气量已经达到或超过目标值，则呼吸机不予提供支持。因此，MMV 可以根据患者的自主呼吸能力反馈调节支持水平。在美国仅在少量呼吸机上可以见到 MMV 模式，其促进撤机的作用目前尚不明确。在不同呼吸机，MMV 输送的呼吸频率及潮气量并不统一，在分钟通气量低于目标值时，某些呼吸机将增加控制通气频率，而另外一部分呼吸机则通过增加压力支持水平达到维持目标通气量的作用。

要点回顾

- 双重控制通气时呼吸机压力控制和容量控制可互相转换。
- 适应性控制通气通过增加或降低吸气压力来得到所设置的目标潮气量。
- 容量支持是一种适应性支持通气模式。
- 自动模式允许呼吸机在控制通气和自主呼吸之间切换。
- SmartCare 是可自动降低压力支持水平并辅助患者脱离呼吸机的机械通气模式。
- 平均容量保证压力支持是无创通气呼吸机的适应性压力支持通气模式。
- 适应性支持通气的设计理念是维持最小的呼吸做功。
- 成比例辅助通气模式将患者的吸气努力程度按一定比例放大。
- 神经调节辅助通气是根据患者膈肌电信号强度变化调节压力水平。
- 导管补偿模式是根据导管末端压力反馈调节支持水平以克服人工气道导管阻力。
- 指令分钟通气模式在撤机过程中可用于保障分钟通气量。

（段开亮　译　段　均　校）

参考文献

Alexopoulou C, Kondili E, Vakouti E, et al. Sleep during proportional-assist ventilation with load-adjustable gain factors in critically ill patients. *Intensive Care Med.* 2007;33:1139-1147.

Bosma K, Ferreyra G, Ambrogio C, et al. Patient-ventilator interaction and sleep in mechanically ventilated patients: pressure support versus proportional assist ventilation. *Crit Care Med.* 2007;35:1048-1054.

Branson RD, Chatburn RL. Controversies in the critical care setting. Should adaptive pressure control modes be utilized for virtually all patients receiving mechanical ventilation? *Respir Care.* 2007;52:478-488.

Branson RD, Davis K Jr. Does closed loop control of assist control ventilation reduce ventilator-induced lung injury? *Clin Chest Med.* 2008;29:343-350.

Branson RD, Johannigman JA. Innovations in mechanical ventilation. *Respir Care.* 2009;54: 933-947.

Branson RD, Johannigman JA. The role of ventilator graphics when setting dual-control modes. *Respir Care.* 2005;50:187-201.

Branson RD, Johannigman JA. What is the evidence base for the newer-ventilation modes? *Respir Care.* 2004;49:742-760.

Branson RD. Modes to facilitate ventilator weaning. *Respir Care.* 2012;57:1635-1648.

Costa R, Spinazzola G, Cipriani F, et al. A physiologic comparison of proportional assist ventilation with load-adjustable gain factors (PAV+) versus pressure support ventilation (PSV). *Intensive Care Med.* 2011;37:1494-1500.

de la Oliva P, Schüffelmann C, Gómez-Zamora A, et al. Asynchrony, neural drive, ventilatory variability and comfort: NAVA versus pressure support in pediatric patients. A non-randomized cross-over trial. *Intensive Care Med.* 2012;38:838-846.

Esan A, Hess DR, Raoof S, et al. Severe hypoxemic respiratory failure: part 1—ventilatory strategies. *Chest.* 2010;137:1203-1216.

Kacmarek RM. Proportional assist ventilation and neurally adjusted ventilatory assist. *Respir Care.* 2011;56:140-148.

Morato JB, Sakuma MT, Ferreira JC, Caruso P. Comparison of 3 modes of automated weaning from mechanical ventilation: a bench study. *J Crit Care.* 2012;27:741.e1-e8.

Myers TR, MacIntyre NR. Respiratory controversies in the critical care setting. Does airway pressure release ventilation offer important new advantages in mechanical ventilator support? *Respir Care.* 2007;52:452-460.

Patroniti N, Bellani G, Saccavino E, et al. Respiratory pattern during neurally adjusted ventilatory assist in acute respiratory failure patients. *Intensive Care Med.* 2012;38:230-239.

Piquilloud L, Tassaux D, Bialais E, et al. Neurally adjusted ventilatory assist (NAVA) improves patient-ventilator interaction during noninvasive ventilation delivered by face mask. *Intensive Care Med.* 2012;38:1624-1631.

Randolph AG, Wypij D, Venkataraman ST, et al. Effect of mechanical ventilator weaning protocols on respiratory outcomes in infants and children: a randomized controlled trial. *JAMA.* 2002;288:2561-2568.

Samir J, Delay JM, Matecki S, Sebbane M. Volume-guaranteed pressure-support ventilation facing acute changes in ventilatory demand. *Intensive Care Med.* 2005;31:1181-1188.

Sulemanji DS, Marchese A, Wysocki M, Kacmarek RM. Adaptive support ventilation with and without end-tidal CO_2 closed-loop control versus conventional ventilation. *Intensive Care Med.* 2013;39:703-710.

Xirouchaki N, Kondili E, Vaporidi K, et al. Proportional-assist ventilation with load-adjustable gain factors in critically ill patients: comparison with pressure support. *Intensive Care Med.* 2008;34:2026-2034.

第 9 章
流量波形和吸呼时比

引言

微机控制的呼吸机允许操作者选择不同的吸气流量波形。本章节将在各种吸气流量波形的技术和生理作用方面展开描述。

时间常数

时间常数是了解机械通气过程中呼吸力学的一个重要概念，可用于评估被动充盈或排空时肺内容积变化的快慢程度，被表达为：

$$Vt = Vi \times e^{-t/\tau}$$

此处 Vt 表示时间 t 时肺内容积，Vi 为开始时肺内容积，e 为自然对数，τ 为时间常数。Vt 和 τ 之间的相互关系将在图 9-1 进行阐述，注意在 5 个时间常数时容积改变接近完成。

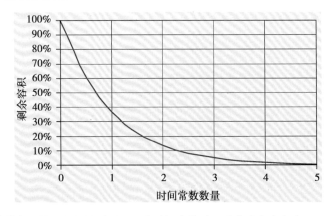

图 9-1 时间常数与肺排空之间的关系。一个时间常数时，肺内残余容积为 37%；两个时间常数时，肺内残余容积为 13%；三个时间常数时，肺内残余容积为 5%；四个时间常数时，肺内残余容积为 2%；五个时间常数时，肺内残余容积 <1%

从呼吸生理学而言，τ 等于阻力和顺应性的乘积。阻力较高和（或）顺应性较高的肺单位时间常数较大，因此需要更多的时间完成充盈或排空。相反，阻力较低和（或）顺应性较低的肺单位时间常数较小，因此只需较少的时间即可完成充盈或排空。在被动呼气时，可使用以下的方法简单计算正压通气过程中的时间常数，即呼出潮气量除以呼气峰流量：

$$\tau = V_T / \dot{V}_{E(peak)}$$

此处 V_T 为呼出潮气量，$\dot{V}_{E(peak)}$ 为呼气峰流量。尽管时间常数是一个非常有用的指标，但它将肺看做一个单室单位而忽略了不同肺泡区域的异质性。

流量波形

容量控制通气

图 9-2 为机械通气恒速流量波的流量、压力、容量波形。根据波形形状恒速流量波也被称为方波或矩形波。由于流量恒定，吸气时气体进入肺内的快慢程度不变，因此从吸气开始到吸气结束，单位时间内进入肺内容积是相同的。由于人工气道存在阻力，因此在吸气开始时气道压力迅速上升，随后气道压在吸气相随时间呈直线变化。恒流容控通气时，阻力和顺应性对气道压波形的影响可参见图 9-3。

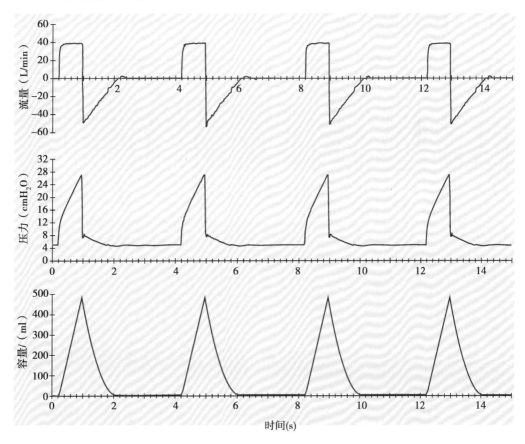

图9-2 恒速波容量控制通气时的流量、压力、容量波形

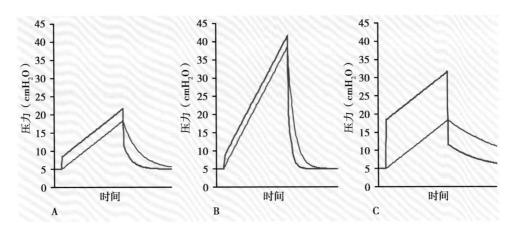

图9-3　恒速波容量控制通气时的压力波形。图中设置潮气量均为0.675L，流量40L/min，PEEP 5cmH$_2$O。深色线为气道压，浅色线为肺泡压。（A）阻力为5cmH$_2$O/（L·s），顺应性为50ml/cmH$_2$O。（B）阻力为5cmH$_2$O/（L·s），顺应性为20ml/cmH$_2$O。与左图相比，气道压增加，肺泡压增加，但气道压和肺泡压之间的差值不变。（C）阻力为20cmH$_2$O/（L·s），顺应性为50ml/cmH$_2$O。与左图相比，气道压增加，肺泡压不变，气道压与肺泡压之间的差值增加

在容量控制通气时，同样可以选择减速流量波也称递减波通气。使用时，流量在吸气初期达到最大值，随后在吸气过程中逐渐降低。递减波容量控制通气时的流量、压力、容量波形参见图9-4。可以发现大部分的潮气量在吸气早期即传输完毕且压力波形大致呈方形。与方波相比，若峰流量不变，使用递减波时吸气时间明显延长。临床上递减波有几种传递方式（图9-5）：吸气末流量完全降低至0、峰流量的50%或指定流量值（如5L/min）。

压力控制通气

压力控制通气时典型的流量、压力和容量波形参见图9-6。注意压力波形及减速（呈指数递减）流量波形。同样，注意绝大部分潮气量在吸气初期即完成传递。在压力控制通气时，吸气峰流量大小取决于压力、自主呼吸程度、气道阻力及时间常数（图9-7）：

$$\dot{V} = (\Delta P/R) \times (e^{-t/\tau})$$

此处 ΔP 为气道压和胸内压的差值，R为气道阻力，t为吸气开始后时间，e为自然对数，τ 为气道阻力和呼吸系统顺应性的乘积（呼吸系统的时间常数）。吸气末流量为0的时间长短取决于吸气时间，通常吸气时间越长，流量为0的持续时间越长。

许多呼吸机具备调节达到吸气峰压的时间（压力上升时间）的功能。压力上升时间可以控制吸气开始时的流量大小（图9-8）。压力上升时间越短，吸气初期流量越大，可以改善高呼吸驱动患者的人机同步性，但同时会增加潮气量。

吸呼比成反比常联合压力控制通气使用，即为压力控制反比通气模式（PCIRV）。该模式被用于治疗难治性低氧血症患者，其生理作用主要是增加气道平均压并与生成的内源性呼气末正压（内源性PEEP）有关。临床效果取决

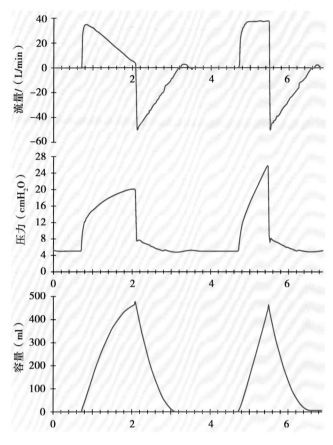

图 9-4　递减波和恒速波容量控制通气时的流量、压力、容量波形。注意两者在压力波形形状和峰压之间的区别

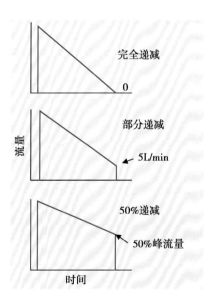

图 9-5　不同的递减波时容量控制通气的流量波形

于流量波形而并非使用压力控制通气或容量控制通气策略本身。通常在压力控制通气或容量控制通气时联合使用减速流量波和吸气暂停。但临床结果发现使用 PCIRV 并没有改善患者的预后。

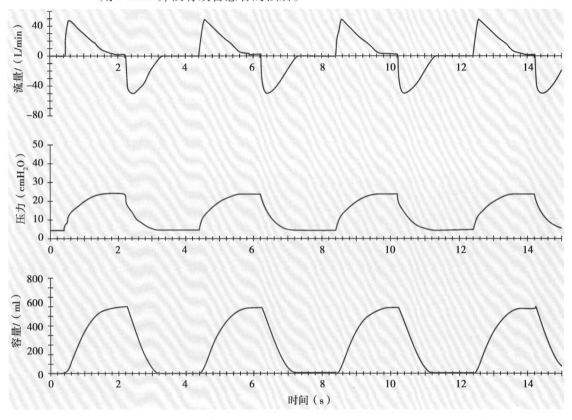

图 9-6 压力控制通气时的流量、压力、容量波形

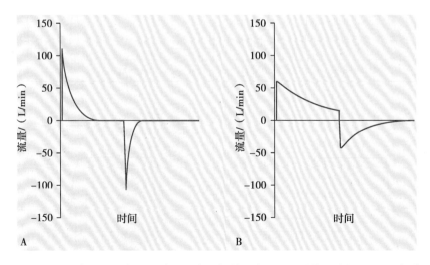

图 9-7 压力控制通气时，吸气流量波形取决于气道阻力和呼吸系统顺应性。（A）气道阻力 10cmH$_2$O／（L·s），呼吸系统顺应为 20ml/cmH$_2$O。在 1.5s 吸气时间内产生的潮气量为 400ml（流量波形下面积）。（B）气道阻力为 20cmH$_2$O，呼吸系统顺应为 50ml/cmH$_2$O。在 1.5s 吸气时间内产生的潮气量为 775ml（流量波形下面积）

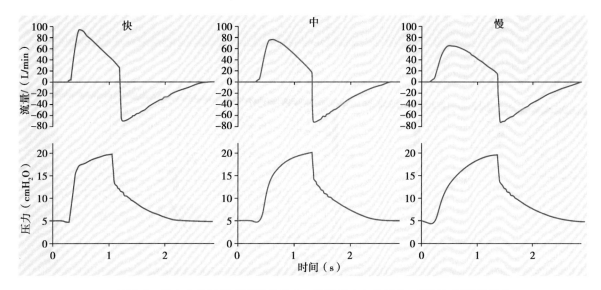

图 9-8　压力上升时间对波形的影响。注意压力上升越快，吸气初期流量越高

　　尽管部分临床医师更愿意使用压力控制通气治疗急性呼吸窘迫综合征（ARDS）患者，但缺乏证明该模式优越性的证据。当容量控制通气选择递减波且潮气量和吸气时间都相同时，容量控制通气和压力控制通气在氧合方面没有明显区别。

压力支持通气

　　压力支持通气时的典型波形参见图 9-9。压力支持模式下，当自主呼吸触发吸气时，呼吸机输送足够的流量以维持预设气道压力（通常情况下，设置的压力支持值为呼气末正压之上的压力）。与压力控制通气相同，目前 ICU 内使用的呼吸机在压力支持通气时均可以通过调节吸气初期的流量（压力上升时间）来控制压力达到目标值的快慢。

　　压力支持通气时，呼吸机送气应与患者吸气努力同步。吸气相过早切换可能导致双触发，而切换过迟则可能引起患者主动呼气。呼吸机常根据流量变化进行切换，当流量降低至特定值时（通常为峰流量的 25%）吸气相即结束。而为改善同步性，目前多数呼吸机允许对切换点进行调节（图 9-10）。同时为避免达不到流量切换标准导致吸气时间过长，呼吸机通常还具备另外一种切换方法。具有代表性的是以时间或压力进行切换。因此，通气过程中若在流量切换之前即达到时间或压力切换标准，吸气相即被终止。这种切换方式在存在漏气或患者呼吸力学导致吸气相过长 / 短时显得尤为重要。此外，某些呼吸机还可通过对呼吸力学的监测及气道压力波形的评估进行反馈调节，自动终止吸气并切换为呼气相。

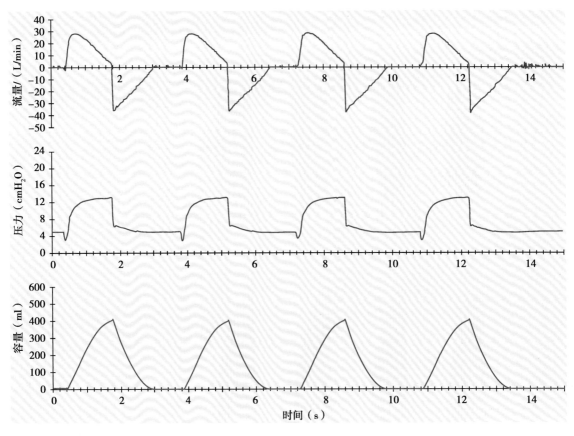

图 9-9 压力支持通气时的流量、压力、容量波形

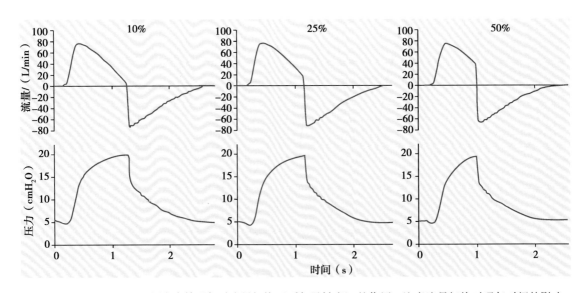

图 9-10 压力支持通气时流量切换（呼气灵敏度）的作用。注意流量切换对吸气时间的影响

成比例辅助通气、神经调节辅助通气和气道压力释放通气

成比例辅助通气、神经调节辅助通气和气道压力释放通气均是以压力为目标的通气方式。因此,在气流传递进入肺内的过程中与压力控制通气和压力支持通气是相似的。成比例辅助通气在吸气相是使用流量触发和流量切换。神经调节辅助通气在吸气相是根据膈肌电信号强度变化进行触发和切换。气道压力释放通气高压相的触发和切换是由呼吸机决定的,而自主呼吸则可通过流量触发和流量切换。

呼气流量

呼气通常是一个被动的过程(不伴随呼气肌活动),气体流量受肺泡内压力(Palv)、气道阻力、呼气开始后时间及呼吸系统时间常数影响:

$$\dot{V} = -(Palv/R) \times (e^{-t/\tau})$$

习惯上,在流量-时间曲线上方的为吸气相流量,下方的为呼气相流量。需要注意的是,如果呼气末流量仍未到达 0,则意味着肺泡内压力大于气道开口处压力,存在气体陷闭(PEEPi 或内源性 PEEP)。

波形调节的生理作用

选择不同吸气相流量波形的临床作用是存在争议的。目前,缺乏证据证明不同吸气流量波形会对临床预后产生影响。波形的选择常是根据临床医师的喜好而并非是要达到特殊的治疗目的。对不同吸气流量波形特点的概括如下:

- 减速流量波时的平均气道压较高,恒速流量波时的平均气道压较低。
- 减速流量波时的气道峰压较低,恒速流量波时的气道峰压较高。
- 在呼吸力学和潮气量相同的情况下,不论何种流量波形,肺泡压的峰值(平台压)相同。
- 减速流量波时气体分布更均匀,因此可改善气体交换,但作用极为有限。
- 吸气暂停可增加平均气道压。吸气暂停可改善气体分布,在此期间呼吸机不再输送气流,但气体由低气道阻力区域(低时间常数)向高气道阻力区域(高时间常数)分布。
- 吸气流量波形可影响同步性。某些患者从一种流量波形切换为另一种流量波形时可发现不同步性明显增加,但是由于不同患者相互之间存在区别,很难明确某种流量波形的同步性优于另一种。

流量波形对吸呼比的影响

将容量控制通气由恒速流量波改为减速流量波时,需要调整峰流量或吸气时间才能输送既定的目标潮气量(图 9-11)。如果调节峰流量,则可保持吸气时间和吸呼比不变。对减速流量波而言,峰流量($\dot{V}_{pk}$)取决于吸气时间(T_I)和吸气末流量($\dot{V}_f$):

$$\dot{V}_{pk} = [V_T - (0.5)(\dot{V}_f)(T_I)] / [(0.5)(T_I)]$$

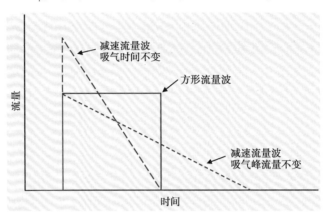

图 9-11　由恒速流量波改为减速流量波时，需要调节吸气峰流量或吸气时间

例如：V_T 为 0.75L，T_I 为 1.5s，$\dot{V}_f$ 为 5L/min（0.083L/s），此时 $\dot{V}_{pk}$ 需要 55L/min（0.92L/s）。

而如果在流量波形变化时保持吸气初期峰流量不变，改变的参数则为吸气时间。减速流量波时，吸气时间取决于峰流量和吸气末流量。

$$T_I = (V_T) / (0.5)(\dot{V}_{pk} + \dot{V}_f)$$

例如：V_T 为 0.75L，$\dot{V}_{pk}$ 为 90L/min（1.5L/s），$\dot{V}_f$ 为 5L/min（0.083L/s）时，T_I 为 0.95s。若吸气末流量降低至 0，则吸气峰流量或吸气时间将变为原先的两倍。

叹息容积

叹息通气是指机械通气过程中定期给予一次或数次较大潮气量通气。叹息通气在 20 世纪 70 年代广泛地用于机械通气过程中，但在随后的时间内则较少使用。而临床重新使用叹息通气是将其作为一种肺复张方法，但其实际价值仍有待进一步证实。叹息通气的一种使用方法是在具有主动呼吸阀的呼吸机上选择压力支持通气，每分钟给予 2~4 次叹息，压力选择为 20~30cmH$_2$O，持续时间为 1~3s（图 9-12）。

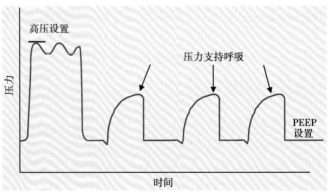

图 9-12　压力支持通气时叹息的压力-时间曲线

吸呼比

机械通气过程中吸气时间和呼气时间的关系（吸呼比）是一个非常重要的指标。吸气时间延长（和呼气时间缩短）可增加平均气道压，具有促进动脉氧合的作用，但同时可引起心输出量降低。吸气时间延长同样可能引起气体陷闭（内源性 PEEP），特别是在吸气时间大于呼气时间的时候（反比通气）。正常情况下，呼气时间应该比吸气时间长。对于成人而言，机械通气时吸气时间常选择设置为 0.5～1.5s。呼吸急促的患者应考虑选择较短的吸气时间。在患者存在自主呼吸时，呼吸机选择的吸气时间应与患者自主呼吸相匹配以避免人机不同步。

以下方法可用于设置呼吸机吸呼比：

- 吸呼比和频率。例如，当吸呼比为 1∶3，呼吸频率 15 次/分（呼吸周期 4s）时，吸气时间为 1s，呼气时间为 3s。
- 流量、潮气量和呼吸频率。例如，假设方波为 30L/min，潮气量 0.35L，呼吸频率 12 次/分。因此，吸气时间为 0.7s，呼气时间为 4.3s，吸呼比为 1∶6。
- 吸气时间和呼气时间。例如，吸气时间为 1s 且呼吸频率为 10 次/分时，呼气时间为 5s，吸呼比为 1∶5。注意某些呼吸机允许对吸气时间和流量进行单独调节。如果潮气量在吸气时间结束前即传输完毕，则剩余的吸气时间部分为吸气暂停。例如，如果方波为 60L/min，潮气量为 0.5L，吸气时间为 1s，则吸气暂停时间为 0.5s。
- 吸气时间比值和呼吸频率。例如，在呼吸频率为 15 次/分且吸气时间比值为 25％时，吸气时间为 1s（呼吸周期 4s 的 25％），呼气时间为 3s，吸呼比为 1∶3。

要点回顾

- 时间常数等于阻力和顺应性的乘积。
- 吸气流量波形包括恒速流量波和减速流量波。
- 压力控制通气时，流量受呼吸系统阻力和顺应性影响。
- 压力支持通气时，吸气相流量初始值较高，随后逐渐降低并根据流量切换为呼气。
- 压力控制通气和压力支持通气时，可以调节压力上升时间。
- 现代呼吸机允许压力支持通气时调节流量切换标准。
- 减速流量波可引起气道平均压增高、气道峰压降低，同时还可能改善气体分布。
- 吸气暂停导致气道平均压增高。
- 容量控制通气时，当流量波形由方波换为其他波形时，为保证潮气量不改变，需要调整吸气峰流量或吸气时间。
- 吸呼比可能影响气道平均压，从而进一步影响氧合和心输出量。

（段开亮　译　段　均　校）

参考文献

Calderini E, Confalonieri M, Puccio PG, Francavilla N, Stella L, Gregoretti C. Patient-ventilator asynchrony during noninvasive ventilation: the role of expiratory trigger. *Intensive Care Med.* 1999;25:662-667.

Chatmongkolchart S, Williams P, Hess DR, Kacmarek RM. Evaluation of inspiratory rise time and inspiration termination criteria in new-generation mechanical ventilators: a lung model study. *Respir Care.* 2001;46:666-677.

Chiumello D, Pelosi P, Croci M, et al. The effects of pressurization rate on breathing pattern, work-of-breathing, gas exchange, and patient comfort in pressure support ventilation. *Eur Respir J.* 2001;18:107-114.

Chiumello D, Pelosi P, Taccone P, Slutsky A, Gattinoni L. Effect of different inspiratory rise time and cycling off criteria during pressure support ventilation in patients recovering from acute lung injury. *Crit Care Med.* 2003;31:2604-2610.

Du HL, Amato MB, Yamada Y. Automation of expiratory trigger sensitivity in pressure support ventilation. *Respir Care Clin N Am.* 2001;7:503-517.

Hess DR. Ventilator waveforms and the physiology of pressure support ventilation. *Respir Care.* 2005;50:166-186.

Patrioniti N, Foti G, Cortihovis B, et al. Sigh improves gas exchange and lung volume in patients with acute respiratory distress syndrome undergoing pressure support ventilation. *Anesthesiology.* 2002;96:788-794.

Tassaux D, Gainnier M, Battisti A, Jolliet P. Impact of expiratory trigger setting on delayed cycling and inspiratory muscle workload. *Am J Respir Crit Care Med.* 2005;172:1283-1289.

Tassaux D, Michotte JB, Gainnier M, Gratadour P, Fonseca S, Jolliet P. Expiratory trigger setting in pressure support ventilation: from mathematical model to bedside. *Crit Care Med.* 2004;32:1844-1850.

Tokioka H, Tanaka T, Ishizu T, et al. The effect of breath termination criterion on breathing patterns and the work of breathing during pressure support ventilation. *Anesth Analg.* 2001;92:161-165.

Uchiyama A, Imanaka H, Taenaka N. Relationship between work of breathing provided by a ventilator and patients' inspiratory drive during pressure support ventilation; effects of inspiratory time. *Anaesth Intensive Care.* 2001;29:349-358.

第 10 章
高 频 通 气

目标

1. 描述提供高频通气（HFV）的不同方法。
2. 讨论 HFV 的生理学效应。
3. 描述 HFV 的应用现状。
4. 讨论传统 HFV 和高频叩击通气的不同。
5. 讨论 HFV 的原理。
6. 列出 HFV 的适应证。

引言

高频通气（HFV）的使用起始于 20 世纪 60 年代，但直到 20 世纪末才被用作成人呼吸支持的方法。其主要原因是缺乏明确证据证明 HFV 的优越性超过传统的通气方式。虽然许多动物研究发现了 HFV 的生理学益处，但尚缺乏证据证实成人 HFV 可以提高生存率，传统肺保护策略通气与之疗效相似甚至更佳。最近的研究表明，HFV 由于使用高气道压可能带来的害处与常规通气相似。

技术方法

传统机械通气通常呼吸频率 <1Hz（1Hz＝60 次/分）。HFV 呼吸频率 >2 ～ 15Hz。频率范围取决于患者大小和技术要求，成人通常采用上述范围的低值，新生儿则设置在范围的最高值。

HFV 包括四种技术方法：高频正压通气（high frequency positive pressure ventilation，HFPPV），高频射流通气（high frequency jet ventilation，HFJV），高频震荡通气（high frequency oscillatory ventilation，HFOV）和高频叩击通气（high frequency percussive ventilation，HFPV）（表 10-1）

表 10-1 HFV 类型

类型	频率范围
HFPPV	2 ～ 4Hz
HFJV	2 ～ 8Hz
HFO	2 ～ 15Hz
HFPV	2 ～ 8Hz

缩略词：HFJV，高频射流通气；HFO，高频振荡通气；HFPV，高频叩击通气；HFPVV，高频正压通气；HFV，高频通气

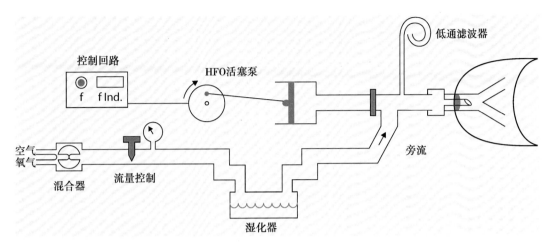

图 10-1 高频振荡系统的基本组成

HFPPV 用常规呼吸机以最低水平的 HFV 频率通气，HFPPV 频率略高于常规频率，气体输出与常规通气机制相似。此种类型的 HFV 在临床并不多见。HFJV 通过高速气流喷射产生压力使气体进入气道，同时被卷入的旁路气体作为潮气量来源。呼吸频率为 HFV 频率范围的低 – 中速。HFJV 需要射流呼吸机联合常规呼吸机一起使用。HFOV 通过膈肌快速运动或活塞运动使气流进入气道（图 10-1），HFOV 具有主动吸气和呼气相。成人 HFOV 呼吸频率为 3 ~ 8 Hz，以促使 $Paco_2$ 排出。HFOV 是最常用的高频通气模式。HFPV 是常规压力控制小潮气量通气基础上 2 ~ 8 Hz 频率的振荡通气（图 10-2）。

气体交换影响因素

HFJV 和 HFOV 提供的潮气量通常小于常规通气，这里，呼吸频率越高，潮气量越小。中至高频（ > 8 Hz）通气时潮气量小于解剖死腔。

有多种机制用于增进 HFV 的气体交换（图 10-3），其中正常对流和分子弥散是气体交换的主要机制。HFPV 潮气量受制于 PCV 的设置。

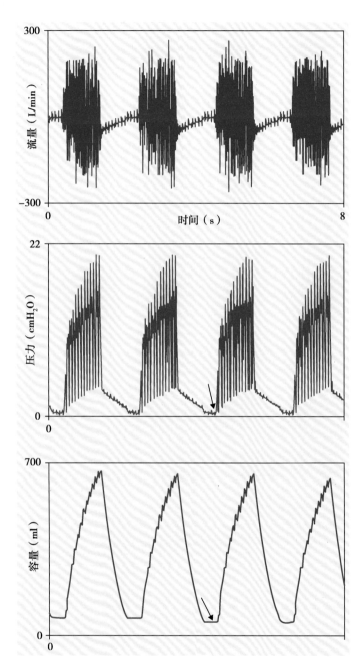

图 10-2 8s 高频振荡通气时高频流速、压力和容量波型。图形显示高频流速和压力在设置的吸气期间积聚以达到低频潮气量和流速。箭头所示为呼气末

经许可转载自 Allan PF，High-frequency percussive ventilation：pneumotachograph validation and tidal volume analysis. Respir Care，2005，55（6）：734-740.

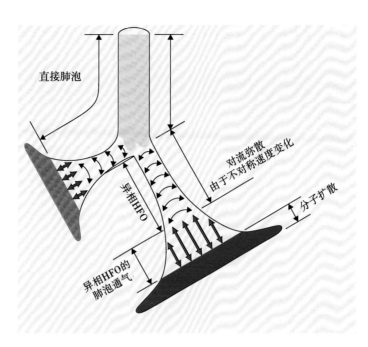

图 10-3 高频振荡通气期间不同区域肺泡的气体运输有不同机制，这些机制具有协同作用。气道开口处气流速度高于肺泡端

Chang HF. Mechanisms of gas-transport during ventilation by high-frequency oscillation. J Appl Physiol Respir Environ Exerc Physiol, 1984, 56 (3): 553-563.

频率、I∶E、压力振幅是影响 HFOV 的三要素。HFOV 时频率下降则潮气量增加，反之亦然。提高压力幅度（压力振动气体进入气道）和延长吸气时间可增加潮气量（表 10-2）。HFOV 在新生儿常采用高频率（10～15Hz）和低压力振幅（20～30cmH$_2$O），这样产生的潮气量非常小。成人设置低频（3～8Hz），较高压力振幅（60～90cmH$_2$O）。新生儿环路偏流约为 10L/min，而成人约为 30L/min。成人潮气量在 3Hz 及 90cmH$_2$O 压力幅度下为 3～4ml/kg。HFOV 期间患者不能触发通气，故需要深度镇静，必要时肌肉松弛，以确保人机同步。对于最大通气设置下 Paco$_2$ 仍高于可接受的患者，可抽掉气囊内气体，有利于从气管导管周围排出 CO$_2$。HFOV 对氧合的影响取决于 F$_{IO_2}$ 和平均气道压（$\overline{\text{Paw}}$），$\overline{\text{Paw}}$ 与呼气末正压（PEEP）相似，与氧合有关，HFOV 期间肺泡内压力改变很小（尤其是高频）。

表 10-2 成人 HFOV 设置

- 频率：3～8Hz；可接受的 Paco$_2$ 的最高值
- 压力振幅：60～90cmH$_2$O
- I∶E：1∶2
- 偏流：30L/min
- 平均气道压：25～35cmH$_2$O

缩略词：HFOV，高频振荡通气

有人估计，如果气管插管内径为 8mm，8Hz 频率通气时仅有约 15% 的吸气压传送至肺泡。内径越小和频率越快，则传送至肺泡的压力越小。在 8mm 内径 8Hz 频率压力振幅为 $60cmH_2O$（吸气和呼气相各 $30cmH_2O$ 在 $\overline{Paw}$ 上下波动）时肺泡压振幅约为 $4.5cmH_2O$ 在 $\overline{Paw}$ 上下波动。HFOV 应用之初始需要进行肺复张，短时间增加 $\overline{Paw}$，然后降低气道峰压维持氧合。成人 HFO 期间 $\overline{Paw}$ 通常设置在 $25 \sim 35cmH_2O$。

基本原理

在 HFOV，气道峰压和 $\overline{Paw}$ 高于常规通气可导致肺泡过度充气。另外，在呼吸频率 3~6Hz 的 AFV，肺泡内压力幅度的衰减并不像预计的那么明显，肺泡压力可达到 $30cmH_2O$，尤其是在 $\overline{Paw} \geqslant 30cmH_2O$ 时。对于 HFJV 和 HFPV，肺泡峰压的评估比较困难。射流通气时，射流气流所产生的压力越高，气道峰压也越高。HFPV 被推荐用于促进支气管分泌物移动以利于排出。

适应证

HFOV 常用于成人 ARDS 和难治性低氧血症，但目前尚无其优于常规通气证据，有数项研究显示，HFOV 虽能改善氧合但未能改善预后，HFOV 的生存率低于常规通气。应用 HFOV 存在的其他问题是费用高；患者需要深度镇静甚至肌肉松弛；使用者对 HFOV 的熟悉程度有限。另外，由于 HFOV 时无法监测肺泡峰压或潮气量，需要增加 ABG 评估频率。除了严重 ARDS，HFOV 不适用于成年患者其他疾病的治疗。

HFJV 可为无法建立人工气道的手术患者通过经气管壁穿刺提供通气支持，也用于气管或支气管手术时或由于创伤而无法完成气管插管患者的通气支持。环甲膜穿刺是经气管壁 HFJV 的常用途径。

HFPV 在一些烧伤中心用于 ARDS 患者的治疗，有人认为在压力控制基础上应用振荡有利于分泌物向大气道移动而易于吸出。但是，目前尚无证据表明 HFPV 较常规通气更能改善此类患者的预后。

要点回顾

- 高频通气（HFV）指的是呼吸频率在 2~15Hz 的通气。
- 高频振荡通气（HFOV）是最常用的高频通气的方法。
- HFOV 期间，频率越快潮气量越小。
- HFOV 期间，大多数压力振幅在达到肺泡水平前衰减。
- 成人 ARDS 应用 HFOV 的预后可能较常规通气差。
- 高频射流通气主要用于手术室困难气道管理。
- 高频叩击通气主要用于烧伤中心的 ARDS 患者。
- 应用各种形式的 HFV，需保证压力和潮气量符合肺保护通气策略。

（葛慧青　译　桑贤印　校）

参考文献

Ahmad Y, Turner MW. Transtracheal jet ventilation in patients with severe airway compromise and stridor. *Br J Anaesth.* 2011;106:602.

Ali S, Ferguson ND. High-frequency oscillatory ventilation in ALI/ARDS. *Crit Care Clin.* 2011;27:487-499.

Allan PF, Osborn EC, Chung KK, Wanek SM. High-frequency percussive ventilation revisited. *J Burn Care Res.* 2010 Jul-Aug;31:510-520.

Allan PF. High-frequency percussive ventilation: pneumotachograph validation and tidal volume analysis. *Respir Care.* 2010;55:734-740.

Chung KK, Wolf SE, Renz EM, et al. High-frequency percussive ventilation and low tidal volume ventilation in burns: a randomized controlled trial. *Crit Care Med.* 2010;38: 1970-1977.

Derdak S. Lung-protective higher frequency oscillatory ventilation. *Crit Care Med.* 2008;36: 1358-1360.

Esan A, Hess DR, Raoof S, et al. Severe hypoxemic respiratory failure: part 1—ventilatory strategies. *Chest.* 2010;137:1203-1216.

Ferguson ND, Cook DJ, Guyatt GH, et al. High-frequency oscillation in early acute respiratory distress syndrome. *N Engl J Med.* 2013;368:795-805.

Fessler HE, Hess DR. Respiratory controversies in the critical care setting. Does high-frequency ventilation offer benefits over conventional ventilation in adult patients with acute respiratory distress syndrome? *Respir Care.* 2007;52:595-608.

Goffi A, Ferguson ND. High-frequency oscillatory ventilation for early acute respiratory distress syndrome in adults. *Curr Opin Crit Care.* 2014;20:77-85.

Hess D, Mason S, Branson R. High-frequency ventilation design and equipment issues. *Respir Care Clin N Am.* 2001;7:577-598.

Ip T, Mehta S. The role of high-frequency oscillatory ventilation in the treatment of acute respiratory failure in adults. *Curr Opin Crit Care.* 2012;18:70-79.

Kuluz MA, Smith PB, Mears SP, et al. Preliminary observations of the use of high-frequency jet ventilation as rescue therapy in infants with congenital diaphragmatic hernia. *J Pediatr Surg.* 2010;45:698-702.

Leiter R, Aliverti A, Priori R, et al. Comparison of superimposed high-frequency jet ventilation with conventional jet ventilation for laryngeal surgery. *Br J Anaesth.* 2012;10:690-907.

Norfolk SG, Hollingsworth CL, Wolfe CR, et al. Rescue therapy in adult and pediatric patients with pH1N1 influenza infection: a tertiary center intensive care unit experience from April to October 2009. *Crit Care Med.* 2010;38:2103-2107.

Pawlowski J. Anesthetic considerations for interventional pulmonary procedures. *Curr Opin Anaesthesiol.* 2013;26:6-12.

Starnes-Roubaud M, Bales EA, Williams-Resnick A, et al. High frequency percussive ventilation and low F_{IO_2}. *Burns.* 2012;38:984-991.

Young D, Lamb SE, Shah S, et al. High-frequency oscillation for acute respiratory distress syndrome. *N Engl J Med.* 2013;368:806-813.

第 11 章
无 创 通 气

目标

1. 讨论无创通气（NIV）的患者选择。

2. 比较 NIV 的连接装置。

3. 列出 NIV 不同通气类型的优缺点。

4. 列出 NIV 起始阶段的应用流程。

引言

　　无创通气（NIV）在急性呼吸衰竭中的临床应用日益增多，选择合适的 NIV 患者可降低临床插管率，减少人工气道相关的院内肺炎的发生风险。在慢性阻塞性肺疾病急性发作（AECOPD）或急性心源性肺水肿，NIV 的应用可提高患者的生存率。本章主要讨论与 NIV 应用相关的临床和技术问题。

患者因素

患者选择

　　以循征医学为依据的 NIV 适应证见表 11-1。高度推荐在 AECOPD 和急性左侧心力衰竭患者应用 NIV，NIV 同样适用于在器官移植术后免疫功能低下的呼吸衰竭患者，另有研究支持 NIV 用于哮喘患者。不推荐应用 NIV 替代有创机械通气治疗低氧性呼吸衰竭如 ARDS 患者。

表 11-1　以循征医学为依据的无创通气适应证

AECOPD	多项随机对照研究（RCT）支持 NIV 可降低插管率，改善生存率
心源性肺水肿	多项 RCT 支持 NIV 可降低插管率，改善生存率
预防拔管失败	少量 RCT 和观察研究支持 NIV 可用于拔管后呼吸衰竭
移植后和免疫抑制	少量 RCT 和观察研究支持应用 NIV
肺叶切除术后呼吸衰竭	少量 RCT 和观察研究支持应用 NIV
神经肌肉疾病	少量 RCT 和观察研究支持应用 NIV
肥胖性低通气	观察性研究支持应用 NIV
哮喘	少量 RCT 和观察研究支持应用 NIV
不插管/不复苏	观察性研究支持 NIV 可用于 AECOPD 及心源性肺水肿
成人呼吸窘迫综合征（ARDS）	无证据支持
拔管失败	仅适用于拔管后出现高碳酸血症性呼吸衰竭

缩略词：AECOPD，慢性阻塞性肺疾病急性发作；NIV，无创通气。

NIV 可以用于无法成功完成有创通气自主呼吸试验（SBT）的患者提早拔管，但仅限于 AECOPD 或神经肌肉疾病患者。对于虽然成功完成 SBT，但存在拔管失败风险的患者，NIV 可预防拔管失败，这些患者往往需要在拔管后直接使用 NIV。对于成功完成 SBT 但拔管后因各种原因而发展为呼吸衰竭的患者需谨慎使用 NIV。NIV 较为适用于拔管后高碳酸血症性呼吸衰竭患者。

开始、停用时机

通过两个步骤判断患者能否从 NIV 获益，选择合适的患者（表 11-2）。NIV 可减少插管，但不能代替插管。要及时评估 NIV 患者的治疗反应，及时识别使用失败并处理，评估方法见表 11-3。

表 11-2　选择合适的无创通气患者

- 第一步：患者需要机械通气

  - 呼吸窘迫，辅助呼吸肌做功，腹式矛盾呼吸

  - 呼吸性酸中毒；pH < 7.35，$Paco_2$ > 45mmHg

  - 气促，呼吸频率 > 25 次/分

  - 应用 NIV 有效（如 COPD 急性发作，心源性肺水肿）

- 第二步：无 NIV 禁忌

  - 气道保护能力：包括呼吸抑制，血流动力学不稳定，误吸风险，大量分泌物

  - 无法适用面罩：包括面部手术，颅面部创伤或烧伤，上气道结构受损

  - 无法配合患者；焦虑

  - 患者的愿望

缩写：COPD 慢性阻塞性肺疾病；NIV 无创通气。

表 11-3　患者对 NIV 的反应

- 初始 NIV 后的短期疗效评估

  - NIV 是否将替代插管？

  - 患者是否存在低氧性呼吸衰竭（无心源性肺水肿或免疫抑制）？

  - NIV 失败后是否插管？

  - 是否存在 NIV 禁忌证（气道保护能力，误吸风险，大量分泌物）？

  - 患者能否耐受 NIV/感觉不舒适？

  - 是否需要更多的宣教指导患者如何配合 NIV？

  - 是否需要频繁地进行参数滴定？

  - 患者血流动力学是否稳定？

  - 患者是否仍存在低氧血症（Spo_2 < 92% 或 F_{IO_2} > 0.6）？

  - 任一以上问题答案为"是"，患者需转至 ICU 治疗

- NIV 2 小时后的评估

  – 气体交换和呼吸急促是否改善？

  – 是否达到 NIV 治疗目标？

  – 患者是否可以耐受脱开面罩 30~60 分钟？

  – 患者是否耐受 NIV/感觉舒适？

  – $Sp_{O_2} > 92\%$（$F_{IO_2} < 0.6$ 时）？

  – 患者血流动力学稳定？

  – 患者耐受 NIV，无需更多的指导？

  – 患者 IPAP≤15cmH_2O 下稳定？

  – 任一以上问题答案为"否"则患者需转至 ICU。

缩略词：NIV，无创通气；ICU，监护病房；IPAP，吸气正压。

患者 NIV 后短期评估和 2 小时后评估可确定患者是否继续行 NIV 支持以及是否需要转至 ICU 治疗。

如果 NIV 使用成功 Pa_{CO_2} 会快速下降。NIV 失败常与疾病严重度、面罩漏气大、无法配合有关。基础 pH 较高的患者 NIV 成功可能性越高，因为 pH 越低通常提示病情越严重。在 COPD 和急性高碳酸血症性呼吸衰竭患者，意识水平越高 NIV 成功概率越大。其他导致 NIV 失败的因素包括患者选择不合适，基础疾病加重，临床工作者无经验，无合适的设备。如果患者经过 NIV 治疗 1~2 小时呼吸衰竭仍未改善，需考虑进一步治疗如插管通气支持。接受 NIV 治疗急性呼吸衰竭患者需转运至监护设备较好的重症监护病房（ICU）进行治疗。

技术性因素

患者连接

NIV 连接界面与有创通气不同。由于不是密闭气道，NIV 会发生不同程度的漏气。连接界面在近些年来被不断地改进以适应不同的需要，同时质量也有所提高。患者连接界面是影响治疗舒适度和 NIV 依从性的主要因素。NIV 用于急性呼吸衰竭患者的连接界面通常是口鼻面罩，鼻罩和全面罩（图 11-1）。鼻枕和咬嘴常用于慢性呼吸衰竭和持续气道正压（CPAP）治疗阻塞性睡眠障碍患者。头盔在欧洲使用较多。每种连接界面都有优缺点，见表 11-4。

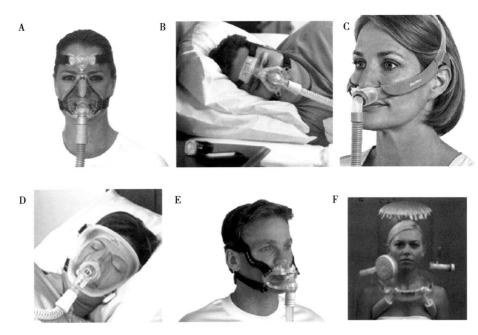

图 11-1　无创通气的连接界面。A. 口鼻面罩；B. 鼻罩；C. 鼻枕；D. 全面罩；E. 混合型面罩（鼻塞与口罩）；F. 头盔

表 11-4　各种无创面罩的优缺点

连接界面	优点	缺点
鼻罩	误吸风险小 分泌物易清除 幽闭综合征较少 易于交流 可能可以进食 易于适应并安全 死腔小	经口漏气 经鼻通路阻力大 鼻腔阻力降低疗效 鼻易刺激和鼻分泌物增加 口干
鼻枕	体积小，不影响眼镜佩戴 面部皮肤受损少 头罩简单 操作方便	经口漏气 鼻腔高阻力 鼻腔阻力大影响疗效 鼻易刺激，经鼻分泌物增加 口干
口鼻面罩	经口漏气可控 经口呼吸通气效率高	增加死腔 幽闭综合征 增加误吸风险 交流和进食困难 通气障碍易致窒息

续表

连接界面	优点	缺点
咬嘴	不打断交流 死腔非常小 无需头罩	如果患者无法控制漏气效率降低 夜间通常需要鼻罩或口鼻面罩 鼻漏气 齿列矫正损伤可能
混合型（鼻塞与口罩）	减少经口漏气 便于戴眼镜 面部皮肤受损减少	增加误吸风险 交流及进食困难 通气困难易致窒息
全面罩	对于一些患者更舒适 易于佩戴 面部压迫少	增加误吸风险 交流及进食困难 无法进行药物雾化治疗
头盔	对一些患者更舒适 易于佩戴 面部压迫少	重复呼吸 人机同步性差 呼吸肌去负荷少 噪音致耳朵受损 无法进行药物雾化治疗

选择合适的面罩对 NIV 患者很重要。鼻罩上沿置于鼻梁和软骨之间、测沿置于鼻孔侧、下沿在上嘴唇紧贴鼻孔出口处比较理想。口鼻面罩上沿在鼻梁和软骨之间、下沿紧贴下唇下方为佳。常见的错误是选择的面罩过大，结果导致漏气、降低治疗有效性并造成患者不适。对于因口腔漏气影响治疗效果的鼻面罩使用者可换成口鼻面罩。急性呼吸衰竭患者更易耐受口鼻面罩或全面罩，且比鼻罩更有效。鼻罩患者上气道干燥往往由口腔漏气引起，可用加温、加湿或改用口鼻面罩来避免，建议为 NIV 患者提供气道湿化仪并设置以患者舒适为目标的温湿度。

头套佩戴过紧也是 NIV 治疗需要注意的问题，头套和脸部之间可插入一到二指较为理想。佩戴过紧易使患者不舒适从而影响治疗的依从性。许多 NIV 面罩设计在面罩顶端的前额固定较鼻梁固定更稳妥，这样可以减少对鼻梁局部的压迫，改善舒适度。

吞气症在 NIV 过程中较为常见，但一般不会造成太大危险，因为 NIV 的气道压通常是低于食管开放压的，因此面罩通气无需常规放置胃管。事实上，放置胃管可能影响 NIV 的有效性，由于胃管放置引起的面罩不贴合使漏气在所难免；胃管压迫及面罩调整增加面部压力伤。鼻胃管可增加经鼻气流阻力，降低面罩通气的有效性——特别是鼻罩通气时。

NIV 可能发生鼻梁压疮，持续评估正确的面罩大小和佩戴方式；降低头套的紧张度；尝试用不同面罩可减少压疮的发生。现在市场有销的肤爱贴或专用鼻垫也可以减少局部压疮发生。

呼吸机选择

NIV 期间漏气可导致人机不同步，漏气过大影响吸气压和呼气压以及潮气量的输送。因此，NIV 呼吸机需要具有很好的漏气补偿功能。

三种类型呼吸机可应用于 NIV：危重症呼吸机，双水平呼吸机和中间型呼吸机。双水平呼吸机应用带有被动呼气装置的单管路；危重症呼吸机采用吸气支和呼气支分开的双管路，带有主动呼气阀。中间型呼吸机主要用于患者转运或家庭应用，可带有被动呼气装置或主动呼气阀。传统的使用主动呼气阀的呼吸机不耐受漏气，但是，新一代兼有 NIV 模式的危重症呼吸机可以进行较好的漏气补偿。双水平呼吸机，漏气则通过被动呼气装置和环路或面罩的相关部位。

双水平呼吸机漏气补偿佳。这些呼吸机的吸气、呼气相压力可根据患者的需求而改变，它们以压力控制或压力支持方式维持通气。虽然有些双水平呼吸机提供容量目标适应性压力通气模式，但其本质还是压力通气。部分双水平呼吸机具有跟踪患者吸气和呼气流量自动调节吸气触发和呼气切换功能，另外一些则可由临床医师进行触发和吸呼气切换的调节。通过调节压力上升时间可改善人机协调性。为减少 CO_2 的重复呼吸，双水平呼吸机需设置不小于 $4cmH_2O$ 的呼气末压力。现代双水平呼吸机应用空氧混合器以提供精确的 F_{IO_2}。

在危重症呼吸机，压力支持水平是高于基础 PEEP 水平的压力值。而在双水平呼吸机，设置吸气压力（IPAP）和呼气正压（EPAP），压力支持水平是 IPAP 和 EPAP 之间的差值，见图 11-2。

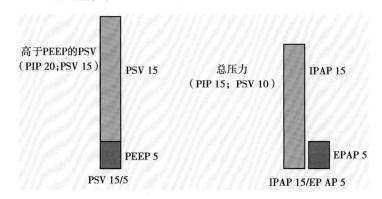

图 11-2　危重症呼吸机压力支持（PS）和双水平呼吸机的吸气正压（IPAP）比较。注意 IPAP 为气道峰压（PIP），包括呼气相压力（EPAP），而压力支持则是 PEEP 水平上的压力值，这里 PIP = PS + PEEP

操作者因素

NIV 的成功，需要熟练掌握适应证和操作技能的专业医疗团队，包括医师、护士和呼吸治疗师，病人的选择和上述人员对 NIV 的熟悉程度和临床经验是 NIV 能否成功的关键。专业团队可作如下分工：医师选择 NIV 适用患者；呼吸治疗师管理呼吸机并选择合适的连接界面；护理人员则更多关注面罩贴合度和皮肤管理。现在仍有医师因为 NIV 开始阶段要花费的时间而不愿为患者实施 NIV，初次使用 NIV 的患者，面罩佩戴、呼吸机参数的选择以及患者教育在开始阶段确实是费时费力的。

临床应用

应用 NIV（图 11-3），实施者除了需要熟悉机械通气相关的技术问题以外，

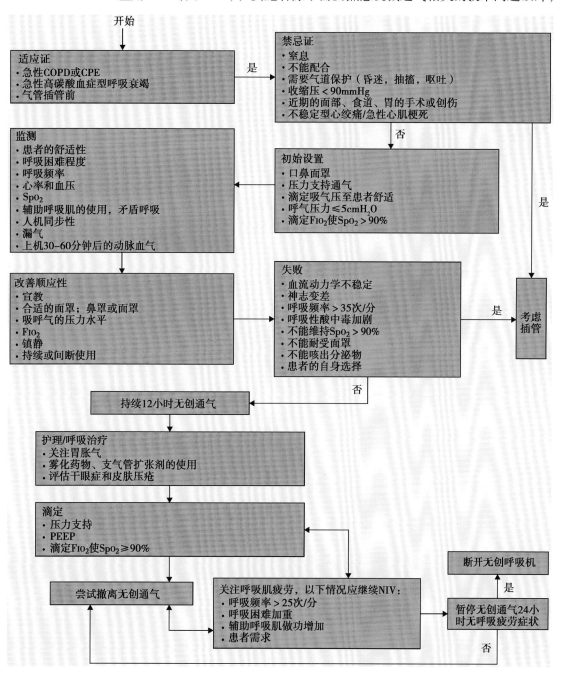

图 11-3 急性呼吸衰竭患者 NIV 上机流程图

还要能指导患者适应面罩佩戴，以及呼吸机支持下的呼吸配合。要记住初始阶段 NIV 的目标保证患者的舒适性而不是动脉血气（ABG）的改善（ABG 的改善往往依赖于患者的舒适度和呼吸肌做功的减少）。NIV 临床应用的主要步骤如下：①选择能满足患者需要的呼吸机（常用压力通气模式）；②选择正确的面罩，避免面罩过大；③向患者解释过程；④报警静音，选择较低的参数设置；⑤打开呼吸机开关，将面罩置于患者口鼻上，用手扶着进行试验性通气；⑥固定面罩，避免过紧；⑦滴定压力使患者舒适；⑧滴定 F_{IO_2}，$S_{PO_2} > 90\%$；⑨避免气道峰压 $> 20cm$ H_2O（避免胃胀气风险）；⑩根据触发努力和 S_{PO_2} 滴定 PEEP；⑪持续宣教和重新评估患者，改善患者的依从性。NIV 的并发症包括漏气、面罩不适、面部皮肤受损、口咽干燥、眼部刺激、鼻窦充血、人机不同步、胃胀气和血流动力学不稳定。

要点回顾

- NIV 在合适的患者可降低插管率，提高生存率。
- AECOPD 和急性心源性肺水肿是 NIV 最受益患者群体。
- 选择合适的连接界面可提高患者的舒适度和减少漏气。
- NIV 呼吸机选择需要有很好的漏气补偿。
- 双水平呼吸机漏气补偿佳。
- NIV 初始阶段费时费力，但事半功倍。

（葛慧青 译 桑贤印 校）

参考文献

Agarwal R, Aggarwal AN, Gupta D, Jindal SK. Role of noninvasive positive-pressure ventilation in postextubation respiratory failure: a meta-analysis. *Respir Care.* 2007;52:1472-1479.

Agarwal R, Aggarwal AN, Gupta D. Role of noninvasive ventilation in acute lung injury/acute respiratory distress syndrome: a proportion meta-analysis. *Respir Care.* 2010;55:1653-1660.

Azoulay E, Demoule A, Jaber S, et al. Palliative noninvasive ventilation in patients with acute respiratory failure. *Intensive Care Med.* 2011;37:1250-1257.

Bello G, De Pascale G, Antonelli M. Noninvasive ventilation for the immunocompromised patient: always appropriate? *Curr Opin Crit Care.* 2012;18:54-60.

Boldrini R, Fasano L, Nava S. Noninvasive mechanical ventilation. *Curr Opin Crit Care.* 2012;18:48-53.

Burns KE, Adhikari NK, Meade MO. A meta-analysis of noninvasive weaning to facilitate liberation from mechanical ventilation. *Can J Anaesth.* 2006;53:305-315.

Chiumello D, Chevallard G, Gregoretti C. Non-invasive ventilation in postoperative patients: a systematic review. *Intensive Care Med.* 2011;37:918-929.

Curtis JR, Cook DJ, Sinuff T, ct al. Noninvasive positive pressure ventilation in critical and palliative care settings: understanding the goals of therapy. *Crit Care Med.* 2007;35:932-939.

Hess DR. How to initiate a noninvasive ventilation program: bringing the evidence to the bedside. *Respir Care.* 2009;54:232-245.

Hess DR. Noninvasive positive-pressure ventilation and ventilator-associated pneumonia. *Respir Care.* 2005;50:924-931.

Hess DR. Patient-ventilator interaction during noninvasive ventilation. *Respir Care.* 2011;56:153-167.

Hess DR. Noninvasive ventilation for acute respiratory failure. *Respir Care.* 2013;58:950-972.

Jaber S, Chanques G, Jung B. Postoperative noninvasive ventilation. *Anesthesiology.* 2010;112:453-461.

Keenan SP, Mehta S. Noninvasive ventilation for patients presenting with acute respiratory failure: the randomized controlled trials. *Respir Care.* 2009;54:116-126.

Keenan SP, Sinuff T, Burns KE, et al. Clinical practice guidelines for the use of noninvasive positive-pressure ventilation and noninvasive continuous positive airway pressure in the acute care setting. *CMAJ.* 2011;183:E195-E214.

Mehta S, Al-Hashim AH, Keenan SP. Noninvasive ventilation in patients with acute cardiogenic pulmonary edema. *Respir Care.* 2009;54(2):186-197.

Nava S, Hill N. Non-invasive ventilation in acute respiratory failure. *Lancet.* 2009;374:250-259.

Nava S, Schreiber A, Domenighetti G. Noninvasive ventilation for patients with acute lung injury or acute respiratory distress syndrome. *Respir Care.* 2011;56:1583-1588.

Ram FS, Picot J, Lightowler J, Wedzicha JA. Non-invasive positive pressure ventilation for treatment of respiratory failure due to exacerbations of chronic obstructive pulmonary disease. *Cochrane Database Syst Rev.* 2004:CD004104.

Soroksky A, Klinowski E, Ilgyev E, et al. Noninvasive positive pressure ventilation in acute asthmatic attack. *Eur Respir Rev.* 2010;19:39-45.

Vital FM, Saconato H, Ladeira MT, et al. Non-invasive positive pressure ventilation (CPAP or bilevel NPPV) for cardiogenic pulmonary edema. *Cochrane Database Syst Rev.* 2008:CD005351.

第 12 章
呼吸道湿化及呼吸机回路

目标

1. 解释机械通气吸入气体为何需要湿化。

2. 比较主动和被动湿化。

3. 讨论呼吸机管路和气体输出的相关问题。

4. 描述环路压缩容量对机械通气的影响。

5. 讨论机械通气期间报警的重要作用。

引言

　　机械通气患者的管理需要关注人体生理学和专业技术性的问题。要输出足够的潮气量，呼吸机环路和连接界面需要通畅、无漏气、低顺应性和压缩容量。本章讨论湿化和呼吸机管路的相关问题。

湿化

生理学原理

　　吸入气体进入呼吸道逐渐加温、加湿达到肺泡所需的温湿度（37℃，100% 相对湿度，44mg/L 绝对湿度），达到这个温湿度的部位称为等温饱和界面（ISB），ISB 以下温湿度无明显波动，ISB 通常位于隆突下方。为了使吸入气体达到 ISB 温湿度，一方面，利用上呼吸道的加温、加湿功能；另一方面，利用呼出气的温湿度对吸入气体加温、加湿，部分气道起到湿热交换作用。患者建立气道旁路后，如气管插管或气管切开，需要在呼吸管路中外加加温湿化装置。正常情况下，每天从肺隐性丢失的水分约 250ml。

湿化不足和湿化过度

　　呼吸机输出的气体是干燥的，对于上呼吸道被人工气道旁路而失去了自身的加温、加湿功能的患者，热量丢失和水分蒸发导致湿化不足的生理反应。而呼吸道的热量损失也可归咎于对吸入气体的湿化。呼吸机制导致的热损失较呼吸本身导致的热损失更为重要。由于呼吸道水分流失，随后出现呼吸道干燥，黏膜上皮损伤，特别是气管和支气管上皮。结果导致肺功能下降，顺应性下降以及肺表面活性物质的活性下降。临床上表现为痰液干燥、肺不张和低氧血症。

　　过度湿化只有在吸入气体温度和湿度大于生理条件时才可能出现。常发生在应用低温治疗时，如心脏骤停的患者。在这种情况下，吸入气体需要维持在患者核心温度以及与之对应的 100% 的相对湿度。虽然加温湿化器的应用很少产生湿化过度，但完全的吸入气湿化（机械通气期间）可消除呼吸过程中正常的不显性失水，这样就会导致正水平衡（250ml/d）。

　　应用主动加湿系统通常不会发生明显的热增益以及气管损伤。主要由于气体的比热低，在没有气溶胶颗粒的情况下难以转移大量的热量而导致气管烧伤。低体温患者，吸入超核心体温气体对促进全身复温作用不大。但是，正常温湿度气体吸入有助于补充其他复温技术的不足，防止呼吸道的进一步热损失。

过度湿化可在雾化治疗时出现，温和雾化治疗可能导致水平衡，尤其是在肾功能不全的患者。另外，雾化治疗也与下呼吸道污染有关；冷雾化可由于刺激气道以及分泌物量增加导致气道阻力增加。对于有气道高反应的患者和所有需机械通气的患者，需应用水分子湿化而非雾化湿化。

吸入气体的湿化技术

吸入气体的温湿需符合呼吸道不同水平面的正常温湿度（图 12-1），如果小于此值即会产生湿化不足的问题；如果高于此值则可能产生过度湿化。吸入气体绕过上呼吸道（如，气管插管和气管切开插管）时通常需要吸入 37℃ 和 100% 相对湿度的气体。

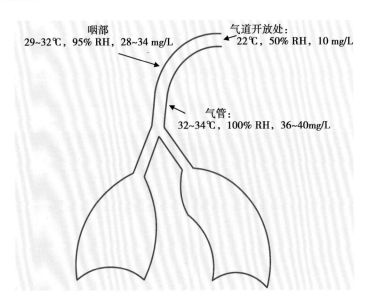

图 12-1　正常体温，呼吸道三个部位相对湿度和绝对湿度水平。吸入气体的温湿度需要满足呼吸道不同水平面的正常状态。RH，相对湿度

主动湿化

湿化器产生水蒸气（水分子）。高流量加热湿化器可提供体温条件下相对湿度 100% 的湿化气体。在机械通气过程中通常使用的湿化器的设计是接触式的，加热加湿器系统通过热敏电阻对近端气道温度进行伺服控制，以维持所需要的气体输出温度。

从湿化器到患者端的管路（吸气支）通常需要加热设计，这可以防止管路内气体的温度下降和输送更精确温度的气体给患者。通过加热呼吸机回路可以减少回路中冷凝水产生。如果回路的温度低于离开湿化器的气体温度，回路中

容易出现冷凝水。反过来，如果回路的温度大于离开湿化器的气体温度，气体的相对湿度将下降。加热回路相对湿度下降时，可能会引起分泌物干燥（图12-2）。呼吸机吸气支回路壁上和人工气道壁上见到冷凝水说明吸入气体相对湿度为 100%。

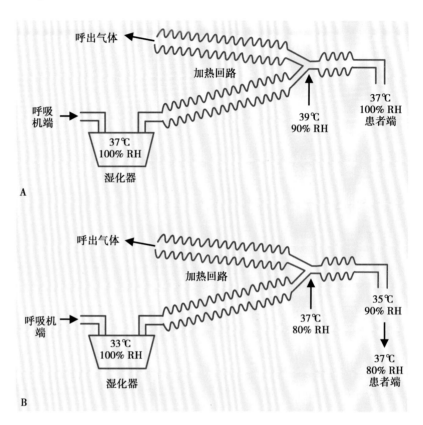

图 12-2　A. 正确设置带加热导丝的湿化器可输送 100% 湿度给患者。B. 加热导丝设置过低，则湿化不足。RH，相对湿度

　　呼吸机回路中与湿化相关的另一个主要问题是气流阻力的增加。由于呼吸机对患者努力感应的部位不同，可能影响呼吸机是否能及时对患者呼吸努力做出反应。如果湿化器位于患者和呼吸机感应部位之间，可能会增加患者的呼吸做功。但如果触发感应部位在患者气道近端（最常用配置），由湿化器而增加的流量阻力则并不重要。

被动湿化

　　湿热交换器（HME），俗称人工鼻，被动收集患者呼出气中的热量和水分来进行温湿化，在下一次吸气时输入（图12-3）。这些装置可替代主动加热加湿器，由于其被动操作（无需电源或加热）和其相对较低的成本而广受欢迎。

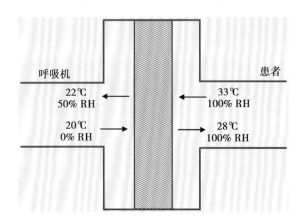

图 12-3 湿热交换器原理图显示了患者和呼吸机端吸呼气间气体温度和相对湿度。RH，相对湿度

但是，由于被动湿化器会增加额外阻力和死腔，可能增加呼吸做功和分钟通气量的需求。在进行肺保护策略、小潮气量通气时这些装置的死腔问题比较突出。被动湿化器较主动湿化装置的湿化输出要少，因此在长期机械通气患者应用被动湿化器时，需要严密观察湿化是否足够（如分泌物黏稠、黏液栓形成等）。患者存在湿化不足时，应首选主动温湿器。湿热交换器的禁忌证见表12-1。

表 12-1 湿热交换器的禁忌证

- 大量分泌物，分泌物容易聚集在湿热交换器，可明显增加气流阻力。如果患者的分泌物多且湿化不足时易导致分泌物黏稠
- 小潮气量，小潮气量通气，由于装置的死腔导致 CO_2 重复呼吸，影响通气效果。通常见于肺保护通气
- 自主分钟通气量增加（＞10L/min）。随使用时间增加湿热交换器的阻力会增加，导致自主呼吸困难
- 自主呼吸通气储备低。由于这些装置的阻力增加，使通气储备低的患者的通气负荷增加
- 呼出气潮气量＜吸入气潮气量70%。当吸入气体和呼出气体均通过人工鼻时湿化功能正常。如患者存在支气管胸膜瘘，无足够呼出气体通过人工鼻则影响湿化效果。NIV 过程中湿化效果有限
- 低体温，体温＜32℃时不建议使用湿热交换器
- 雾化治疗时，需移除湿热交换器（如果雾化吸入器是在呼吸回路中）

呼吸机管路

完整的呼吸机管路包括从呼吸机输出气体到患者端和从患者呼出气体到大气中的各个部分。除输出气体外，环路会连接过滤器和湿化器如前述。呼吸机管路有消毒后重复使用的，也有一次性使用，常用的呼吸机管路配置有三种，见图12-4。

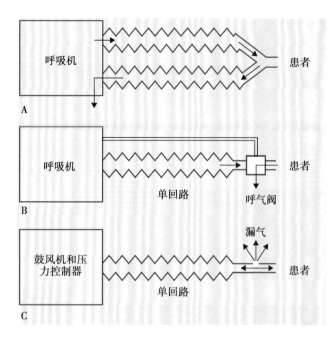

图 12-4　A. 双回路，吸入气体和呼出气体分开，是危重症病房呼吸机常用配置。B. 单回路，呼气阀位于近患者端，此配置通常用于便携式呼吸机。C. 单回路加上被动呼气口，此配置通常用于无创呼吸机，使用此管路，呼气相管路内气流需足以避免气体重复吸入

压缩容量

　　呼吸机压缩容量由呼吸机内部容量、湿化器的容量和管路的特性产生。系统的压缩容量与管路材料的顺应性和通气压力有关。压缩在管路中的气体容量不输送至患者，在气道压力高、潮气量小的时候更显重要。从呼气阀呼出的容量包括呼气潮气量和呼吸机环路中的压缩容量。呼出容量由于加上了管路的压缩容量，大于患者的实际容量，除非直接在患者气道中测定容量。当前的呼吸机大多补偿了管路的压缩容量，因此显示的呼出潮气量即为输送至患者的潮气量。

　　压缩容量通常通过压缩系数来表达，即压缩容量与通气压力相除计算而得。如果压缩系数已知，则压缩容量可以通过其与通气压力乘积计算得到。潮气量等于通过呼出阀输出的容量减去压缩容量：

$$V_T = V_T （呼出气容量） － （系数 × \lceil PIP － PEEP \rfloor）$$

　　V_T呼出气容量为从呼出阀呼出的量，V_T 是已经过压缩容量矫正的潮气量（图 12-5）。

　　如果不加以补偿，压缩容量的存在减少了实际输送至患者的潮气量。如不考虑压缩容量，往往导致对肺顺应性的过高评估。对内源性 PEEP 的测量同样被环路的压缩容量影响：

$$内源性 PEEP = （Crs + Cpc） / Crs × 测得 内源性 PEEP$$

　　Crs 为呼吸系统的顺应性，Cpc 为呼吸回路的顺应性，测得 auto- PEEP 为测定值。压缩容量同样影响呼出 P_{CO_2} 的监测，临床上可通过以下公式矫正：

$$P\overline{E}CO_2 = Pexhco_2 \times (V_T\ exh/V_T)$$

$P\overline{E}CO_2$ 为实际混合呼出气 Pco_2，而 $Pexhco_2$ 是测得混合呼出气 Pco_2（包括呼吸机环路中的压缩容量）。为避免压缩容量的影响，建议使用呼吸二氧化碳容积图。

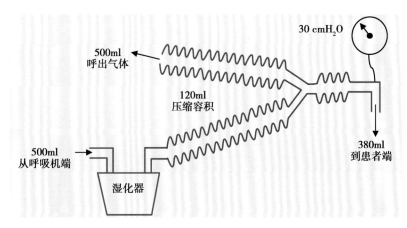

图 12-5 图解压缩容量。此例中，如果气道压力为 $30cmH_2O$，设置潮气量 500ml，压缩系数 $4ml/cmH_2O$，实际送给患者的潮气量仅 380ml

阻力

呼吸机回路和气管导管可增加患者的呼吸功。使用被动湿化器时管路阻力增加。管路呼气支的阻力主要源于呼气阀和 PEEP 装置，新一代呼吸机应用电子控制的呼气阀，可减少阻力。很多呼吸机在压力控制通气时应用主动呼气阀，可减少管路压力过高的风险，主动呼气阀的作用是为了保持环路压力与呼吸机设置的目标压力一致。

死腔

管路死腔是环路中重复呼吸的容积，称为机械死腔，为患者解剖死腔的扩展。机械死腔为 Y 形管和人工气道之间的容积。当患者应用小潮气量通气时，死腔量显得尤其重要。小潮气量通气期间，如行肺保护通气策略，机械死腔的容量需要控制在最小量。应用 HME 时会增加管路死腔量。

旁流

新生代呼吸机在呼气相有持续旁流气体流经环路。旁流的目的是改善流量触发的灵敏度。由于旁流的存在，在呼气支远端的流量或气体分析仪测得的呼出潮气量或气体浓度不精确。

医院获得性肺炎

经人工气道进行机械通气的患者是医院获得性肺炎的高危人群。过去认为呼吸机管路是呼吸机相关性肺炎的危险因素，而现在更倾向于下呼吸道的污染通常是由上气道分泌物从气囊周围渗漏导致。有人认为，将呼吸机相关性肺炎称为导管相关性肺炎可能更确切。呼吸机管路无需定时更换，但在不同患者使用、环路损坏或环路可见污染时必须更换。无证据显示使用加热导丝环路或 HME 可以降低 VAP 的风险。

发现和解决问题

机械通气过程中，患者－呼吸机系统应定期评估，包括呼吸机性能方面的问题和患者的病理生理改变。对呼吸机的评估和患者对机械通气治疗的反应是患者——呼吸机系统检查记录的重点。评估应定时进行，在患者治疗过程中出现情况不稳定则需要随时评估并调整呼吸机参数。常用相关的流程表来记录评估结果。

机械通气中有关管路的最常见也可能最难处理的问题是发现漏气和去除漏气。这类问题如不能及时纠正，可能导致患者气体交换恶化。为了避免因缺氧而引起患者的伤害（可能导致死亡），呼吸机"脱开"报警必须持续开启，"脱开"报警除了真正脱开以外，在呼出潮气量或气道压力过度降低时也会出现。所有的机械通气患者床边必须配备功能完备的人工复苏器。

呼吸机在不同患者间使用，都必须按制造商的建议进行程序操作进行校准。随着新生代微处理器的应用，大多呼吸机复杂的自检流程可以由计算机程序来完成。呼吸机应在制造商确定的维修周期内进行完整的预防性维护。

报警

所有重症监护呼吸机都有各种报警功能。呼吸机报警事件可以是呼吸机系统的问题（如故障、回路漏气），患者的呼吸机接口（如断开），或疾病病理变化影响患者（如高气道压力）等等。报警可分为立即危及生命，可能危及生命，没有生命危险但可能伤害患者三个级别。为了保证患者的安全，呼吸机报警是必要的，但有时也会导致重症监护病房的噪音污染。报警应设置在足够的敏感度，以检测关键事件，但又不产生误警报。如果假警报频繁发生，临床工作人员会出现脱敏现象，以至于对真正的报警事件不敏感，则有可能会带来灾难性的后果。

要点回顾

- 吸入气体湿化不足易导致分泌物干燥和肺不张。
- 治疗气体温湿度的输出需符合正常呼吸系统状况的条件。
- 加热湿化器产生水蒸气分子。
- 湿热交换器（人工鼻）被动加温、加湿吸入气体。
- 压缩容积为气体在吸气期呼吸机环路中的气体压缩，并不输送至患者。
- 呼吸机相关性肺炎通常与管路无相关性。
- 呼吸机管路无需定时更换。
- 呼吸机报警需要设置足够灵敏以及时发现危重事件，但也要避免错误报警。

（葛慧青　译　齐小玖　校）

参考文献

Doyle A, Joshi M, Frank P, et al. A change in humidification system can eliminate endotracheal tube occlusion. *J Crit Care.* 2011;26:637.e1-4.

Gross JL, Park GR. Han J, Liu Y. Effect of ventilator circuit changes on ventilator-associated pneumonia: a systematic review and meta-analysis. *Respir Care.* 2010;55:467-474.

Hess D. Prolonged use of heat and moisture exchangers: why do we keep changing things? *Crit Care Med.* 2000;28:1667-1668.

Hess DR, Kallstrom TJ, Mottram CD, et al. Care of the ventilator circuit and its relation to ventilator-associated pneumonia. *Respir Care.* 2003;48:869-879.

Gross JL, Park GR. Humidification of inspired gases during mechanical ventilation. *Minerva Anestesiol.* 2012;78:496-502.

Kelly M, Gillies D, Todd DA, Lockwood C. Heated humidification versus heat and moisture exchangers for ventilated adults and children. *Cochrane Database Syst Rev.* 2010;CD004711.

Kola A, Eckmanns T, Gastmeier P. Efficacy of heat and moisture exchangers in preventing ventilator-associated pneumonia: meta-analysis of randomized controlled trials. *Intensive Care Med.* 2005;31:5-11.

Lacherade JC, Auburtin M, Cerf C, et al. Impact of humidification systems on ventilator-associated pneumonia: a randomized multicenter trial. *Am J Respir Crit Care Med.* 2005;172:1276-1282.

Lellouche F, Pignataro C, Maggiore SM, et al. Short-term effects of humidification devices on respiratory pattern and arterial blood gases during noninvasive ventilation. *Respir Care.* 2012;57:1879-1886.

Morán I, Cabello B, Manero E, Mancebo J. Comparison of the effects of two humidifier systems on endotracheal tube resistance. *Intensive Care Med.* 2011;37:1773-1779.

Nishida T, Nishimura M, Fujino Y, Mashimo T. Performance of heated humidifiers with a heated wire according to ventilatory settings. *J Aerosol Med.* 2001;14:43-51.

Pelosi P, Chiumello D, Severgnini P, et al. Performance of heated wire humidifiers: an in vitro study. *J Crit Care.* 2007;22:258-264.

Restrepo RD, Walsh BK. Humidification during invasive and noninvasive mechanical ventilation: 2012. *Respir Care.* 2012;57:782-788.

Sottiaux TM. Consequences of under- and over-humidification. *Respir Care Clin N Am.* 2006;12:233-252.

第 13 章
吸氧浓度、呼气末正压和平均气道压

目标

1. 讨论低氧血症的病理生理。
2. 讨论呼气末正压（PEEP）的生理学效应。
3. 讨论 PEEP 的适应证。
4. 讨论 PEEP 在 ARDS 患者中的应用、监测和撤离。
5. 讨论危重症患者氧合的全面管理。

引言

氧合状态管理的相关原则比通气管理更加复杂。如果心功能和机体 CO_2 产出量（$\dot{V}_{CO_2}$）恒定，肺泡通气量的增加通常引起 $Paco_2$ 的下降，反之亦然。而在氧合状态，患者的氧合好坏不仅取决于 Fio_2，同时也受心肺疾病、PEEP 和平均气道压（$\overline{Paw}$）的影响。本章主要讨论机械通气过程中影响氧合的因素，以及患者管理中相应的解决方法。

低氧血症的病理生理

在一个大气压呼吸室内空气时，正常人 Pao_2 为 80 ~ 100mmHg。Pao_2 低于 80mmHg，则可诊断为低氧血症。为了维持正常的组织氧合，需要提供足够的 Fio_2、合适的通气血流比（$\dot{V}/\dot{Q}$）、充足的血红蛋白、足够的心输出量和恰当的氧解离能力，上述任一环节出现问题都有可能导致组织缺氧。在一个大气压水平，大部分的低氧血症由心肺功能病变和低通气造成。更具体地说，低氧血症由分流、通气血流比失调、弥散障碍和低通气等引起。同时低氧血症亦会由于心功能不全而加重。在机械通气患者中，合理的目标 Pao_2 为 55 ~ 80mmHg（Spo_2 88% ~ 95%）。

分流

分流是指有灌注而无通气。存在分流时，静脉血（分流的血）与氧合好的动脉血在肺静脉或左心室混合，从而导致左心室射出的血液 Pao_2 下降。由于大部分的氧气是通过血红蛋白运输的，因此即使是很小的分流（图 13-1），也会导致较显著的低氧血症。如果大的分流存在，那么即便是增加 Fio_2，氧合情况也不会有明显改善。所以存在较大分流时，改善氧合的重点应该放在对分流的处理上（例如，气胸的引流减压、肺炎的治疗、肺不张的肺复张、利尿），应用 PEEP、肺复张手法和提高平均气道压的方法都可能改善氧合。在机械通气患者，一个普遍但不常被认识到的引起分流的原因是卵圆孔未闭，功能性关闭的卵圆孔可能由于机械通气和急性呼吸衰竭而重新开放。

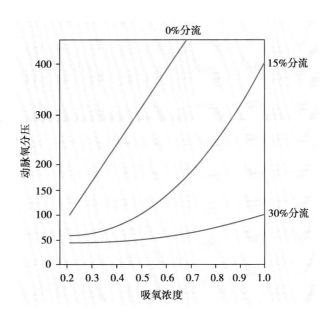

图 13-1　0、15%、30% 分流时吸氧浓度与动脉血氧分压之间的关系。假定正常的通气、血红蛋白含量 15g、动静脉氧含量的容积差为 5% 和正常的心排量、代谢率、pH 及 $Paco_2$。注意随着分流的增加，在 F_{IO_2} 不变的情况下 Pao_2 也会明显的下降

经许可转载自 Shapiro BA，et al. Clinical Application of Blood Gases. 4th ed. Chicago，I L：Mosby- Year Book，1994.

通气/血流比失调

正常的通气/血流比（$\dot{V}/\dot{Q}$）为 0.8。此比值降低时低氧血症就会发生（图 13-2）。存在 $\dot{V}/\dot{Q}$ 失调时，提高 Pao_2 最有效的方法就是改善气体分布和增加 F_{IO_2}。这对于存在总的 $\dot{V}/\dot{Q}$ 失调的慢性阻塞性肺疾病患者尤其有效。如图 13-2 所示，F_{IO_2} 较小的升高可以带来 Pao_2 的显著增加。在许多机械通气患者，低氧血症是由分流和 $\dot{V}/\dot{Q}$ 失调共同引起的。这些患者氧合的管理可能需要增加 F_{IO_2}、PEEP 和平均气道压。

弥散障碍

弥散障碍时低氧血症的发生是由于氧气通过肺泡毛细血管膜时间延长引起。这是肺泡毛细血管膜增厚或是能进行有效弥散的肺泡表面积减少的结果。肺间质水肿、肺泡毛细血管膜纤维化和肺实质气肿样改变是造成弥散障碍最主要的原因。对于弥散障碍，可以通过提高 F_{IO_2} 来改善氧合。

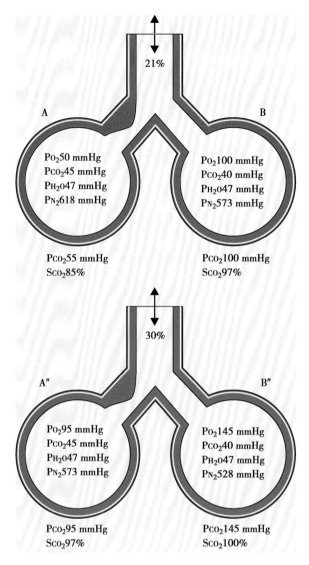

图 13-2 通气/血流比失调影响氧合的作用机制。在肺泡 A（A″），通气/血流比 < 0.8。结果，血液循环从肺泡带走氧气的能力大于到达肺泡的氧气量，从而造成肺泡 P_{O_2} 的下降和 P_{CO_2} 的升高。在肺泡 B（B″），维持正常的通气/血流比。F_{IO_2} 从 0.21 增加到 0.30（A″和 B″）可以明显减小低通气血流比对氧合的影响

来自 Shapiro BA，et al. Clinical Application of Blood Gases. 4th ed. Chicago，I L：Mosby-Year Book，1994.

低通气

正如肺泡气体方程所揭示的那样，增加肺泡 P_{CO_2} 会降低肺泡 P_{O_2}。Pa_{CO_2} 升高会导致氧离曲线右移，降低 Sa_{O_2}，但可增加氧气在组织处的释放。对于低通气引起的低氧血症，尽管增加氧浓度也能提高氧合，但增加通气量却是最好的办法。

心血管功能不全

对于肺功能正常的患者，心输出量下降并不会导致低氧血症。但是，心血管功能的改变会加重 $\dot{V}/\dot{Q}$ 失调或分流造成的低氧影响。在心输出量降低时，组织可利用氧减少，混合静脉血氧含量也下降。与心输出量正常的患者相比，心输出量下降合并分流或 $\dot{V}/\dot{Q}$ 失调患者分流区含氧量低的血液与非分流区的血液混合，会导致更加严重的低氧血症。心血管功能不全引起的低氧血症可通过正确的血流动力学管理来纠正。在这种情况下，增加 F_{IO_2} 也是合适的，还有些特殊的情况（例如，心源性肺水肿），中等水平的 PEEP 是有帮助的。

鉴于机械通气也可能引起 $\dot{V}/\dot{Q}$ 失调，即使是没有严重心肺功能不全的患者（例如，术后、药物过量），可能也需要增加 F_{IO_2} 来维持正常的 Pao_2。在这种情况下，F_{IO_2} 往往不需 >0.4 除非在一些特殊操作时（例如，吸痰、支气管镜检查）。

吸氧浓度

氧中毒

对于危重症患者氧中毒的问题一直存在争议。健康的哺乳动物吸入 100% 氧气超过 24 小时会出现肺泡毛细血管膜结构的改变、肺水肿、肺不张和 Pao_2 的降低。在健康人身上也发现有相同的影响，只是需要更长的时间。因此，以最低的 F_{IO_2} 来维持目标 Pao_2 始终是必要的。但是在严重病变的肺，抗氧化剂降低高氧浓度毒性的能力可能被催化，这样增加了机体对高氧浓度的耐受性。与将肺暴露于高肺泡压（$>30cmH_2O$）相比，增加吸氧浓度的危险性要低得多。

100% O_2

应尽量避免持续使用 100% O_2。除了引起氧中毒的潜在风险外，高吸氧浓度可能引起低通气肺泡的吸收性肺不张，这是由于不稳定肺单位的脱氮作用引起的。但这也并不意味着 100% O_2 永远不能使用。无论何时，只要氧合状况存在问题或广泛心肺功能不全出现时，都应给予 100% O_2，一旦急性问题得到解决，吸氧浓度就应尽可能快地降至合适水平。一些操作如支气管镜检查时，推荐使用 100% O_2。另外，在呼吸机初始设置时，通常可以使用 100% O_2，但应在合适的 Pao_2 和 Spo_2 建立后尽快降低 F_{IO_2}。

呼气末正压

呼吸末正压（PEEP）是指呼气相应用于气道内的高于大气压的压力。持续气道正压（CPAP）是指维持一个稳定并高于大气压的压力于有自主呼吸患者的气道。使用 CPAP 时，患者自己触发通气（吸气时没有额外的压力），但是吸气辅助由 PEEP 提供。

生理学效应

PEEP 的应用增加$\overline{Paw}$ 和平均胸腔内压，这对患者有许多生理学功能方面的影响（表 13-1）。在针对临床情况使用合适的 PEEP 水平时，PEEP 可以改善肺力学和气体交换，并也可能对心血管系统产生影响。

表 13-1　不同 PEEP 水平的生理学效应

·	适当的 PEEP	过度的 PEEP
胸内压	增加	增加
FRC	增加	增加
肺顺应性	增加	降低
$Paco_2$	降低	增加
Q_S/Q_T	降低	增加
$P\overline{v}o_2$	正常	降低
$Paco_2 - Petco_2$	降低	增加
V_D/V_T	降低	增加
呼吸功	降低	增加
肺血管阻力	正常	增加
心输出量	正常	降低
左心室后负荷	降低	降低
动脉血压	正常	降低
颅内压	正常	增加
尿量	正常	降低

缩略词：FRC，功能残气量；Q_S/Q_T，分流分数；$P\overline{v}o_2$，混合静脉血氧分压；$Petco_2$，潮气末Pco_2；V_D/V_T，死腔量/潮气量比值。

肺力学指标　由于肺部压力和容积是相互关联的，PEEP 的应用会增加功能残气量（FRC）。PEEP 可以帮助塌陷肺泡复张，而随着塌陷肺泡的重新复张，肺顺应性也得到改善。使用 PEEP 时肺容积的增加可能是肺泡重新复张或已开放肺泡的容积增加的结果，如果 PEEP 过度扩张了已开放的肺泡，则顺应性会下降。PEEP 可引起肺顺应性升高、降低或者不变，取决于肺泡复张与过度膨胀之间的最终平衡。PEEP 的合理应用可以改善肺损伤患者的肺顺应性；能减少自主呼吸患者的呼吸做功。过度的 PEEP 置肺于压力容积曲线较高的平台部分，因而会降低顺应性，同时增加患者呼吸做功。

气体交换　临床上 PEEP 最常用于提高 Pao_2，这主要是通过增加肺泡复张和减少肺内分流来实现。合适的 PEEP 也可以通过减少死腔通气量来改善

Paco$_2$-Petco$_2$（潮气末 CO$_2$）和 Paco$_2$。过度的 PEEP 会减少肺通气良好区域的血流灌注，从而增加通气死腔和 Paco$_2$。对于单侧肺病变的患者来说，PEEP 会导致健侧肺单位过度膨胀，血流向患侧肺单位分流，最终加重低氧血症。

心血管系统　PEEP 对于心血管系统的作用取决于 PEEP 的水平、呼吸系统的顺应性和心血管功能状态。由于 PEEP 会增加 $\overline{Paw}$ 和平均胸内压，使用 PEEP 时静脉回流和心输出量可能会降低。在肺顺应性较好、胸壁顺应性较低且心血管储备功能不足时，PEEP 对心输出量的影响最明显。高水平的 PEEP 降低右心室的前负荷，增加右心室的后负荷（肺血管阻力增加），并有可能使室间隔左移。上述因素再加上心包压力梯度的降低，可造成左心室舒张能力受限、左心室舒张末期容积和射血容积下降。因此，肺循环和体循环的血压都可能受 PEEP 的影响。PEEP 增加了心脏以外的压力，因而它会降低左心室的后负荷。这些影响最终将导致心输出量减少、动脉血压降低、尿量减少以及组织氧合变差。

颅内压　由于 PEEP 减少了静脉回流，颅内压可能会随着 PEEP 的应用而增加。在临床上这样的效应往往可以忽略不计，除非患者在应用前已经存在颅内压增高。我们也可以通过抬高患者的头部来消除 PEEP 对这类患者的影响。但是对于有颅内压增高风险的患者，使用 PEEP 时应谨慎，通常认为 PEEP ≤ 10cmH$_2$O 时影响较小。

气压伤　PEEP 引起的过度膨胀肺泡的量决定了气压伤发生的可能性。鉴于肺损伤具有不均一性这个特点，任何水平的 PEEP 都有可能引起肺单位的过度膨胀。在这里气压伤的发生是由于吸气末压力的升高，因此只有当 PEEP 值大到一定程度时气压伤的风险才会增加。

适应证

PEEP 的适应证见表 13-2。

表 13-2　PEEP 的适应证
• 急性呼吸窘迫综合征
• 胸部创伤
• 术后肺不张
• 心源性肺水肿
• 急性人工气道
• 内源性 PEEP

缩略词：PEEP，呼气末正压。

急性呼吸窘迫综合征（ARDS）　早期 ARDS 患者一般应用 10~20cmH$_2$O 的 PEEP 来维持肺泡复张。在 ARDS 的后期，一旦有肺纤维发生则 PEEP 值应为 5~10cmH$_2$O。

胸部创伤 存在连枷胸的患者，PEEP 可以帮助固定胸壁并阻止胸腹矛盾运动。如果不合并 ARDS，没有气胸且患者的血流动力学稳定，那么 $5 \sim 10 cmH_2O$ 的 PEEP 是合适的。

术后肺不张 对于术后肺不张患者可以使用面罩 CPAP，可持续使用或每 $2 \sim 6$ 小时使用 $15 \sim 30$ 分钟，CPAP 水平在 $5 \sim 10 cmH_2O$。

心源性肺水肿 PEEP 降低心脏前负荷和后负荷。使用 $5 \sim 10 cmH_2O$ 的 PEEP 或者 CPAP 可以改善氧合，减少呼吸功，增加左心室射血能力，提高心输出量。

人工气道 人工气道的植入会减少 FRC，并有可能损害气体交换能力。除非有其他的禁忌证，气管插管的患者通常都会使用 $5 cmH_2O$ 的 PEEP。但是，大部分长期气管切开的患者不需要 PEEP 或者 CPAP。

内源性 PEEP 内源性 PEEP 的大小取决于呼吸时间常数（阻力和顺应性）、呼气时间和潮气量（V_T）。只有在使用呼气末暂停时，内源性 PEEP 才能在呼吸机上观察得到。内源性 PEEP 的首要问题是患者呼吸触发困难，在这种情况下，应用 PEEP 来抵消内源性 PEEP 可以减少患者用于触发的呼吸做功，并且不会影响到呼气末肺泡内压。对于存在触发困难的患者可以缓慢增加 PEEP，直到患者的每次呼吸都能轻松地触发机器送气。应用合适水平的 PEEP，可降低患者的呼吸频率，同时心肺血管紧张状态也会逐渐消失。PEEP 通过限制气流方式来抵消内源性 PEEP，但是 PEEP 不能用于因高分钟通气量引起的内源性 PEEP。在 VCV，如果应用 PEEP 增加了呼气末肺泡压，那么吸气峰压（PIP）和平台压（Pplat）也会增加。随着 PEEP 的改变，在 VCV 模式下 PIP 不变，或者 PCV 模式下潮气量不变（且 PIP 不变），说明存在内源性 PEEP。

呼吸机相关性肺炎 PEEP 的使用增加了气道内压，可减少人工气道气囊周围误吸风险，从而减少下呼吸道污染机会，减少呼吸机相关性肺炎的发生。

ARDS 的 PEEP 设置

ARDS 是 PEEP 的最主要适应证。使用 PEEP 是为了阻止复张肺泡的再次塌陷，并维持组织氧合。PEEP 可以改善分流、纠正低氧血症、减少呼吸做功，更重要的是，这是在不影响心输出量的前提下实现的。

PEEP 设定的目标是尽最大可能地复张肺泡，且避免其过度膨胀。较高水平的 PEEP 适用于中到重度 ARDS，而中度水平的 PEEP 则可能对于轻度的 ARDS 较为合适。由于不同 ARDS 患者肺泡的潜在可复张性不同，所以一定要使用滴定法来选择针对不同患者合适的 PEEP。使用 PEEP 时应监测动脉血压和脉氧饱和度。PEEP 的滴定方法是机械通气领域争论最多的内容。PEEP 滴定可以在实施复张手法后进行，使用这种方法，常先设置 PEEP 高于需要值进行肺泡复张，然后逐渐降低 PEEP 水平直到确定能维持最佳顺应性所需的最低值为止。或者，在 PEEP 逐步增加同时监测 Spo_2、Pplat、顺应性和血压，出现 Spo_2 下降、顺应性下降、血压降低和 Pplat 高于 $30 cmH_2O$ 提示肺泡膨胀过度。对于胸壁较硬的患者，PEEP 用来抵消由于胸壁挤压效应造成的肺泡塌陷，此时可以放置一个食管球囊来正确地评估胸膜腔压力以帮助选择合适 PEEP。另外一种方法是应用 ARDSNet 推荐的 PEEP/F_{IO_2} 表来指导 PEEP 设定。对于 ARDS 患者，PEEP 设置通常在 $10 \sim 20cmH_2O$，由于其对心血管功能的潜在影响，PEEP 滴定时应密切监测血流动力学。

　　PEEP 的撤除应该谨慎进行，要定期对 PEEP 进行再评估，通常不需要对 PEEP 做出较大的改变，要注意 PEEP 撤除后复张肺泡的再塌陷风险和血流动力学的稳定性。如果 PEEP 降低过程中 Spo_2 下降，应首先考虑重新设置之前的 PEEP 水平而不是增加 F_{IO_2}。

平均气道压

　　$\overline{Paw}$ 是指整个呼吸周期中气道内的平均压力。$\overline{Paw}$ 取决于所有影响通气的因素（表 13-3）。对于无内源性 PEEP 的患者，增加吸气时间可以在不增加肺泡峰压的情况下增加 $\overline{Paw}$，同时保持通气水平的稳定。如果存在内源性 PEEP，则肺泡压和潮气量会受影响。在 VCV 模式，因为 V_T 保持恒定，内源性 PEEP 会增加肺泡压；PCV 模式，潮气量随着内源性 PEEP 的出现而减少。如果增加吸气时间，增加幅度应以不会产生内源性 PEEP 为限。与使用 PEEP 相比，内源性 PEEP 会导致 PEEP 和 FRC 肺内分布的不均一。也就是说，由于肺疾病的不均一性，时间常数在不同肺单位之间会截然不同，顺应性最好的肺单位（呼气时间常数最长）FRC 和总 PEEP 增加最多，而顺应性最差的肺单位（呼气时间常数最短）FRC 和总 PEEP 减少最明显。

表 13-3　影响气道平均压的因素

- 吸气压
- PEEP
- 吸呼比（吸气时间和频率）
- 吸气压力波形

缩略词：PEEP，呼气末正压。

氧合管理

　　如果基础疾病处理得当，通过应用 PEEP、提高 F_{IO_2} 和维持良好的心血管功能即可维持最佳的氧合状态。氧合状态管理要考虑原发疾病的病理生理基础，如在弥漫性 ARDS 中，高水平的 PEEP 往往是需要的，而在较局限的肺炎患者，高 PEEP 可能会降低氧合。PEEP 的设定应在肺泡复张与过度扩张间取得平衡。F_{IO_2}、PEEP 和 $\overline{Paw}$ 水平应以维持 Pao_2 $55 \sim 80mmHg$（Spo_2 88% ~ 95%）为目标。

要点回顾

- 正常的组织氧合需要足够的 Pa_{O_2}、充足的血红蛋白和足够的心输出量。
- 低氧血症的原因通常是分流、$\dot{V}/\dot{Q}$ 失调、弥散障碍、低通气和心血管功能受损。
- 使用最低的 F_{IO_2} 来维持目标 Pa_{O_2}。
- 100% O_2 可以应用在机械通气的初始阶段，心肺功能不稳定和进行任何有应激反应的操作时。
- 呼气末正压（PEEP）可增加功能残气量，维持不稳定肺泡的复张状态。
- 使用 PEEP 复张肺泡可减少分流，改善氧合。
- PEEP 对血流动力学的影响取决于 PEEP 水平、呼吸系统顺应性和心血管功能状态。
- PEEP 的适应证包括呼吸窘迫综合征（ARDS）、胸部创伤、术后肺不张、心源性肺水肿和内源性 PEEP。
- 应用 PEEP 时要监测动脉血气、血氧饱和度和血流动力学。
- ARDS 患者，PEEP 设置的最低水平应能阻止复张肺泡再次塌陷（$10 \sim 20 cmH_2O$）。
- F_{IO_2}、PEEP 和 $\overline{Paw}$ 水平应以 Pa_{O_2} $55 \sim 80 mmHg$（Sp_{O_2} 88% ~ 95%）为目标。

（桑贤印 译 刘婷婷 校）

参考文献

Briel M, Meade M, Mercat A, et al. Higher vs lower positive end-expiratory pressure in patients with acute lung injury and acute respiratory distress syndrome: systematic review and meta-analysis. *JAMA.* 2010;303:865-873.

Brower RG, Lanken PN, MacIntyre N, et al. Higher versus lower positive end-expiratory pressures in patients with the acute respiratory distress syndrome. *N Engl J Med.* 2004;351: 327-336.

Dasenbrook EC, Needham DM, Brower RG, Fan E. Higher PEEP in patients with acute lung injury: a systematic review and meta-analysis. *Respir Care.* 2011;56:568-575.

Di Marco F, Devaquet J, Lyazidi A, et al. Positive end-expiratory pressure-induced functional recruitment in patients with acute respiratory distress syndrome. *Crit Care Med.* 2010;38:127-132.

Gordo-Vidal F, Gómez-Tello V, Palencia-Herrejón E, et al. High PEEP vs. conventional PEEP in the acute respiratory distress syndrome: a systematic review and meta-analysis. *Med Intensiva.* 2007;31:491-501

Hess DR. Approaches to conventional mechanical ventilation of the patient with acute respiratory distress syndrome. *Respir Care.* 2011;56:1555-1572.

Hess DR. How much PEEP? Do we need another meta-analysis? *Respir Care.* 2011;56:710-713.

Koutsoukou A, Bekos B, Sotiropoulou C, et al. Effects of positive end-expiratory pressure on gas exchange and expiratory flow limitation in adult respiratory distress syndrome. *Crit Care Med.* 2002;30:1941-1949.

Meade MO, Cook DJ, Guyatt GH, et al. Ventilation strategy using low tidal volumes, recruitment maneuvers, and high positive end-expiratory pressure for acute lung injury and acute respiratory distress syndrome: a randomized controlled trial. *JAMA.* 2008;299:637-645.

Mercat A, Richard JC, Vielle B, et al. Positive end-expiratory pressure setting in adults with acute lung injury and acute respiratory distress syndrome: a randomized controlled trial. *JAMA.* 2008;299:646-655.

Miller RR, Macintyre NR, Hite RD, et al. Point: should positive end-expiratory pressure in patients with ARDS be set on oxygenation? Yes. *Chest.* 2012;141:1379-1382.

Oba Y, Thameem DM, Zaza T. High levels of PEEP may improve survival in acute respiratory distress syndrome: A meta-analysis. *Respir Med*. 2009;103:1174-1181.

Putensen C, Theuerkauf N, Zinserling J, et al. Meta-analysis: ventilation strategies and outcomes of the acute respiratory distress syndrome and acute lung injury. *Ann Intern Med*. 2009;151:566-576

Schmidt GA. Counterpoint: should positive end-expiratory pressure in patients with ARDS be set based on oxygenation? No. *Chest*. 2012;141:1382-1387.

Villar J, Kacmarek RM, Pérez-Méndez L, Aguirre-Jaime A. A high positive end-expiratory pressure, low tidal volume ventilatory strategy improves outcome in persistent acute respiratory distress syndrome: a randomized, controlled trial. *Crit Care Med*. 2006;34: 1311-1318.

第 14 章
机械通气参数的初始设置

目标

1. 讨论高碳酸血症性和低氧血症性呼吸衰竭之间的不同，并列举产生不同的原因。
2. 描述机械通气适应证。
3. 讨论启动机械通气的关注点和方法。
4. 讨论正常肺、阻塞性肺疾病和限制性肺疾病初始参数设置的原则。
5. 讨论使用机械通气的伦理问题。

引言

　　机械通气支持通常用于无法维持气体交换的严重呼吸衰竭患者。呼吸衰竭可以分为高碳酸血症性和低氧血症性两种类型。一旦做出启动机械通气的决定，需要根据患者的生理状态和最佳可得证据设置初始参数。每次启动机械通气时，也需要考虑相关的伦理问题。

高碳酸血症性和低氧血症性呼吸衰竭

　　低氧血症性呼吸衰竭以氧合水平下降为特征；高碳酸血症性呼吸衰竭是通气泵（呼吸肌）的功能衰竭。两者通常同时存在并互为因果。

高碳酸血症性呼吸衰竭

　　呼吸泵由膈肌、胸壁肌肉以及支配它们的神经组成，它们负责确保有效的肺泡通气量。不管单独或者联合作用，以下四种情况都会导致呼吸泵衰竭：肌无力、负荷过重、神经传导功能受损、运动神经元疾病或呼吸驱动能力减弱（表 14-1）。高碳酸血症性呼吸衰竭引起血二氧化碳分压（$Paco_2$）升高。

　　呼吸肌无力可能发生于继发性肌肉疾病和肌营养不良、电解质失衡、周围神经功能受损或者酶传递障碍患者。长期使用激素和氨基糖苷类抗生素，或者钙通道阻断剂等都会影响神经肌肉传递。由于肌肉力量-速度关系的减弱，及最大呼吸肌肉收缩力下降，慢性肺疾病和神经肌肉疾病也会导致泵衰竭。呼吸肌功能还会由于机械性原因而减弱，例如严重慢性阻塞性肺疾病导致的膈肌扁平，或者脊柱后侧凸患者胸廓的畸形。ICU 机械通气患者，特别是应用肌肉松弛剂或激素治疗的患者，可能会引起严重的肌肉疾病。另外，慢性肺疾病或者神经肌肉疾病可能会导致呼吸肌肉废用、萎缩或者疲劳，最终都会影响通气效能，导致二氧化碳潴留。

　　负荷过重可能造成高碳酸血症性呼吸衰竭，这通常是由其他影响呼吸泵功能的因素引起。慢性肺疾病或者神经肌肉疾病患者，气道分泌物堆积、黏膜水肿或支气管痉挛时呼吸负荷增加。胸廓畸形患者，通气负荷增加是一个长期存在的问题。任何增加肺通气需求而导致通气负荷增加的因素，在合并神经肌肉功能下降时，都会增加呼吸衰竭的可能性。

表 14-1 高碳酸血症性呼吸衰竭的原因

通气肌功能不足	神经传导受损
• 电解质紊乱	• 脊髓损伤
– 镁	• 运动神经元病
– 钾	• 神经肌肉阻滞
– 磷酸盐	负荷过重
• 营养不良	• 气道分泌物蓄积
• 药物	• 黏膜水肿
– 长期应用糖皮质激素	• 支气管痉挛
– 氨基糖苷类抗生素	• 通气死腔量增加
– 钙通道阻断剂	• 二氧化碳产生增加
• 继发性肌肉疾病和肌营养不良	• 内源性 PEEP
• 机械性原因	中枢通气驱动下降
– 膈肌扁平	• 药物（镇静剂和麻醉剂）因素
– 胸廓畸形	• 甲状腺功能减退
• 肌萎缩	• 特发性中央肺泡换气过度
• 肌疲劳	• 严重脊髓脑干损伤

    由药物、甲状腺功能减退或者疾病等因素影响呼吸中枢导致呼吸驱动减弱。增加的呼吸驱动同时也会加速急性呼吸衰竭的发生，特别是在泵功能受累和通气负荷增加同时存在时，如代谢性酸中毒、二氧化碳产生过多和呼吸困难，都会导致呼吸驱动增加。

低氧血症性呼吸衰竭

    肺未能维持正常的动脉氧合称为低氧血症性呼吸衰竭（表 14-2）。低氧血症性呼吸衰竭通常不与二氧化碳潴留并存，除非同时存在急性或者慢性呼吸泵衰竭。低氧血症性呼吸衰竭通常可以通过普通氧疗来纠正，但是在重度急性呼吸窘迫综合征（ARDS）、心力衰竭或者肺炎的患者，可能需要机械通气支持。

表 14-2 低氧血症性呼吸衰竭的原因

• 通气-血流比失调
• 右向左分流
• 肺泡低通气
• 弥散障碍
• 吸入氧浓度（F_{IO_2}）不足

机械通气适应证

从生理学角度来看，机械通气适应证见表 14-3。急性呼吸衰竭患者 $Paco_2$ 升高导致急性酸中毒（pH < 7.30）时需要使用机械通气，对不同的患者来说，pH 和 $Paco_2$ 的精确标准需要进行个体化的评估。

潜在呼吸衰竭患者，有些疾病如急性神经肌肉病变、重症哮喘，经过积极处置病情无明显缓解，且有将发生呼吸衰竭的征兆时，需要考虑实施机械通气。

表 14-3　机械通气的适应证

- 窒息
- 急性呼吸衰竭
- 即将发生的急性呼吸衰竭
- 重度氧合不足

单纯氧合不足并不是机械通气的适应证。然而，ARDS 或者肺炎引起严重低氧血症则可能需要机械通气，尤其是在患者需要高的吸入氧浓度（F_{IO_2} > 0.80）时。由于机械通气可减少患者呼吸氧耗，提高平均气道压力，应用机械通气能降低通气泵做功并改善氧合状态。

机械通气的启动

在机械通气开始阶段，血流动力学的影响非常常见。机械通气初期，平均胸腔内压力从负压转变为正压；充足的通气和氧合可能引起患者迷走神经张力下降；加上机械通气初期镇静药物的使用，都可能导致低血压发生。机械通气引起的血流动力学影响往往需要通过补液或者使用血管活性药物来纠正。

初始呼吸机设置

呼吸机参数的设置需要综合人机协调性、基础疾病的病理生理改变和患者的呼吸力学状态等因素。两个身高和年龄相似的患者，一个因过量服用药物，另一个是重度哮喘，两者所需的通气参数有很大差异。

模式

最佳模式本身存在着很多争议且缺少有力的指导证据。在机械通气最初阶段，往往需要完全通气支持，这就需要持续的指令通气（辅助/控制），可以是 VCV 或 PCV 模式。此时设置足够高的呼吸频率来抑制患者自主呼吸做功可能更为关键。

容量和压力水平

因为考虑到呼吸机相关性肺损伤，平台压一般设置不超过 30cmH$_2$O，除非患者的胸壁顺应性下降。需要根据理想体重（IBW）来设置潮气量（V_T）为 4～8ml/kg。正常肺患者（如药物过量、手术后）V_T 可设置在 6～8ml/kg IBW；而存在肺部疾病的患者应当设置 V_T 为 4～8ml/kg IBW，如表 14-4。IBW 根据以下公式计算，用来设置绝对潮气量：

$$男性 = 50 + 2.3 [身高/2.54 (cm) - 60] kg$$
$$女性 = 45.5 + 2.3 [身高/2.54 (cm) - 60] kg$$

表 14-4　初始潮气量和呼吸频率设置

- 正常肺
  - 潮气量 6～8ml/kg IBW
  - 频率 15～20 次/分
- 急性肺损伤
  - 潮气量 4～8ml/kg IBW
  - 频率 20～25 次/分
- 阻塞性肺疾病
  - 潮气量 4～8ml/kg IBW
  - 频率 8～12 次/分

注：保持平台压低于 30cmH$_2$O，除外患者胸壁顺应性降低的情况。

在 PCV 模式时，需根据潮气量的输送状态来设置呼吸机参数。压力水平应当设置在输出潮气量与 VCV 模式设置的潮气量相当。不管是用 VCV 还是 PCV 模式，实际输出潮气量对于有肺部疾病的患者以常规设置值（4～8ml/kg IBW）的低位为宜；而对于正常肺患者则可以 6～8ml/kg IBW 为目标。

流速类型、峰流速和吸气时间

在 VCV 模式，通过呼吸机来设置峰流速和流速类型。虽然递减流量波有利于改善肺内气体分布，但恒速流量波在机械通气早期也是可以接受的。设置峰流速应当注意保持吸气时间 ≤1s。对于有自主触发呼吸机的患者，流速和吸气时间需要根据患者吸气需求设置。吸气时间通常设置短于呼气时间，以避免呼气时间不足引起的气体陷闭及对血流动力学的影响。

呼吸频率

呼吸频率设置需要根据潮气量、呼吸力学和 Pa$_{CO_2}$（表 14-4）。对阻塞性肺疾病的患者来说，设置较低呼吸频率为 8～12 次/分和较低的分钟通气量，来避免内源性 PEEP 的产生。对急性肺损伤的患者来说，初始的呼吸频率可设置为 20～25 次/分，以保证足够的分钟通气量。正常肺患者通常设置为 15～20 次/分。机械通气开始后再根据监测到的治疗反应对通气频率进行调整。

吸入氧浓度（F$_{IO_2}$）和呼气末正压（PEEP）

推荐初始 F$_{IO_2}$ 设置为 1.0，直至维持指脉氧饱和度为 88%～95%，Pa$_{O_2}$ 为

$55 \sim 80 mmHg$。设置初始 PEEP 为 $5 cmH_2O$，可维持功能残气量，防止肺不张。对急性肺损伤患者，应当设置更高水平的 PEEP。

伦理问题

开始给患者进行机械通气支持之前，需要考虑疾病过程的可逆性。如果疾病过程逆转的可能性很小，则需要对潜在的长期使用呼吸机和不提供通气支持的结果进行权衡。在商讨关于气管插管和长期支持是否明智时，可予无创通气序贯支持。而有些如神经肌肉病变患者，无论是持续无创通气支持还是气管切开长期呼吸支持，都应当根据患者的意愿来决定。

要点回顾

- 呼吸衰竭可以由呼吸肌无力、通气负荷过重、中枢通气驱动受损或多个因素合并引起。
- 呼吸驱动受损可由药物、甲状腺功能减退或神经功能损害引起。
- 机械通气的生理学指征包括窒息、急性呼吸衰竭、潜在呼吸衰竭和严重的氧合障碍。
- 在选择初始通气模式时，不管是容量控制还是压力控制的指令通气（辅助/控制）都是被推荐的，同时设置能够提供完全通气支持的频率。
- 应当根据呼吸力学和病理生理状态来设置潮气量和压力水平，保持平台压$\leqslant 30 cmH_2O$。
- 正常肺患者设置潮气量为 $6 \sim 8 ml/kg$ IBW，有肺部疾病的患者设置潮气量为 $4 \sim 8 ml/kg$ IBW。
- VCV 初始吸气流速波形设置需要考虑吸气时间$\leqslant 1s$。
- 呼吸频率根据潮气量、肺部力学和目标 $Paco_2$ 设置。
- 初始需要设置 F_{IO_2} 为 1.0，然后根据脉搏氧饱和度进行调节。
- 除非急性病程导致的呼吸衰竭是可逆的，方可开始行机械通气支持。

（徐培峰　译　徐诗行　校）

参考文献

Fuller BM, Mohr NM, Drewry AM, Carpenter CR. Lower tidal volume at initiation of mechanical ventilation may reduce progression to acute respiratory distress syndrome—a systematic review. *Crit Care*. 2013;18;17:R11.

Gattinoni L. Counterpoint: is low tidal volume mechanical ventilation preferred for all patients on ventilation? No. *Chest*. 2011;140:11-13.

Gattinoni L, Carlesso E, Langer T. Towards ultraprotective mechanical ventilation. *Curr Opin Anaesthesiol*. 2012;25:141-147.

Hubmayr RD. Point: is low tidal volume mechanical ventilation preferred for all patients on ventilation? Yes. *Chest*. 2011;140:9-11.

Lipes J, Bojmehrani A, Lellouche F. Low tidal volume ventilation in patients without acute respiratory distress syndrome: a paradigm shift in mechanical ventilation. *Crit Care Res Pract*. 2012;2012:416862.

Mohr NM, Fuller BM. Low tidal volume ventilation should be the routine ventilation strategy of choice for all emergency department patients. *Ann Emerg Med*. 2012;60:215-216.

Nyquist P, Stevens RD, Mirski MA. Neurologic injury and mechanical ventilation. *Neurocrit Care*. 2008;9:400-408.

Papadakos PJ, Karcz M, Lachmann B. Mechanical ventilation in trauma. *Curr Opin Anaesthesiol.* 2010;23:228-32.

Ramsey CD, Funk D, Miller RR, Kumar A. Ventilator management for hypoxemic respiratory failure attributable to H1N1 novel swine origin influenza virus. *Crit Care Med.* 2010; 38(4 Suppl):e58-e65.

Rose L. Clinical application of ventilator modes: ventilatory strategies for lung protection. *Aust Crit Care.* 2010;23:71-80.

第 15 章
人机不同步

> **目标**
>
> 1. 描述触发不同步的原因。
> 2. 解释内源性 PEEP 如何导致触发失败。
> 3. 描述容量控制、压力控制和压力支持的流速不同步。
> 4. 描述容量控制、压力控制和压力支持的切换不同步。
> 5. 描述通气模式是如何影响同步性的。
> 6. 讨论不同步的处理方法。
> 7. 评估机械通气患者的呼吸困难。

引言

  不同步指的是患者自主呼吸驱动和呼吸机应答之间的不协调，在机械通气过程中普遍存在而且会延长机械通气的时间，人机不同步很大程度影响患者的救治效果。患者与呼吸机的交互作用影响因素如图 15-1，包括基础疾病过程、治疗干预的效果、呼吸机的性能和临床医师对呼吸机的设置。这一章主要描述人机不同步的原因和应对策略。

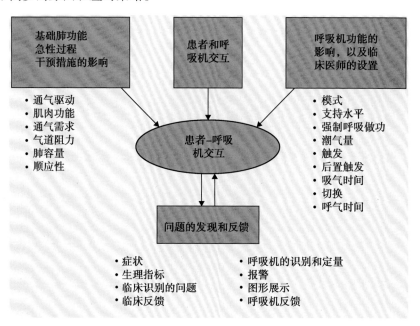

图 15-1 人机交互作用影响因素原理图

经许可转载自 Pierson DJ. Patient- ventilator interaction. Respir Care，2011，56（2）：214-228.

触发不同步

  触发不同步是指患者的吸气努力与呼吸机吸气相气体输出的关系出现异常。也就是说，自主吸气和呼吸机的应答缺乏同步性。触发不同步包括呼吸机自动触发（误触发）和患者触发呼吸机困难。呼吸机触发敏感度的设置应该是在不引起误触发的前提下越灵敏越好。虽然许多医师喜欢使用流量触发，但在现代的呼吸机上，流量触发和压力触发并不存在很大的差异。

误触发指由于一个伪信号引起的呼吸机触发反应，比较常见的如由于心脏跳动传导至肺使近端气道内产生流速或压力改变，从而触发呼吸机送气（图15-2），这种情况可以通过调节触发灵敏度来解决。其他引起误触发的原因还包括环路内过多的冷凝水和环路漏气等，可以通过清理环路积水和纠正漏气来处理。漏气补偿在无创通气时可减小误触发的发生。

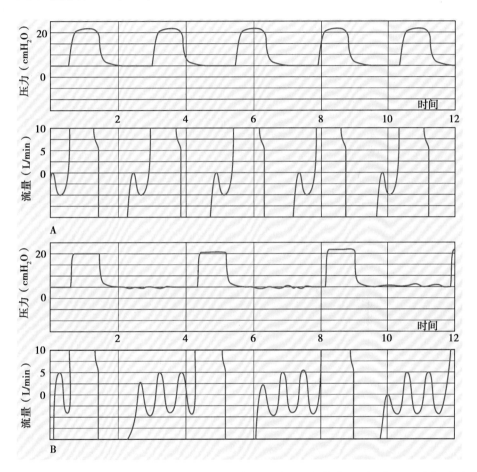

图 15-2　A. 设置 2L/min 流速触发时，心脏振荡触发呼吸机频率为 24 次/分。B. 当把流速触发设置到 8L/min 时，呼吸频率为呼吸机设置的 16 次/分。心脏振荡在近患者端气道内产生了 4~6L/min 的流量

患者无效触发可以由呼吸机触发灵敏度设置不当引起，也可由呼吸肌无力引起。最常见的触发失败原因可能是气道阻塞疾病患者存在的内源性 PEEP，这种情况下，如果患者的吸气努力不能充分抵消内源性 PEEP，就会产生触发失败（图 15-3）。使用合适 PEEP 可抵消慢性阻塞性肺疾病（COPD）患者因气流受限引起的内源性 PEEP（图 15-4）。外加 PEEP 来抵消内源性 PEEP 时，需要关注并避免 PEEP 治疗带来的肺过度膨胀。如果增加 PEEP 时吸气峰压也随之上升

（在 VCV 模式时），就要考虑肺过度膨胀。通过减少分钟通气量降低内源性 PEEP、降低吸呼比（I∶E）、使用支气管扩张剂或者清理分泌物降低气道阻力，都可以提高触发效果。需要注意的是，存在内源性 PEEP 时，流速触发并不优于压力触发，因为无论触发流量还是压力之前，患者都需要付出足够努力来先克服内源性 PEEP，才能引起气道内流量或者压力的改变。

反向触发发生在呼吸机吸呼切换阶段，由患者自主努力引发（图 15-5）。反向触发常表现呼吸叠加并引起肺过度膨胀。

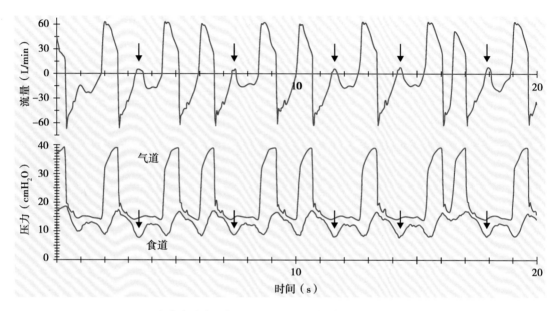

图 15-3　COPD 患者存在内源性 PEEP 时流速、气道压力和食管压力波形，箭头所指的是触发失败

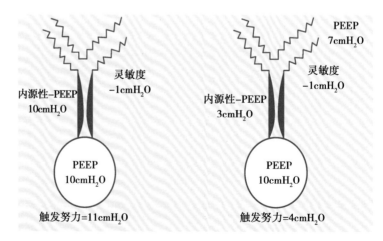

图 15-4　当内源性 PEEP 为 10cmH$_2$O，触发灵敏度设置 – 1cmH$_2$O 时，患者需要产生 11cmH$_2$O 的吸气压力才能触发呼吸机。当设置 PEEP 增加到 7cmH$_2$O 时，患者触发呼吸机所需要做的努力只有 4cmH$_2$O。在流量受限患者，常用 PEEP 来抵消内源性 PEEP

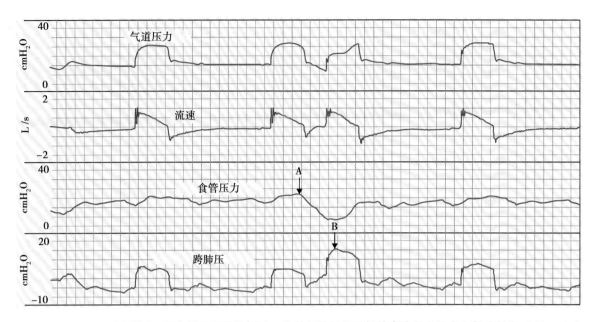

图 15-5　反向触发呼吸的例子，患者在呼吸机吸气结束阶段出现自主努力触发（A），这会导致呼吸叠加和更高的跨肺压（B）

流速不同步

　　流速不同步是呼吸机的输出流速不能与患者吸气需要的流速相匹配，这可以在气道压力波形上发现。流速不同步时压力波形都与正常波形不同，患者每次呼吸的气道峰压都不一样（图 15-6）。流速不同步的临床指征包括呼吸急促、对抗和胸腹矛盾运动。应对流速不同步的方法包括：在 VCV 增加流速设置或者改变吸气流速类型；改 VCV 为 PCV；增加 PCV 和 PSV 的压力水平或提高压力上升时间。

　　PCV 是否比 VCV 有更好的同步性依然存在争议，有报道称 PCV 具有更好的同步性，但也有人持不同意见。有些医师喜欢 PCV，因为这个模式允许患者在吸气努力增加时得到更大流速。PCV 和 PSV 这类以压力为目标的模式，吸气流速和潮气量是由气道压和平台压的高低决定的。虽然压力目标通气模式能维持气道压恒定，但是患者的额外做功会降低胸腔内压，增加跨肺压（图 15-7），所以在自主呼吸意愿较强的患者使用压力目标通气模式很难避免肺泡过度伸张。无论是 VCV 还是 PCV，技术熟练的临床医师往往都能有效应用，重要的是想办法限制跨肺压和潮气量以增进同步性，而不是呼吸机模式的设置。

　　压力上升时间是指呼吸机吸气相开始至达到压力控制和压力支持设置的压力水平所需要的时间。通过调节上升时间可增进患者舒适度和人机同步性，呼吸机波形经常用来指导调整。现在大部分呼吸机允许临床医师在 PCV 和 PSV 设置上升时间。需要了解的是，快的上升时间吸气相起始流速高（呼吸机快速达到设置的目标压力）；慢的上升时间吸气相起始流速低（呼吸机缓慢达到设置的目标压力）。理论上，具有高呼吸驱动的患者需要一个快的上升时间，而呼吸

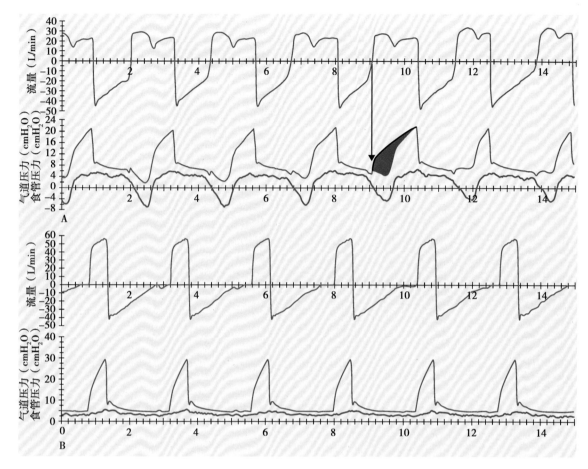

图 15-6　A. 呼吸机容量控制通气下固定的流速无法满足患者的吸气需求时产生的流速不同步。箭头所指处气道压力凹陷代表患者吸气努力增加，阴影部分则代表患者克服呼吸机流量不够所做的功。B. 增加呼吸机流速后患者与呼吸机同步性改善

驱动较弱的患者可能慢的上升时间更合适。上升时间不能设置过快以避免在吸气初始时的压力过冲。

　　临床很多医师感觉到当潮气量降到 6ml/kg IBW 时，就会出现人机不同步，为什么会出现这种现象的原因尚不明确。正常潮气量是 6～8ml/kg IBW，所以在这样的潮气量下进行机械通气对患者来讲应该是舒适的。而 ARDS 患者在 6～8ml/kg IBW 潮气量下感到不适，可能有许多原因。首先，ARDS 患者通气死腔增加，呼吸性酸中毒的发生就会增加，除非增加分钟通气量，呼吸频率上升到 35 次/分是避免酸中毒发生的一种尝试。其他引起不同步的原因包括对气管插管的不耐受，对疾病过程产生的焦虑等等。要及时处理这种原因的人机不同步。有许多方法可用来提高肺保护性通气患者的人机同步性，见表 15-1。

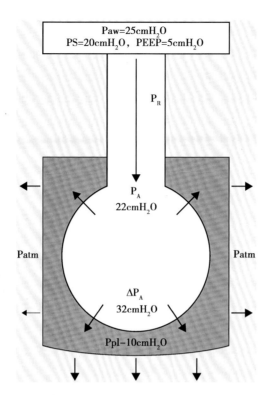

图 15-7　评估压力为目标的通气模式下自主呼吸时的跨肺压。需要注意的是，作用于肺泡内的压力除了气道内压力，还包括胸内压。P_A，肺泡压；Patm，大气压；Paw，近端气道压；Ppl，胸膜压；P_R，由于气道阻力下降的压力；PS，压力支持；ΔP_A，跨肺压

表 15-1　人机不同步的处理

1. 镇静、镇痛、肌肉松弛：不管潮气量如何，适当的镇静和镇痛在机械通气过程中都是必需的。需要考虑躁动、谵妄、代谢性酸中毒、药物戒断、脓毒性脑病和疼痛等因素。肌肉松弛剂在严重肺损伤患者插管 48 小时内需要考虑，通常在镇静、镇痛以及其他方法都无法达到人机同步时使用。

2. 呼吸频率：增加设置的呼吸频率可能可以增进人机同步性。增加呼吸频率设置，可减少呼吸做功，增加患者的舒适度。在实施小潮气量通气时，需要增加呼吸频率，以维持分钟通气量的恒定。

3. 潮气量：增加潮气量时如果伴随肺泡通气的增加，会降低患者呼吸努力。患者不同步和出现严重呼吸困难时，ARDSNet 指南允许将潮气量增加到 8ml/kg IBW，但需维持平台压≤30cmH₂O。

4. 触发灵敏度：在不引起误触发的情况下，将灵敏度设置到越灵敏越好。

5. 内源性 PEEP：使内源性 PEEP 减到最小。

6. 吸气流速：增加吸气流速更能满足患者对流速的需求，提高舒适度。高的吸气流速可以降低自主吸气时间，自主吸气过强可引起呼吸频率增加，增加不同步性。

7. 吸气时间：短的吸气时间（VCV 模式时更高的吸气流速）可以提高人机同步性。但如果设置的吸气时间短于患者自主吸气时间，可引起双触发，加重不同步，这时则需要延长吸气时间设置。

续表

8. 流速波形：递减流速波可改善有些患者的不同步。相同的峰流速，递减流速波时吸气时间更长，这有助于更好的同步，因为得到更高流速的同时也避免了因吸气时间过短引起的双触发。

9. PCV：PCV 递减流速波和自动调节的流速在有些患者可以得到更好的同步性。PCV 的不足之处在于，患者自主吸气引起的胸内负压会增加跨肺压（容积损伤很重要的一个决定因素）引起潮气输送的增加。在相同的潮气量和吸气流速，PCV 和 VCV 的呼吸做功应该是相似的。

10. 压力上升时间：压力目标通气时，临床医师可以调节吸气开始时的压力上升斜率。如果压力上升较快，吸气开始时有更快的流速，可能影响呼吸做功和患者舒适性。

缩略词：IBW 理想体重；PCV 压力控制通气；PEEP 呼气末正压；VCV 容量控制通气。

切换不同步

呼吸机必须在患者自主吸气时间结束时切换成呼气相，如果切换在自主吸气结束前发生，就可能发生双触发，即使双触发不发生，呼吸机流速波形也会出现呼吸机切换过早图像，见图 15-8。反过来，如果在自主呼气时呼吸机还在持续送气，患者就会出现主动呼气而引起呼吸机压力切换。

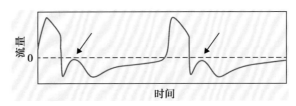

图 15-8　患者自主吸气时间比呼吸机设置的吸气时间长时的流速波形。箭头所指为呼吸机已切换成呼气相患者仍持续的吸气努力

在 VCV，双触发可以导致呼吸叠加，也就是说患者会得到两倍的设置潮气量。对于设置的潮气量，吸气时间是由峰流速和流速类型决定的。在处理双触发时，降低流速设置值或把恒定流速波改成递减波都会延长吸气时间。吸气时间也可以通过增加暂停时间来延长。在 PCV，吸气时间可直接设定或者根据吸呼比设置产生。如发生双触发，延长吸气时间后，也可能会导致吸气末暂停。

在 PSV，呼吸机通常根据峰流速的百分比切换吸呼相。但如果气道压力超过了设置的压力支持水平和吸气阶段延长至 3s 时，呼吸机则自动将吸气相切换成呼气相，这是一种安全保障机制。PSV 的吸气时间是由肺力学和流速切换原则决定的。在顺应性下降时，吸气阶段的流速切换就会提前，可导致过早的吸气终止和双触发的可能。当顺应性和阻力都增加时，如 COPD 患者，流速下降变缓，流速切换的标准就会延迟达到，使得吸气时间延长，而吸气时间延长可以导致气体陷闭和动态肺膨胀。这也可以引起呼气肌主动呼气，通过触诊患者腹部或者观察压力波形呼气末的压力上升监测到（图 15-9）。PSV 吸气延长导致的切换不同步可以通过降低压力支持水平来纠正，也可以通过提高终止流速或者把压力支持换成压力控制来纠正（压力控制可以设置时间切换而不是流速切换）。

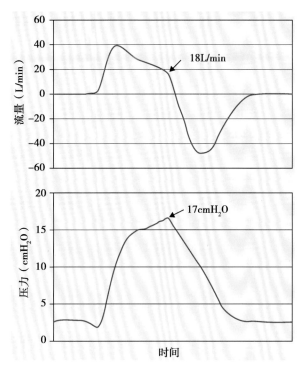

图 15-9　一个 COPD 患者压力支持通气时吸气终止延迟的例子，压力支持 12cmH$_2$O，PEEP 3cmH$_2$O，所以目标吸气压力是 15cmH$_2$O。需要注意的是，尽管流速终止标准设置在峰流速的 25%，但呼吸机是在流速为 18L/min 的时候切换的，这是因为压力升高超过设置的目标压力引起呼吸机压力切换，以回应患者的主动呼气

经许可转载自 Branson RD，Campbell RS. Pressure support ventilation，patient ventilator synchrony，and ventilator algorithms（editorial）. Respir Care，1998，43（12）：1045-1047.

模式不同步

　　虽然所有模式都可能发生不同步，但有些模式发生不同步的可能性更大。例如在同步间歇指令通气，强制通气和自主呼吸两种不同类型间的切换，就会发生不同步。因为在强制通气和自主呼吸时，患者的吸气努力经常是不变的（图 15-10）。在容量为目标的压力适应性通气（例如 PRVC、容量支持 VS），呼吸机在输出潮气量超过目标潮气量时就会降低压力支持水平，这对同步性不利。然而，有些模式能提高同步性，例如成比例辅助通气（PAV）和神经调节适应性通气（NAVA）。这些模式会根据吸气努力的大小变化来提供通气支持，为非神经肌肉病变的患者提供辅助。

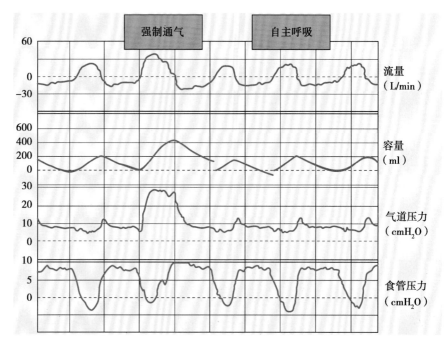

图 15-10 同步间歇指令通气，强制通气和自主呼吸所产生的食管压力是相等的

因为后备频率的缺乏，PSV 时会发生周期性呼吸（图 15-11）和睡眠呼吸暂停样呼吸现象，这是由清醒时过度通气和睡眠时失去吸气努力造成的，可以通过降低压力支持水平（减少过度通气）或者使用有后备频率（控制通气）的模式来解决这个问题。周期性呼吸和睡眠呼吸暂停样呼吸在 PAV 和 NAVA 较少见。

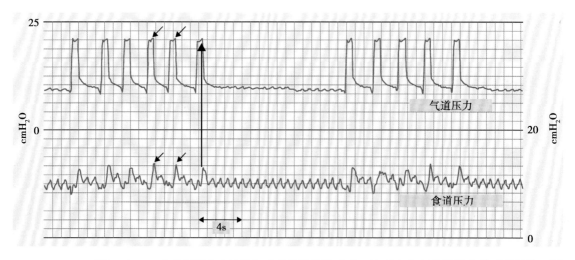

图 15-11 一个接受压力支持通气患者的周期性呼吸，注意在窒息阶段散布着呼吸触发，同时也存在着用力呼气切换（箭头位置）导致吸气末压力上冲

同步性、舒适性和呼吸窘迫

同步性、舒适性和呼吸窘迫之间的关系没有准确的定论。在几乎 1/2 的没有镇静的机械通气患者存在呼吸窘迫，这里面有多少是人机不同步引起却不得而知。约有 1/3 的呼吸窘迫患者可以通过改变呼吸机参数来提高同步性。由于呼吸窘迫通常与焦虑和疼痛有关，所以在处理呼吸窘迫和人机不同步时需要考虑这些因素。

要点回顾

- 引起误触发的常见原因是心脏振荡和漏气。
- 内源性 PEEP 是触发困难最常见的原因，对于流速限制的患者可通过增加 PEEP 或者减少分钟通气量来解决。
- 如果吸气时间设置过短，容易发生双触发。
- 如果吸气时间设置过长，患者就出现主动呼气来终止吸气相。
- 在压力支持通气，可以通过调整切换流速来处理切换不同步。
- 有些呼吸机模式会增加不同步的可能性，而有些则能增进人机间同步性。
- 机械通气时出现呼吸窘迫是很常见的，但并不都与不同步有关。

（徐培峰　译　徐诗行　校）

参考文献

Akoumianaki E, Lyazidi A, Rey N, et al. Mechanical ventilation-induced reverse-triggered breaths: a frequently unrecognized form of neuromechanical coupling. *Chest.* 2013;143:927-938.

Branson RD. Patient-ventilator interaction: the last 40 years. *Respir Care.* 2011;56:15-24.

Branson RD, Blakeman TC, Robinson BR. Asynchrony and dyspnea. *Respir Care.* 2013;58:973-989.

de Wit M. Monitoring of patient-ventilator interaction at the bedside. *Respir Care.* 2011;56:61-72.

Epstein SK. How often does patient-ventilator asynchrony occur and what are the consequences? *Respir Care.* 2011;56:25-38.

Gentile MA. Cycling of the mechanical ventilator breath. *Respir Care.* 2011;56:52-60.

Hess DR, Thompson BT. Patient-ventilator dyssynchrony during lung protective ventilation: what's a clinician to do? *Crit Care Med.* 2006;34:231-233.

Hess DR. Patient-ventilator interaction during noninvasive ventilation. *Respir Care.* 2011;56:153-167.

Kacmarek RM. Proportional assist ventilation and neurally adjusted ventilatory assist. *Respir Care.* 2011;56:140-152.

MacIntyre NR. Patient-ventilator interactions: optimizing conventional ventilation modes. *Respir Care.* 2011;56:73-84.

Pierson DJ. Patient-ventilator interaction. *Respir Care.* 2011;56:214-228.

Robinson BR, Blakeman TC, Toth P, et al. Patient-ventilator asynchrony in a traumatically injured population. *Respir Care.* 2013;58:1847-1855.

Sassoon CSH. Triggering of the ventilator in patient-ventilator interactions. *Respir Care.* 2011;56:39-51.

Schmidt M, Demoule A, Polito A, et al. Dyspnea in mechanically ventilated critically ill patients. *Crit Care Med.* 2011;39:2059-2065.

第 16 章
呼吸机撤离

目标

1. 识别可以准备撤离呼吸机的患者。
2. 讨论自主呼吸试验（SBT）在拔管决策中的作用。
3. 比较常用的呼吸机撤离方法。
4. 列举 SBT 失败的原因。
5. 讨论镇静对呼吸机撤离的影响。
6. 讨论呼吸机撤离协议的应用。
7. 讨论拔管指征。
8. 讨论慢性危重症和长期机械通气的相关事宜。

引言

机械通气的最终目标是撤离呼吸机。大多数患者在导致需要呼吸机支持的原因纠正后都可以撤离呼吸机。但在有些患者中，这个过程可能会因为各种急慢性疾病因素而延迟，有些甚至长期依赖机械通气（例如那些神经肌肉疾病的患者）。这一章将就何时撤机、预后评价、撤机方法，包括撤机协议和自动撤机以及何时拔管进行讨论。本章内容主要参考 ACCP-SCCM-AARC 循证医学呼吸机撤离指南，如表 16-1。

表 16-1　ACCP-SCCM-AARC 循证医学呼吸机撤离指南[a]

1. 对机械通气支持大于 24 小时的患者，需要寻找所有导致呼吸机依赖的原因，各种呼吸性和非呼吸性因素都可能成为呼吸机撤离过程中需要处理的问题。

2. 因呼吸衰竭接受机械通气的患者，在满足以下条件时均需进行正式的撤机评估：有证据表明导致呼吸衰竭的原因已经好转，充分的氧合和 pH，血流动力学稳定，有能力进行自主呼吸。

3. 因呼吸衰竭进行机械通气的患者应在自主呼吸模式下进行正式的撤机评估，而不是在辅助/控制通气时。

4. 成功撤离呼吸机患者在拔除人工气道前需评估患者的气道开放和气道保护能力。

5. 呼吸衰竭进行机械通气的患者 SBT 失败时，需要寻找失败的原因。当导致失败的原因纠正后，随后的 SBT 需与前次间隔 24 小时，重复进行直至撤机。

6. 呼吸衰竭进行机械通气的患者 SBT 失败后，需要给予稳定、充分、舒适的呼吸机支持。

7. 手术后患者呼吸机管理和麻醉/镇静策略的目标是早期拔管。

8. 提倡在 ICU 制订并实施由非医师执行的协议撤机流程，以及协议镇静流程。

9. 当患者需要长期呼吸机支持，在病情稳定时要考虑气管切开术。

10. 除非有证据证明疾病不可逆（例如高位脊髓损伤、进行性肌萎缩性脊髓侧索硬化症），呼吸衰竭需要长期机械通气的患者不应该考虑永久呼吸机支持，尤其是撤机尝试失败小于 3 个月的患者。

续表

11. 当病情稳定，在 ICU 尝试撤机失败的患者需要转运到能够进行成功和安全撤机的机构。
12. 长期机械通气患者撤机要缓慢，同时需要逐渐延长自主呼吸试验时间。

缩略词：ICU 重症监护室；SBT 自主呼吸试验。

[a]详细请见 Macintyre NR，Cook DJ，Ely EW，et al. Evidence-based guidelines for weaning and discontinuing ventilator support. Chest. 2001，120：375S-395S.

呼吸机撤离前的评估

常用四大指标评估是否可以撤离呼吸机：①呼吸机支持指征的逆转；②气体交换；③自主呼吸的能力；④血流动力学稳定性。

呼吸机支持指征的逆转

撤离呼吸机最重要的指标是引起需要使用呼吸支持的原因的逆转，这些原因除呼吸衰竭外，还包括发热，营养不良，电解质失衡，肝、肾或胃肠功能紊乱等都会对呼吸机撤离带来负面影响，因此需要纠正这些异常指标。

气体交换

在开始撤机之前，需要有可接受的气体交换。吸入氧气浓度 ≤0.50，Pao_2 ≥60mmHg，同时呼气末正压（PEEP）≤8cmH_2O 是氧合能力指标。对于通气能力，如患者在高通气需求下维持 pH 大于 7.25，则意味着撤机成功率降低。此外，死腔量比值（V_D/V_T）<60%，分钟通气量 <12L/min 则预示撤机成功。

自主呼吸能力

要撤离呼吸机，患者必须有足够多的自主呼吸能力，也就是说没有中枢驱动的问题。呼吸驱动抑制的首要原因是过度镇静，因此呼吸机撤离要在无镇静状态下进行。自主呼吸唤醒试验（SAT）是很重要的一个环节，需要每天进行安全的 SAT 筛查，包括：停止镇静剂使用，除外活跃的癫痫发作或者酒精戒断；无需因为持续的烦躁而加大镇静剂用量；没有使用神经肌肉阻滞剂；在过去的 24 小时无活动性的心肌缺氧；无颅内压增高。在 SAT 期间，之前用于镇静的所有镇静剂和止痛剂需停止 4 小时以上，但有明显疼痛的患者可以继续使用止痛剂。呼唤患者睁眼表明 SAT 成功，如果患者出现持续焦虑、烦躁或疼痛；呼吸频率超过 35 次/分持续 5 分钟以上；Spo_2 在 88% 以下持续时间超过 5 分钟；急性心律失常；或者出现两个或两个以上呼吸窘迫症状：心动过快、心动过缓、辅助肌肉使用、反常呼吸、出汗、明显的呼吸困难，就表明 SAT 失败。对于 SAT 失败的患者，需要按照之前用量 50% 的镇静剂重新开始镇静，然后逐渐滴定至患者舒适。

镇静剂种类的选择也会影响呼吸机撤离的过程。使用苯二氮䓬类药物会引起谵妄，而谵妄会延长需要呼吸机支持时间。另一方面，和苯二氮䓬类药物相比，右旋美托咪啶有利于减少谵妄的发生，进而缩短呼吸机使用时间。

血流动力学稳定

呼吸机撤离之前需要有最佳的心血管功能，及时处理心律失常、液体负荷过重和心肌收缩乏力有利于撤机成功。撤机前患者必须是在无或最小的心血管支持下血流动力学稳定，没有心肌缺血，没有心律失常。

撤机参数

有许多预测撤机是否成功的参数，这些参数大多是预测患者在撤机后是否有足够的自主呼气能力。不幸的是，这些参数中没有一个能精确地识别谁可以成功脱离呼吸机。而目前预测撤机成功最佳的方法是患者对 SBT 的反应。

表 16-2 是常见预测撤机成功的参数，根据它们评估的内容被分为呼吸驱动、呼吸肌力、通气能力三组。这里最精确的预测撤机成功的参数是浅快呼吸指数（RSBI），这个指标由呼吸频率除以潮气量（以 L 为单位）得到。如果 RSBI 在 105 以下，撤机更容易成功；如果 RSBI 在 105 以上，则撤机往往失败。但是，更多最近的研究发现 RSBI 并没有之前报道的那样具有很高的预测性。

表 16-2　预测撤机成功率的撤机参数

预测因子	估值
• 呼吸驱动的评估	
－ $P_{0.1}$	$<6cmH_2O$
• 呼吸肌肉能力	
－ 肺活量	$>10ml/kg$
－ 最大吸气压力	$<-30cmH_2O$
• 通气能力	
－ 分钟通气量	$<10L/min$
－ 最大通气量	>3 倍分钟通气量
－ 浅快呼吸指数	<105
－ 呼吸频率	<30 次/分

自主呼吸试验

自主呼吸试验（SBT）是判断能否撤机的最好方式，患者耐受 SBT 30 ~ 120 分钟即可考虑撤机和拔管。传统的 SBT 是使用 T 管与气管导管连接，并提供湿化氧气。也有临床医师使用呼吸机进行 SBT，这样可以提供精确的 F_{IO_2} 和 SBT 过程中的监测患者，一旦 SBT 失败可以快速建立足够的呼吸机支持。用呼吸机模拟 T 管试验的 SBT，需要把压力支持和 PEEP 设置为 0。

临床上许多医师在进行 SBT 时使用低水平的压力支持（5 ~ 10cmH_2O）、PEEP（5cmH_2O）或者导管补偿，低水平压力支持或者导管补偿主要用于克服气管导管内产生的阻力。这种方法对于使用小型号导管或者鼻插管的患者更为有益，这类患者如果不予适当的支持可能出现上呼吸道阻塞样症状。而对于大多数患者，无论是采用 T 管试验、压力支持和 PEEP 均设为 0，或者低水平压力支持和低水平 PEEP，SBT 都能顺利进行。

对于有些患者，SBT 时不主张使用低水平的 PEEP，以避免对 SBT 结果的判断误差。例如在慢性阻塞性肺疾病（COPD）患者，SBT 时给予 5cmH_2O 的 PEEP 就可能抵消内源性 PEEP；在心脏功能不全的患者，SBT 时低水平的 PEEP 可以治疗心力衰竭。这些患者可能 SBT 成功而拔管后马上表现出呼吸衰竭征象。

SBT 持续 30 ~ 120 分钟后即可以考虑拔管（表 16-3）。如果患者无法忍受 SBT，则需要为其提供足够的呼吸机支持直到下一次 SBT，目前没有证据显示在下一次 SBT 之前要降低支持水平。SBT 通常每天一次，SBT 失败后要查找和解决导致失败的潜在原因。

表 16-3　自主呼吸试验失败的指标

- 呼吸频率 >35 次/分
- 使用辅助肌肉
- 呼吸困难
- 反常呼吸
- Sp_{O_2} <90%
- 心率 >140 次/分或者增加超过 20%
- 收缩压 >180mmHg，舒张压 >90mmHg
- 焦虑
- 出汗

自主呼吸试验失败的处置

SBT 失败的主要原因是呼吸肌能力（弱）和负荷之间失去了平衡（表 16-4）。引起呼吸肌力变弱的原因包括临床疾病、电解质紊乱、营养不良和原发的神经肌肉疾病。呼吸肌负担过重可以是因为气道阻力增高，如 COPD 患者；或者顺应性降低，如肺炎或者肺水肿患者。内源性 PEEP 和高的分钟通气需求也会增加呼吸肌的负担。

表 16-4　自主呼吸试验失败常由呼吸肌能力和负荷不平衡所致

呼吸肌负荷	呼吸肌力量
• 分钟通气量	• 呼吸驱动抑制
－ 疼痛和焦虑	－ 镇静药物
－ 败血症	－ 脑干损伤
－ 死腔量增加	
－ 摄入过多	
• 神经肌肉疾病	• 神经肌肉疾病
－ 颈椎损伤	－ 颈椎损伤
－ 膈神经损伤	－ 膈神经损伤
－ 急性多发神经病	－ 急性多发神经病
－ 持续的神经肌肉阻滞剂	－ 肺过度膨胀
－ 肺过度膨胀（COPD）	－ 营养不良
－ 营养不良	－ 电解质紊乱
－ 电解质紊乱	－ 原发神经肌肉疾病
－ 原发神经肌肉病	
• 胸壁异常	• 胸壁异常
－ 连枷胸	－ 连枷胸
－ 疼痛	－ 疼痛

缩略词：COPD，慢性阻塞性肺疾病。

最大吸气压力（PI_{max}）是测量呼吸肌力量的指标，最佳的 PI_{max} 结果要求在残气量时测量，可通过如图 16-1 的装置测量，测量 PI_{max}。测量时由于单向阀的作用只允许呼气而不得吸气，测量时随着每一次呼吸运动，肺容量会逐渐降低至残气量。此时用力吸气动作产生的压力表读数即为 PI_{max}，测量时需要历时 20s 左右。要注意不能在患者存在心律失常和缺氧症状时进行测量。

越来越多的证据支持早期活动在机械通气患者中的作用，早期活动能增加包括呼吸肌在内的骨骼肌活动能力。早期活动可以降低危重症患者谵妄的发生，进而加速呼吸机脱离。

一些医源性原因也会导致 SBT 失败，主要包括气管导管局部堵塞、呼吸机环路死腔、T 管患者气雾湿化导致的气道阻力增加等。

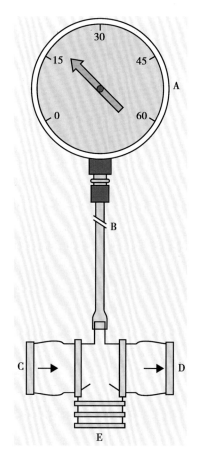

图 16-1 人工气道患者 PI_{max} 测量装置。A. 压力表；B. 连接管；C. 吸气端单项阀；D. 呼气端单项阀；E. 与人工气道连接接口

Determination of maximal inspiratory pressure：a clinical study and literature review. Respir Care，1989，34（10）：868-878.

逐渐降低支持和自动撤机模式

临床上采用逐渐降低同步间歇指令通气（SIMV）的呼吸频率或逐渐降低压力支持模式的支持水平来达到逐渐降低呼吸支持，这种方法逐渐将呼吸机做功转移到患者呼吸肌做功以达到完全撤机的目的，没有足够的证据表明这种方法优于 SAT 和 SBT 撤机。SmartCare 是自动撤机模式，虽然其可能与医师主导的撤机有相同的临床意义，但尚缺少证据支持这类模式可以减少呼吸机支持天数。

协议撤机

协议撤机是一种有效地撤离呼吸机的方法，该方法由呼吸治疗师和护士通过执行撤机协议来进行撤机，协议撤机与传统的医师主导的撤机比较，撤机时间和总机械通气时间均缩短。协议撤机能够成功主要是因为这些协议是由多学科合作发展起来的，由呼吸治疗师和护士执行，并根据协议进行临床决策。最常用的协议撤机由 SBT 主导。

图 16-2 展示的是呼吸机撤离和拔管的基础流程。

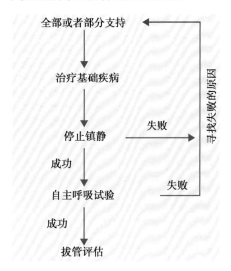

图 16-2　呼吸机撤机和拔管基础流程

拔管

患者耐受 SBT 30～120 分钟就可以考虑拔管，但有些医师为了避免患者再次插管而趋向于延迟拔管，尽管患者已经成功完成 SBT。事实上，虽然重新插管的发病率及死亡率相关，但对于那些可以拔管的患者延长带管时间同样会带来不良后果，临床上再插管比例在 10%～20% 是合理的。

患者不能完成四项简单的动作（睁眼、目光跟随、握手和伸出舌头）、咳嗽峰流速小于 60L/min 和分泌物多于 2.5ml/h 被认为会增加再插管的风险（表16-5）。需要考虑到拔管后可能存在的上气道阻塞，可以在正压通气时，抽空气囊内气体进行漏气试验来评估。如果导管周围没有气体流动，提示上气道存在肿胀，拔管后可能出现上气道阻塞。但要注意漏气试验可能存在假阳性和假阴性现象，故不作为常规使用，对于高度怀疑上气道水肿的患者则建议使用。如果怀疑患者存在上气道水肿，拔管前需要进行短期的类固醇治疗，同时床边要准备再次插管用物。

对于有拔管失败风险的患者，可以使用无创通气（NIV）预防。然而，使用 NIV 挽救拔管失败，仅限于高碳酸血症性呼吸衰竭的患者。

表 16-5 拔管结果预测变量

变量	概率比	风险比（95%CI）
咳嗽峰流速≤60L/min	2.2	4.8（1.4~16.2）
分泌物≥2.5ml/h	1.9	3.0（1.01~8.8）
无法完成所有四项任务（睁眼、目光跟随、握手和伸出舌头）	4.5	4.3（1.8~10.4）
任意两项上述风险	3.8	6.7（2.3~19.3）

长期机械通气和慢性危重症

慢性危重症（CCI）是指急性疾病或创伤已经好转，但仍然无法脱离生命支持治疗的患者。这类患者通常比较虚弱，有意识不清或者昏迷，然后接受长期的机械通气支持（PMV），可能同时需要其他形式的器官支持，如血管活性药物、强心剂应用和肾脏替代治疗。患者可能因持续的或反复发作的感染而需要广谱抗生素治疗，患者大多需要进行气管切开和放置喂养管。气管切开术的实施常被作为确定 CCI 并需要 PMV 的指征。CCI 的临床定义是 PMV 患者每天通气支持≥6 小时，持续≥21 天。ICU 病情稳定但撤机失败的患者，需要转运到可以安全、有效地进行撤机的长期急性治疗机构。长期机械通气患者的撤机策略是缓慢进行，包括逐渐延长 SBT 时间。

不可逆的神经肌肉病变需要长期机械通气的患者是一个特殊的群体，不像 CCI 患者，他们没有经受急性病或者创伤，没有全身炎症和多器官衰竭。因此，他们的预后和对资源的需求也与 CCI 患者不同，对于这类患者的治疗可以考虑安全有效的家庭机械通气。CCI、PMV 和永久机械通气三者之间的关系如图 16-3。除非证实是不可逆的疾病（如高位颈髓损伤、进行性肌萎缩性脊髓侧索

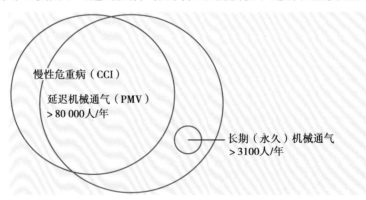

图 16-3 CCI、PMV 和永久机械通气之间的关系。大多数 CCI 患者需要 PMV，但不是所有符合 PMV 定义的患者都符合 CCI 的临床定义。单器官功能衰竭而需要长期或者家庭机械通气，如神经肌肉病变，是一特定群体，相对较少。大多数有关 CCI 或者 PMV 的临床研究排除了这些患者
经许可转载自 Carson SS. Definitions and epidemiology of the chronically critically ill. Respir Care，2012，57（6）：848-858.

硬化症），对于因呼吸衰竭而需长期机械通气支持的患者不应该考虑其为永久性呼吸机依赖者，除非 3 个月的撤机尝试都失败了。

要点回顾

- 机械通气撤离首要前提是导致需要呼吸支持的原因已纠正。
- 能用最小的氧气和呼吸机支持维持充分的气体交换患者才可进行 SBT。
- 患者过度镇静是无法脱离机械通气的一个常见原因。
- 撤机预测参数没有很好的预测性。
- SBT 是决定患者是否可以脱离呼吸机最好的方法。
- 使用间歇指令通气撤机效果最差。
- 使用呼吸机撤离协议可以有效地识别呼吸机支持患者能否撤机。
- 拔管和撤机需要区别对待。
- SBT 失败常由呼吸肌力和负荷不平衡所致。
- 拔管后无创通气支持能够用来防止拔管失败，或者挽救高碳酸血症性呼吸衰竭患者的拔管失败。

（徐培峰　译　段　均　校）

参考文献

Blackwood B, Alderdice F, Burns K, et al. Use of weaning protocols for reducing duration of mechanical ventilation in critically ill adult patients: cochrane systematic review and meta-analysis. *BMJ.* 2011;342:c7237.

Branson RD. Modes to facilitate ventilator weaning. *Respir Care.* 2012;57:1635-1648.

Burns KE, Lellouche F, Lessard MR. Automating the weaning process with advanced closed-loop systems. *Intensive Care Med.* 2008;34:1757-1765.

Carson SS. Definitions and epidemiology of the chronically critically ill. *Respir Care.* 2012;57:848-858.

Epstein SK. Decision to extubate. *Intensive Care Med.* 2002;28:535-546.

Epstein SK. Extubation. *Respir Care.* 2002;47(4):483-495.

Fan T, Wang G, Mao B, et al. Prophylactic administration of parenteral steroids for preventing airway complications after extubation in adults: meta-analysis of randomized placebo controlled trials. *BMJ.* 2008;337:a1841.

Girard TD, Ely EW. Protocol-driven ventilator weaning: reviewing the evidence. *Clin Chest Med.* 2008;29:241-252.

Girard TD, Kress JP, Fuchs BD, et al. Efficacy and safety of a paired sedation and ventilator weaning protocol for mechanically ventilated patients in intensive care (Awakening and Breathing Controlled trial): a randomised controlled trial. *Lancet.* 2008;371:126-134.

Haas C, Loik P. Ventilator discontinuation protocols. *Respir Care.* 2012;57:1649-1662.

Hess D, Branson RD. Ventilators and weaning modes. *Respir Care Clin N Am.* 2000;6:407-435.

Hess DR, MacIntyre NR. Ventilator discontinuation: why are we still weaning? *Am J Respir Crit Care Med.* 2011;184:392-394.

Hess DR. The role of noninvasive ventilation in the ventilator discontinuation process. *Respir Care.* 2012;57:1619-1625.

Khamiees M, Raju P, DeGirolamo A, et al. Predictors of extubation and outcome in patients who have successfully completed a spontaneous breathing trial. *Chest.* 2001;120:1262-1270.

King AC. Long-term home mechanical ventilation in the united states. *Respir Care.* 2012;57: 921-932.

King CS, Moores LK, Epstein SK. Should patients be able to follow commands prior to extubation? *Respir Care.* 2010;55:56-65.

MacIntyre NR. Discontinuing mechanical ventilatory support. *Chest.* 2007;132:1049-1056.

MacIntyre NR. Evidence-based ventilator weaning and discontinuation. *Respir Care.* 2004;49:830-836.

MacIntyre NR. Respiratory mechanics in the patient who is weaning from the ventilator. *Respir Care.* 2005;50:275-286.

MacIntyre NR. Evidence based assessments in the ventilator discontinuation process. *Respir Care.* 2012;57:1611-1618.

MacIntyre NR, Cook DJ, Ely EW, et al. Evidence-based guidelines for weaning and discontinuing ventilator support. *Chest.* 2001;120:375S-395S.

Meade MO, Guyatt GH, Cook DJ. Weaning from mechanical ventilation: the evidence from clinical research. *Respir Care.* 2001;46:1408-1415.

Mendex-Tellez P, Needham D. Early physical rehabilitation in the ICU and ventilator liberation. *Respir Care.* 2012;57:1663-1669.

Robertson TE, Mann HJ, Hyzy R, et al. Multicenter implementation of a consensus-developed, evidence-based, spontaneous breathing trial protocol. *Crit Care Med.* 2008;36:2753-2762.

Tanios MA, Epstein SK. Spontaneous breathing trials: should we use automatic tube compensation? *Respir Care.* 2010;55:640-642.

White AC. Long-term mechanical ventilation: management strategies. *Respir Care.* 2012;57: 889-899.

Wittekamp BH, van Mook WN, Tjan DH, et al. Clinical review: post-extubation laryngeal edema and extubation failure in critically ill adult patients. *Crit Care.* 2009;13:233.

第二篇
机械通气管理

第 17 章
急性呼吸窘迫综合征

> **目标**
>
> 1. 描述急性呼吸窘迫综合征（ARDS）的临床表现。
> 2. 讨论 ARDS 患者呼吸机相关性肺损伤的发生和发展。
> 3. 列出 ARDS 患者机械通气适应证。
> 4. 讨论 ARDS 患者机械通气参数设置。
> 5. 描述 ARDS 患者肺复张手法和采用呼气末正压（PEEP）递减法设置 PEEP。
> 6. 讨论顽固性低氧血症的管理。
> 7. 描述 ARDS 患者的监测方法
> 8. 描述 ARDS 患者机械通气撤离方法。

引言

急性呼吸窘迫综合征（ARDS）是由不同诱因导致的严重肺损伤，常常伴随着休克和多器官功能不全，且死亡率高。ARDS 导致弥漫性肺泡损伤、肺微毛细血管血栓形成、炎症细胞聚集和肺血流受阻。ARDS 可导致大量的时间、精力和 ICU 资源的消耗。而且，即使按照已发表的指南管理机械通气，ARDS 仍然是最常见的机械通气失败的原因。

概述

临床表现

ARDS 的特征是低氧血症和肺顺应性降低。经典的 ARDS 定义是：胸片可见双肺浸润影，改良氧合指数（Pa_{O_2}/F_{IO_2}）≤200，且无左侧心力衰竭的证据。近几年又将 ARDS 根据 Pa_{O_2}/F_{IO_2} <100、100～200 和 >200 分为重度、中度和轻度。这一分类方法已被广泛接受，但目前争议的焦点是评估氧合指数的时机。有建议 ARDS 分级应在 PEEP≥5cmH$_2$O 情况下即作评估，而不考虑 F_{IO_2}。也有建议在诊断 ARDS 24 小时后，在 PEEP≥10cmH$_2$O 且吸入氧浓度≥50% 时再作评估。尽管这些定义有一定出入，但以前将"急性肺损伤"定义为 Pa_{O_2}/F_{IO_2} 200～300，这一术语已在现有定义中删除。

肺部 CT 在 ARDS 患者往往显示极大的不均一，即部分区域实变，部分区域塌陷但可复张，部分区域则是正常肺组织。与正常肺相比，ARDS 不仅顺应性降低，而且可进行气体交换的肺组织也明显减少。

ARDS 的病理进展可分为两期，在任何一期或是每期的任何一点都是可以纠正的。第一期主要表现为严重的炎症反应导致肺泡和内皮损伤，血管渗透性增高和肺水增多。这一期持续 7～10 天，如果病情继续进展，随后进入第二期，即广泛的纤维化期。ARDS 可以根据病因分为肺内源性和肺外源性。肺内源性 ARDS 对肺的损伤直接来源于误吸、肺炎、创伤（肺挫伤、穿刺伤）、吸入性损伤、溺水和脂肪栓塞等。在外源性 ARDS 中，初始的损伤来源于肺外脏器，包括败血症、多发的创伤、烧伤、休克、低灌注、急性胰腺炎等。与内源性 ARDS 相比，外源性 ARDS 对胸廓的影响更加严重，但肺复张的潜力也许更好。

呼吸机相关性肺损伤

由于 ARDS 所引起的肺顺应性减退和肺的不均一性，ARDS 患者非常容易发生呼吸机相关肺损伤。为避免呼吸机相关肺损伤，在 ARDS 机械通气时推荐平台压≤30cmH$_2$O，在允许的情况下尽可能的低，并配合适当的 PEEP 以维持肺泡的开放。限制平台压的目的是防止肺泡过度膨胀，适当 PEEP 的作用是避免不稳定的肺泡周期性的开放与闭合导致的肺损伤。肺泡膨胀压力和跨肺泡压力（平台压减去胸内压）的增加是引起呼吸机相关性肺损伤的主要原因，当胸廓顺应性降低的时候，单看平台压可能会高估了跨肺压。但是，在压力控制时，如果患者努力吸气触发呼吸机送气，跨肺压将显著超过平台压，即实际跨肺压增高。

机械通气

适应证

ARDS 患者表现为低氧血症和呼吸做功增加。呼吸机支持可通过 PEEP、高浓度给氧和降低呼吸做功来纠正低氧血症（表 17-1）。机械通气的适应证是患者自主通气能力减弱且伴有二氧化碳潴留或出现急性呼吸衰竭。ARDS 患者常规不推荐使用持续气道正压通气或无创机械通气。如果无创机械通气应用于轻度的 ARDS 患者，应严格把握其插管指征。

表 17-1　ARDS 患者机械通气适应证

- 呼吸做功增加
- 氧合障碍
- 潜在呼吸衰竭
- 急性呼吸衰竭

呼吸机参数设置

首先要明确的是完全还是部分通气支持。现有研究支持在 Pao$_2$/F$_{IO_2}$ < 150 的 ARDS 患者插管后 48 小时内可给予适当的镇静和肌肉松弛。在轻至中度的 ARDS 患者，为增加人机同步性可使用镇静剂但不推荐使用肌肉松弛剂。

ARDS 患者初始参数设置和通气目标见表 17-2 和表 17-3，初始参数设置参考图 17-1，后续参数设置参考图 17-2。目前推荐两种方法设置 ARDS 患者的机械通气参数。一种是肺开放策略：采用压力控制通气、维持较低的平台压，同时监测潮气量、实施肺复张并采用高 PEEP 维持肺泡的开放。另一种是采用 ARDSNet 推荐的方法：维持小潮气量通气同时监测平台压，根据吸入氧浓度来设置 PEEP。前者强调的是肺泡的复张，后者强调的是避免肺泡的过度膨胀。不管采用哪种方法，在肺泡过度膨胀与肺泡复张之间找到平衡是避免呼吸机相关肺损伤的关键所在。

表 17-2　ARDS 患者参数设置

设置	推荐
模式	在急性期的大多数时间采用 A/C（CMV）模式，在轻度 ARDS 患者或是恢复期采用压力支持通气模式
呼吸频率	20~40 次/分，但应避免产生内源性 PEEP
容量/压力控制	容量/压力
潮气量	4~8ml/kg 且平台压≤30cmH$_2$O
吸气时间	保证人机的同步性（0.5~0.8s），在控制通气时可给予短时的吸气末暂停
PEEP	10~20cmH$_2$O，以最小值达到 Sp$_{O_2}$ 或是 Pa$_{O_2}$ 目标
F$_{IO_2}$	根据 Sp$_{O_2}$ 或是 Pa$_{O_2}$ 目标调节

缩略词：ARDS，急性呼吸窘迫综合征；CMV，持续控制通气；PEEP，呼气末正压。

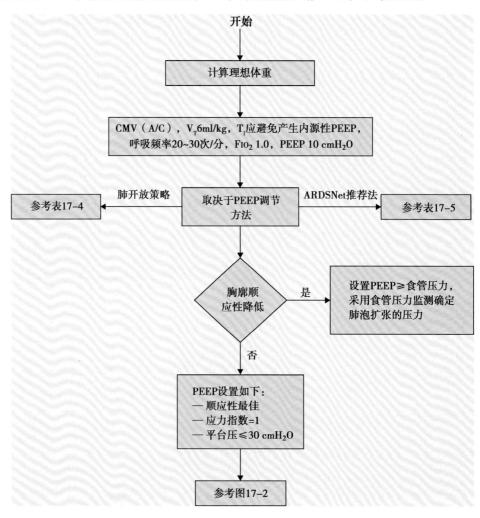

图 17-1　ARDS 患者机械通气初始参数设置流程图

表 17-3 气体交换、压力和潮气量目标

Pa_{O_2}	55 ~ 80mmHg；Sp_{O_2} 88% ~ 95%
Pa_{CO_2}	尽可能地维持在 40mmHg
pH	7. 20 ~ 7. 40，可采用允许性高碳酸血症以避免较高的平台压
PEEP	根据维持肺泡扩张的需要（10 ~ 20cmH_2O）
平台压	当胸廓顺应性正常时≤30cmH_2O
潮气量	6ml/kg IBW（4 ~ 8ml/kg IBW）

缩略词：IBW，理想体重；PEEP，呼气末正压。

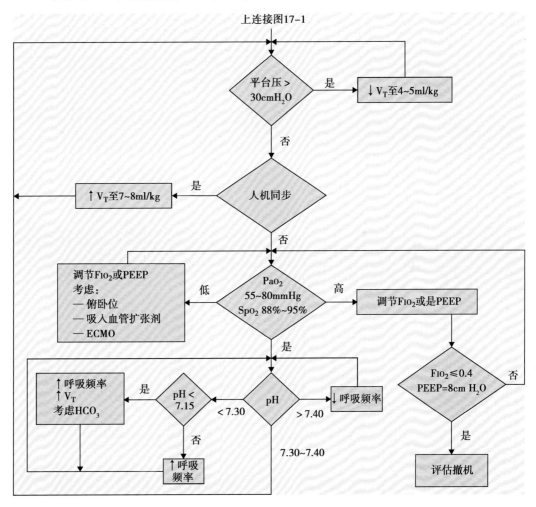

图 17-2 ARDS 患者参数调节流程图

患者的自主触发可以促进低位肺组织的扩张，促进静脉回流，降低镇静剂的使用。有些临床医师建议在 ARDS 患者机械通气时保留自主呼吸，但这需要进一步的临床研究证实。在恢复期或轻度 ARDS 患者中，压力支持通气是很有

帮助的。但在重度的 ARDS 患者中，药物维持下的控制通气甚至给予肌肉松弛剂也许是必要的。

肺开放策略（表 17-4）的目标是采用压力控制通气，维持潮气量在 4 ~ 8ml/kg IBW 和肺泡压在 30cmH$_2$O 以下。潮气量是根据理想体重计算的，而理想体重又是根据患者身高计算的（在仰卧位时脚跟到头顶的距离）。有时即使患者的呼吸频率高达 35 ~ 40 次/分，采用允许性高碳酸血症的通气策略也许也是必要的。在上机初期，PEEP 常规设置在 10 ~ 15cmH$_2$O 之间。最终 PEEP 的确定是采用肺复张操作后逐渐降低 PEEP 的方法进行设置，以最小的 PEEP 维持肺泡的扩张。大多数 ARDS 患者根据病情的严重程度所需要的 PEEP 从 10 ~ 20cmH$_2$O。当 PEEP 设定以后，F$_{IO_2}$ 逐渐下调，以采用最小的 F$_{IO_2}$ 维持所需的 Sp$_{O_2}$ 和 Pa$_{O_2}$。以上介绍的肺开放策略主要强调的是肺泡的复张。

表 17-4　肺复张操作和 PEEP 递减法

- 确保血流动力学稳定
- 充分镇静以消除自主呼吸
- 肺复张操作：压力控制通气，F$_{IO_2}$ 1.0
    — PEEP 25 ~ 35cmH$_2$O
    — PIP 40 ~ 50cmH$_2$O
    — 吸气时间：1 ~ 3s
    — 呼吸频率：8 ~ 20 次/分
    — 操作时间：1 ~ 3min
- 初始采用 PEEP 25cmH$_2$O，PIP 40cmH$_2$O 进行肺复张
- PEEP 设置在 25cmH$_2$O，容量控制通气下潮气量维持在 4 ~ 6ml/kg（IBW），增加呼吸频率但应避免内源性 PEEP 的产生
    — 患者稳定 3 ~ 5min 后，测量动态肺顺应性
    — 每次 2cmH$_2$O 下调 PEEP
    — 患者稳定 3 ~ 5min，再次测量动态肺顺应性
    — 重复以上操作，确定顺应性最好的 PEEP
    — 最佳 PEEP = 顺应性最好的 PEEP + 2cmH$_2$O
- 按以上方法重复肺复张后设置所找到的最佳 PEEP，当患者稳定后再调节潮气量以维持平台压 <30cmH$_2$O，然后降低 F$_{IO_2}$ 以维持 Pa$_{O_2}$ 在目标范围内
- 如果患者能耐受肺复张操作，但对肺复张后的效果较差，可在患者稳定后采用 PEEP 30cmH$_2$O，PIP 45cmH$_2$O 的压力再次做肺复张
- 如果患者能耐受上述肺复张操作，但对操作后的效果仍然较差，可在患者稳定后采用 PEEP 35cmH$_2$O，PIP 50cmH$_2$O 的压力再次做肺复张
- 推荐的最大复张压力是 50cmH$_2$O

缩略词：IBW，理想体重；PEEP，呼气末正压；PIP，吸气峰压。

　　ARDSNet 推荐的设置机械通气参数的方法更强调避免肺泡的过度膨胀。在急性期，采用容量或是压力模式下的持续性指令性通气（辅助/控制）。潮气量目标维持在 6ml/kg IBW，可在 4~8ml/kg IBW 波动。平台压维持在 ≤30cmH$_2$O，在可能的情况下尽可能的低。PEEP 根据 PEEP/F$_{IO_2}$ 表联合设置以维持目标 Pa$_{O_2}$ 或 Sp$_{O_2}$（表 17-5）。低 PEEP/F$_{IO_2}$ 适用于轻度 ARDS 患者，高 PEEP/F$_{IO_2}$ 适用于中到重度 ARDS 患者。采用此法设置 PEEP，在插管后需要的 PEEP 往往较高，但随着患者氧合的不断改善，PEEP 也逐渐降低。呼吸频率的设置有时会高达 35 次/分以维持 pH 在目标范围内，要注意因呼吸频率过快引起的呼气时间不足而产生的内源性 PEEP，这时需要考虑减慢呼吸频率，在 ARDS，呼吸频率是内源性 PEEP 的主要原因。肺开放策略和 ARDSNet 推荐的方法设置参数最主要的区别在于肺复张和肺开放后 PEEP 滴定的策略不同。但两种方法都采用限制潮气量和平台压的方法来避免肺泡的过度膨胀。

表 17-5　以 Sp$_{O_2}$ 88%~95% 为目标，联合 F$_{IO_2}$ 和 PEEP 设置 ARDS 患者机械通气参数

F$_{IO_2}$	0.3	0.4	0.5~0.6	0.7	0.8	0.9	1.0
低 PEEP（轻度 ARDS）	5	5~8	8~10	10~12	12~14	14~18	20~24
高 PEEP（中到重度 ARDS，可复张性好）	12~14	14~16	16~18	18~20	20~22	22~24	24

缩略词：ARDS，急性呼吸窘迫综合征；PEEP，呼气末正压。

潮气量和平台压

　　ARDS 患者机械通气管理的关键在于避免肺泡的过度膨胀，因此常常需要监测潮气量和平台压，目的是在尽可能的情况下维持最低的平台压。如果潮气量 6ml/kg IBW 时平台压超过 30cmH$_2$O，应降低潮气量，最低可至 4ml/kg IBW。如果出现严重的酸中毒或人机对抗，在保证平台压低于 30cmH$_2$O 的情况下，可以将潮气量增加到 8ml/kg IBW，提高潮气量、增加镇静剂的使用或给予能提高同步性的通气模式改善人机同步性。

肺复张手法

　　ARDSNet 推荐的方法和肺开放方法最大的区别在于肺复张手法和 PEEP 滴定法则。肺复张的目的是最大限度地扩张肺容积并用适当的 PEEP 维持。PEEP 滴定的目的是以最小的 PEEP 维持肺泡的开放。ARDS 患者插管后病情稳定就应该实施肺复张。病情稳定应满足血流动力学稳定（因为机械通气时气道压通常会高于正常通气 10~20cmH$_2$O），脉压的变异值应 ≤13%。实施肺复张前应给予患者充分的镇静以消除自主呼吸，以保证实施过程中的同步性。

　　肺复张操作可以采用持续气道正压（即 40cmH$_2$O 持续 40s）或是压力控制通气的方法进行。压力控制通气方式耐受性似乎比持续气道正压方法更好。在操作过程中，需要密切的监测，如发生血流动力学不稳定、低氧或是心律失常应立即终止。

PEEP 滴定法从高于预期 PEEP 的水平逐渐下调，在监测动态肺顺应性的情况下，以最小的 PEEP 维持复张肺泡开放状态。在容量控制通气下进行调节，在 PEEP 滴定过程中，每一次下调都需要观察 3~5min 以取得肺的顺应性稳定。如果通过监测最佳氧合状态滴定 PEEP 水平，则需要 15~30min 使 Pao$_2$ 稳定。与通过监测氧合滴定的 PEEP 值比，肺顺应监测法的 PEEP 值低估了实际 PEEP 约 2cmH$_2$O，因此设置 PEEP 值时需额外增加 2cmH$_2$O。当 PEEP 逐渐下降时，顺应性先是增加，然后当 PEEP 低于维持肺泡扩张的水平时，则顺应性开始下降。在最佳 PEEP 水平确定后，应再做一次肺复张操作，因为在 PEEP 递减过程中会导致部分肺泡再次塌陷。

滴定 PEEP 的其他方法

根据最佳顺应性来滴定 PEEP 的方法也许是最古老的方法，其目的是找到一个合适的 PEEP 值，既能维持肺泡的开放又能避免肺泡的过度膨胀。临床实施中，有些肺泡即使采用复张的手法也打不开（已经实变）；有些则需要很高的压力才能把塌陷的肺泡打开，此时已经开放的肺泡却面临着过度膨胀的风险。这种滴定法是设置潮气量在 6ml/kg IBM，以每次 2~3cmH$_2$O 往上递增 PEEP 以逐步复张肺泡。每次递增后需维持 PEEP 3~5min 再测定平台压、SpO$_2$ 和血压。在肺顺应性最好且平台压小于 30cmH$_2$O 时的 PEEP 即是最佳PEEP。

应力指数是设置 PEEP 的另一方法，采用容量控制通气和恒定气流的方法实现。在压力时间曲线上如果向上凸起就意味着过度膨胀，如果向下凹陷则意味着存在周期性的复张与塌陷。当 PEEP 和潮气量固定时，如果压力呈线性增加，意味着肺泡复张而没有出现过度膨胀。采用此法设置 PEEP，也平衡了肺泡的复张与过度膨胀。

胸壁功能状态改变会影响 PEEP 的效能，如肥胖、腹腔内高压、液体过多、胸廓畸形等会引起胸膜腔内压力增加，进一步引起肺泡塌陷或是周期性的复张与塌陷。此时 PEEP 需要大于或等于食管压力（间接反映胸内压）才能对抗胸壁改变引起的肺泡塌陷，由此可能需要平台压 >30cmH$_2$O。在这种情况下，平台压减去食管压力才是肺泡扩张的压力（平台压-食管压力）。当跨肺压小于 25cmH$_2$O 时，即使平台压超过 30cmH$_2$O 也是安全的。这种方法设置 PEEP 也能平衡肺泡的复张与过度膨胀。

PEEP 的设置也可以采用最低死腔通气的方法进行滴定（即在固定分钟通气量的情况下，Paco$_2$ 最低），但是这种方法需要反复地抽取动脉血气，临床可操作性不强。其次，PEEP 也可以采用压力-容积曲线下寻找低位拐点的方法进行设置，但这种方法近几年已不再流行。PEEP 也可采用 CT 引导的方法进行设置，但临床可操作性也不强。不管用哪种方法滴定 PEEP，临床上高 PEEP 往往用于中-重度 ARDS 患者，而轻度 ARDS 患者则 PEEP 不需过高。

顽固性低氧血症的管理

在一开始机械通气时即采用保护性肺通气策略，顽固性低氧血症在大多情况下是能够避免的。在早先的 ARDS 治疗观察发现，许多使用非保护性通气方式的患者发生顽固性低氧血症。因此，最有效的顽固性低氧血症的管理是预防其发生，即所有的 ARDS 患者在开始实施机械通气都采用保护性肺通气策略。此外，血流动力学不稳定、人机对抗也会引起低氧血症。肺泡的复张和适当水平的 PEEP 应用可改善氧合状态，并能降低由肺泡周期性开放和关闭带来的肺损伤。

俯卧位通气能改善顽固性低氧血症患者氧合，尤其是重度低氧（$Pa_{O_2}/F_{I_{O_2}}$ <150）患者可能获益更大，因为俯卧位通气不仅能改善氧合，还能提高生存率。如果在俯卧位的情况下低氧血症仍然难以纠正，就需要考虑使用体外膜肺。吸入血管扩张剂能短时间改善氧合，但并不能改善 ARDS 患者的愈后。高频通气和气道压力释放通气也不能改善患者的生存率。

监测

ARDS 患者的 PEEP 和平均气道压力往往较高，因此血流动力学的监测是必要的。过去常采用肺动脉置管的方法监测血流动力学、指导液体管理和其他血流动力学方面的治疗。但近来发现，在大多数情况下肺动脉置管是没有必要的，因为通过动脉压和中心静脉压监测便足以评估多数患者的液体负荷。每天给患者拍胸片以评估疾病的进展情况，如果能做 CT 检查，效果更好。在 ARDS 患者氧合往往难以维持，因此需要持续地进行 Sp_{O_2} 监测，并且在患者的临床症状发生变化时需要抽取动脉血气进行评估。虽然在 ARDS 患者中内源性 PEEP 很少发生，但是在呼吸机参数设置改变时应该评估内源性 PEEP。为达到最佳的氧合，应反复评估 $F_{I_{O_2}}$、PEEP 和平台压等监测数据（表 17-6）。

表 17-6 ARDS 患者机械通气时监测数据

- 持续指脉搏血氧饱和度，定期动脉血气分析
- 中心静脉置管并进行持续血压监测
- 是否发生气胸
- 内源性 PEEP
- 潮气量和平台压

缩略词：ARDS，急性呼吸窘迫综合征；PEEP，呼气末正压。

撤机

患者从 ARDS 恢复到自主呼吸是比较困难的，因为 ARDS 患者常常伴有呼吸中枢驱动增高、肺顺应性下降和呼吸肌乏力，有时损伤的肺功能需要数周才能恢复。在恢复期（即 $F_{I_{O_2}} = 0.4$，PEEP = 8cmH$_2$O 的情况下能维持目标氧合）应评估患者是否能做自主呼吸试验。然而部分患者却需要气管切开。如果患者不能拔管，应给予舒适的通气模式。

要点回顾

- ARDS 肺部病变不均一，表现为部分肺泡实变、部分可复张的陷闭肺泡和部分正常的肺组织同时存在。
- 与正常人相比，ARDS 患者肺部可进行气体交换的区域缩小。
- ARDS 的疾病进展分为两期：第一期以严重炎症反应为主，并导致肺泡和内皮细胞损伤、血管渗透性增加、肺水和肺蛋白增加；第二期表现为广泛的肺纤维化。
- ARDS 患者应维持平台压≤30cmH$_2$O，PEEP 值设置在既能维持肺泡开放又能最大限度地减小呼吸机相关肺损伤。
- ARDS 患者使用机械通气的目的是纠正肺部的分流、严重低氧血症和降低呼吸做功并治疗急性呼吸衰竭。
- 常规应用镇静剂（必要时使用肌肉松弛剂）以防止人机对抗的发生。
- 潮气量维持在 4~8ml/kg IBW 同时需兼顾平台压≤30cmH$_2$O。
- 呼吸频率的设置应避免产生内源性 PEEP。
- 采用肺开放策略时，患者病情稳定立即实施肺复张操作，并采用 PEEP 递减的方法滴定 PEEP，以最小的 PEEP 值维持肺复张所带来的好处。
- 在 ARDS 早期，PEEP 设置的目的是维持肺泡的开放（10~20cmH$_2$O）。
- 高 PEEP 往往用于中-重度 ARDS 患者，而轻度 ARDS 患者则 PEEP 不需过高。
- PEEP 也可以根据 ARDSNet 推荐的 PEEP/F$_{IO_2}$ 表进行设置；也可采用递增 PEEP 至最佳肺顺应性的方法进行设置，或是采用应力指数的方法进行设置。
- 用食道压力监测来指导 PEEP 的设置能反映吸气末肺泡的扩张压力，并对抗胸廓问题引起的肺泡塌陷。
- 在所有患者中管理顽固性低氧的最好方法是采用保护性肺通气策略以避免顽固性低氧的发生。
- 对于顽固性低氧患者采用俯卧位通气、肺血管扩张剂和体外膜肺也许是有必要的。

（段 均 译 徐培峰 校）

参考文献

ARDS Network. Ventilation with lower tidal volumes as compared with traditional tidal volumes for acute lung injury and the acute respiratory distress syndrome patients. *N Engl J Med.* 2000;342:1301-1308.

Briel M, Meade M, Mercat A, et al. Higher vs lower positive end-expiratory pressure in patients with acute lung injury and acute respiratory distress syndrome: systematic review and meta-analysis. *JAMA.* 2010;303:865-873.

Brower RG, Ware LB, Berthiaume Y, Matthay MA. Treatment of ARDS. *Chest.* 2001;120: 1347-1367.

Chiumello D, Carlesso E, Cadringher P, et al. Lung stress and strain during mechanical ventilation for acute respiratory distress syndrome. *Am J Respir Crit Care Med.* 2008; 178:346-355.

Caironi P. Lung recruitment maneuvers during acute respiratory distress syndrome: open up but not push-up the lung! *Minerva Anesthesiol.* 2011;77:1134-1136.

Collins SR, Blank RS. Approaches to refractory hypoxemia in acute respiratory distress syndrome: current understanding, evidence, and debate. *Respir Care.* 2001;56:1573-1582.

Fan E, Wilcox ME, Brower RG, et al. Recruitment maneuvers for acute lung injury: a systematic review. *Am J Respir Crit Care Med.* 2008;178;1156-1163.

Graf J. Transpulmonary pressure targets for open lung and protective ventilation: one size does not fit all. *Intensive Care Med.* 2012;38:1565-1566.

Guerin C. The preventative role of higher PEEP in treating severely hypoxemic ARDS. *Minerva Anesthesiol.* 2011;77:835-845.

Haas CF. Mechanical ventilation with lung protective strategies: what works? *Crit Care Clin.* 2011;27:469-486.

Hess DR. Approaches to conventional mechanical ventilation of the patient with acute respiratory distress syndrome. *Respir Care.* 2011;56:1555-1572.

Kacmarek RM, Kallet RH. Respiratory controversies in the critical care setting. Should recruitment maneuvers be used in the management of ALI and ARDS? *Respir Care.* 2007; 52:622-635.

Kacmarek RM, Villar J. Lung recruitment maneuvers during acute respiratory distress syndrome: is it useful? *Minerva Anesthesiol.* 2011;77:85-89.

Kallet RH, Corral W, Silverman HJ, Luce JM. Implementation of a low tidal volume protocol for patients with acute lung injury or acute respiratory distress syndrome. *Respir Care.* 2001;46:1024-1037.

Papadakos PJ, Lachmann B. The open lung concept of mechanical ventilation: the role of recruitment and stabilization. *Crit Care Clin.* 2007;23:241-250.

Petrucci N, De Feo C. Lung protective ventilation strategy for the acute respiratory distress syndrome. *Cochrane Database Syst Rev.* 2013;2:CD003844.

Richard JC, Marini JJ. Transpulmonary pressure as a surrogate of plateau pressure for lung protective strategy: not perfect but more physiologic. *Intensive Care Med.* 2012;38:339-341.

Rocco PR, Pelosi P, de Abreu MG. Pros and cons of recruitment maneuvers in acute lung injury and acute respiratory distress syndrome. *Expert Rev Respir Med.* 2010;4:479-489.

Slutsky AS, Ranieri VM. Ventilator-induced lung injury. *N Engl J Med.* 2013;369:2126-2136.

Ware LB, Matthay MA. The acute respiratory distress syndrome. *N Engl J Med.* 2000;342: 1334-1349.

第 18 章
阻塞性肺疾病

目标

1. 讨论机械通气对慢性肺部疾病患者呼吸肌肉功能障碍的影响。
2. 讨论内源性 PEEP 对阻塞性肺疾病患者的影响。
3. 列出阻塞性肺疾病患者机械通气的适应证。
4. 列出阻塞性肺疾病机械通气的初始设置。
5. 讨论机械通气的阻塞性肺疾病患者的监测和撤机。

引言

　　阻塞性肺疾病包括慢性阻塞性肺疾病（COPD）、哮喘、支气管扩张和肺囊性纤维化。这类患者在需要呼吸支持的患者中占比很高。本章主要讲述 COPD 和哮喘的机械通气，其他阻塞性肺疾病的原则也大致相似。

概述

　　COPD 由于气流受限导致气体陷闭，从而增加患者的呼吸功，导致呼吸肌肉功能障碍。哮喘是一种与气道炎症和支气管痉挛相关的发作性疾病。COPD 和哮喘通常能在社区医院得到很好的治疗，但是病情恶化时可引起呼吸衰竭，需要机械通气。

呼吸肌肉功能障碍

　　COPD 由于肺部呈过度充气状态，使得穹隆状的膈肌变得扁平并且活动度降低，致使膈肌效能降低。如果膈肌完全扁平，则可出现肋间外肌收缩时膈肌上抬而非下移，从而产生矛盾呼吸（表 18-1）。此时，辅助吸气肌（肋间肌，斜角肌，胸锁乳突肌，胸肌和胸骨肌）成为呼吸的主要肌群。COPD 患者的呼吸肌功能障碍通常是不可逆，而且伴随呼吸肌负荷增加，可导致呼吸肌疲劳和无力。

表 18-1　正常呼吸和矛盾呼吸特点

正常呼吸	矛盾呼吸
前腹壁凸起	前腹壁凹陷
肋间隙饱满	肋间隙内陷
上胸壁扩张	上胸壁扩张

内源性 PEEP

　　内源性 PEEP 是肺泡在呼气末由于气体陷闭而存在的压力。因为肺的不均一性，各肺单位之间气体陷闭和内源性 PEEP 也可能不同。因此，内源性 PEEP 的测量值是一个平均值。COPD 阻力和顺应性增加导致呼气时间常数（表 18-2）

延长，即为了避免气体陷闭和内源性 PEEP，需要更长的呼气时间来完成气体呼出。内源性 PEEP 的存在使得患者需要更大的吸气压力才能使气流进入肺内（触发呼吸机困难），而气体陷闭导致过度充气会增加呼吸功。COPD 气道阻力增加的特征性表现为气流受限。

急性重症哮喘患者同样会发生气体陷闭和内源性 PEEP。气道阻力增加导致气体陷闭主要是因为气道痉挛，炎症和分泌物增多。部分肺单元可能出现过度充气，从而压迫与之毗邻的肺单元。内源性 PEEP 和气道阻力增加导致呼吸时胸腔压力产生巨大变化，可导致奇脉出现。过度充气使得肺顺应性降低和呼吸做功增加。在部分哮喘患者，机械通气时所测量的内源性 PEEP 可能由于气道完全阻塞而不能反映陷闭气体量的多少（图 18-1）。这类患者机械通气应采取减少气体陷闭和呼吸努力的呼吸支持方式，但在患者焦虑和有强烈的呼吸驱动时则难以达成。

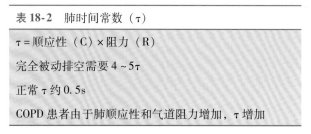

表 18-2　肺时间常数（τ）
τ = 顺应性（C）× 阻力（R）
完全被动排空需要 4 ~ 5τ
正常 τ 约 0.5s
COPD 患者由于肺顺应性和气道阻力增加，τ 增加

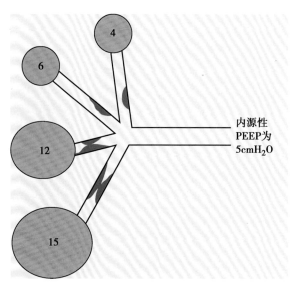

图 18-1　如果有气道完全闭塞，传统方法测量的内源性 PEEP 不能正确地反映内源性 PEEP。如图所示，所测内源性 PEEP 是 5cmH$_2$O（内源性 PEEP 为 4cmH$_2$O 和 6cmH$_2$O 的肺单元平均值）。但是，有些肺单元内源性 PEEP 水平高于测得值（12cmH$_2$O 和 15cmH$_2$O）

营养

COPD 急性加重期患者常常营养消耗过度，并伴随热量和蛋白质的缺乏及电解质的失衡。这种状态会有损于呼吸肌功能，导致呼吸衰竭。营养支持非常重要，但应注意的是，如果过度营养导致 CO_2 产生增加，也会进一步加重呼吸肌肉负荷。

机械通气

虽然有创通气常可挽救生命，但在 COPD 患者应尽可能避免。因为慢性肺部疾病患者进行有创通气时并发症（误吸、气压伤、院内感染、心血管功能紊乱等）发生率高，并且部分患者插管后可能会发生呼吸机依赖。当前，无创通气已成为 COPD 急性加重期的标准化治疗手段，对于大部分患者，无创通气可以避免气管插管，提高生存率。急性重度哮喘患者也可以尝试使用无创通气，但是成功率低于 COPD。对重症哮喘患者应用无创通气目前尚存在争议，但越来越多的证据支持针对特定的哮喘和肺囊性纤维化患者可以使用。

适应证

COPD 急性加重期患者往往存在高碳酸血症、低氧血症、疲劳和呼吸肌功能障碍（表 18-3），机械通气可以减轻其呼吸做功，缓解呼吸肌疲劳，降低 $Paco_2$ 和纠正低氧血症。

表 18-3　COPD 患者机械通气应用指征

慢性呼吸衰竭急性加重
降低呼吸做功
缓解呼吸肌疲劳

对于哮喘患者，临床难以抉择的是其他治疗失败后何时需要呼吸支持。大多数急性哮喘患者都年轻并且身体健康，他们可以在呼吸做功显著增加时维持通气，在筋疲力尽之前，此类患者的 $Paco_2$ 一般可以维持在 ≤40mmHg 的水平。但是一旦 CO_2 潴留发生，即可迅速发生高碳酸血症和酸中毒。因此，当 $Paco_2$ >40mmHg 或患者开始出现呼吸疲劳症状时，应尽快行机械通气（表 18-4）。需要注意的时，患者在机械通气之前长时间疲劳和等待会导致过度通气的发生。

表 18-4　急性重症哮喘患者机械通气应用指征

急性呼吸衰竭
即将发生呼吸衰竭
严重低氧血症

COPD 呼吸机参数设置

COPD 患者机械通气很有挑战性。呼吸支持的重点在于人机协调性，避免无效做功和过度焦虑，除了开始支持阶段一般不建议深度镇静或者肌肉松弛。呼吸参数设置要考虑患者的舒适度和维持充分的气体交换（表 18-5 和图 18-2）。

加重期 COPD 患者机械通气的目标，是让以呼吸困难、呼吸做功增加和气体交换功能异常为特点的患者回归到病情加重前的基础状态。

PCV 和 VCV 均可使用。PCV 的优势在于可以满足患者的流量需求，要注意存在内源性 PEEP 的患者使用 PCV 潮气量可能会降低。而使用 VCV 时，潮气量不会因为内源性 PEEP 存在而降低，但是有平台压升高和肺过度膨胀风险。

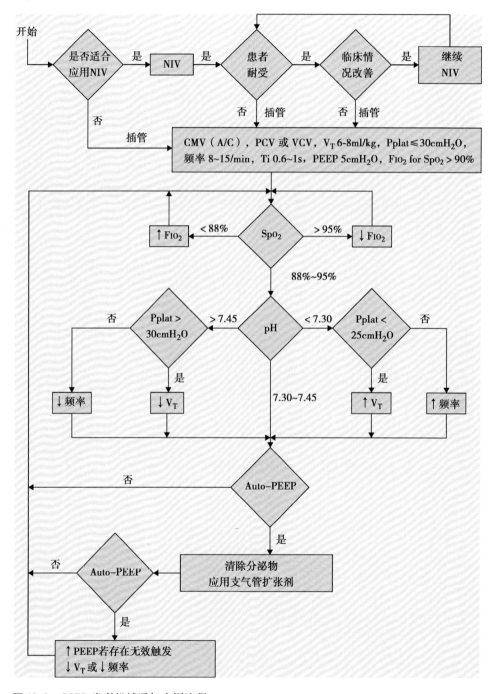

图 18-2　COPD 患者机械通气应用流程

表 18-5 COPD 机械通气参数初始设置

设置	推荐
模式	A/C（CMV）
频率	8~15 次/分
容量/压力控制	压力或容量
潮气量	6~8ml/kg BMI，平台压≤30cmH$_2$O
吸气时间	0.6~1.0s
PEEP	5cmH$_2$O 或根据对抗内源性 PEEP
F$_{IO_2}$	通常≤0.5

由于 PSV 采取流量切换的方式来结束吸气，PSV 应用于 COPD 会存在一些问题，可能发生切换过早或过晚现象，如果患者与呼吸机不同步会导致患者呼吸需求增加和辅助呼吸肌参与呼吸。PCV 可能比 PSV 更有优势，因为呼吸频率和吸气时间可以设置。在早期呼吸支持阶段，患者可能更容易耐受固定的吸气时间（0.6~1.0s）。

在使用 PCV 时，流量可最大限度地满足患者的吸气需求并提高患者的舒适度。峰流量的设置应满足吸气在 0.6~1.0s 内完成。而适当的流量上升可最大限度地满足患者吸气初期的需要。低水平的 PEEP 结合适当的流量上升可改善长时间常数肺部区域的气体分布。在需要较短吸气时间（较长呼气时间）以降低内源性 PEEP 时，应采取恒定的吸气流量。呼吸频率一般设置在 8~15 次/分，取决于高碳酸血症程度和内源性 PEEP 的高低。

COPD 患者如果不存在内源性 PEEP，高平台压（Pplat）一般不是问题。如果存在内源性 PEEP，潮气量应在 6~8ml/kg BMI，平台压则应尽量维持在较低水平（<30cmH$_2$O）以减少过度充气。

COPD 患者机械通气时要关注内源性 PEEP 的变化，应最大限度地减小内源性 PEEP 及其对触发的影响，通过使用减小气道阻力（如支气管舒张剂，类固醇）和廓清分泌物（如气管镜，吸痰）等治疗，有助于降低内源性 PEEP。另外，应尽量降低分钟通气量。内源性 PEEP 可在吸气初期产生一定负荷，增加患者触发呼吸机的呼吸功。COPD 患者机械通气时一个特征性表现是无效触发，若观察到实际呼吸频率大于呼吸机监测频率，其原因就是内源性 PEEP。确保分钟通气量不能过大有利于降低内源性 PEEP。有部分患者即使通过采取上述措施使内源性 PEEP 有所降低，但仍因内源性 PEEP 而触发呼吸机困难。这种情况下，可用呼吸机 PEEP 以对抗内源性 PEEP 和改善触发，方法是逐步递增 1~2cmH$_2$O 的 PEEP 直到患者呼吸频率与呼吸机监测频率匹配。气流受限的 COPD 患者机械通气时使用 PEEP 是有益的，5cmH$_2$O PEEP 适合大多数 COPD，对抗内源性 PEEP 通常不需要超过 10cmH$_2$O。

F$_{IO_2}$ 在 COPD 患者通常不超过 0.5，通过降低呼吸做功和改善 $\dot{V}/\dot{Q}$ 比例可使较低水平的 F$_{IO_2}$ 即达到可接受的 Pao$_2$。对于此类患者 Pao$_2$ 在 55~80mmHg 就足够了。

避免过度通气对于 COPD 患者来说同样重要。$Paco_2$ 应当只降低至患者的基础水平，而许多 COPD 患者基础 $Paco_2$ 水平在 50 ~ 60mmHg（pH > 7.30）。如果机械通气初始设置可满足患者的呼吸驱动，该类患者一般不需要较大剂量的镇静剂。推荐在机械通气的前 24 ~ 48 小时给予完全呼吸支持让呼吸肌充分休息，之后就应开始进行撤机的评估。

哮喘通气参数设置

内源性 PEEP 是急性重症哮喘患者机械通气最应关注的主要问题。机械通气的目标就是尽量减轻内源性 PEEP（表 18-6 和图 18-3）。这意味着允许性高碳酸血症的存在，特别是在机械通气早期。吸入支气管舒张剂和全身应用类固醇对于这类患者的治疗是十分重要的。

虽然 VCV 和 PCV 均可使用，但是在开始呼吸支持时一般选用 VCV。在极重度急性哮喘，由于气道阻力很高，需要很高的压力才能送入所需的潮气量，有时峰压可达到 60 ~ 70cmH₂O，但平台压仍可能保持在 30cmH₂O 以下，峰压与平台压之间的差异大小提示气道阻塞程度。

哮喘严重程度改善后，可根据临床医师的偏好改为 PCV，在 PCV，压力固定时吸入潮气量的变化可反映阻力和气体陷闭的变化。潮气量增加表示哮喘严重程度的改善。机械通气中可使用镇静以减轻人机对抗，有些患者需要使用神经肌肉阻滞剂。使用神经肌肉阻滞剂可能会导致患者虚弱时间延长，因此要尽量避免。大部分患者通过充分镇静就可以达到完全呼吸支持的目的。

为尽量降低内源性 PEEP，应使用小潮气量（4 ~ 6ml/kg IBW）通气，潮气量的选择应满足 Pplat 小于 30cmH₂O，呼吸频率应根据气体陷闭和内源性 PEEP 程度决定，理论上，慢频率可减轻气体陷闭。部分哮喘患者的呼吸频率可增加至 15 ~ 20 次/分而不伴有内源性 PEEP 的明显增加。小潮气量与慢频率可导致 CO_2 潴留，通常 pH 维持在 7.20 以上即可。年轻既往身体健康的患者，可能可以耐受更低的 pH，在这类患者，内源性 PEEP、肺损伤和过度充气带来的风险常常超过酸中毒。

表 18-6 重度急性哮喘患者机械通气初始设置

设置	推荐
模式	A/C（CMV）
频率	8 ~ 20 次/分；允许性高碳酸血症
容量/压力控制	压力或容量控制；重度哮喘保证容量
潮气量	4 ~ 6ml/kg BMI，Pplat ≤ 30cmH₂O
吸气时间	1 ~ 1.5s；注意避免内源性 PEEP
PEEP	PEEP 设置尚有争议；可以尝试设置 PEEP 对抗内源性 PEEP，但是一般无效
F_{IO_2}	维持 Pao_2 55 ~ 80mmHg，Spo_2 88% ~ 95%

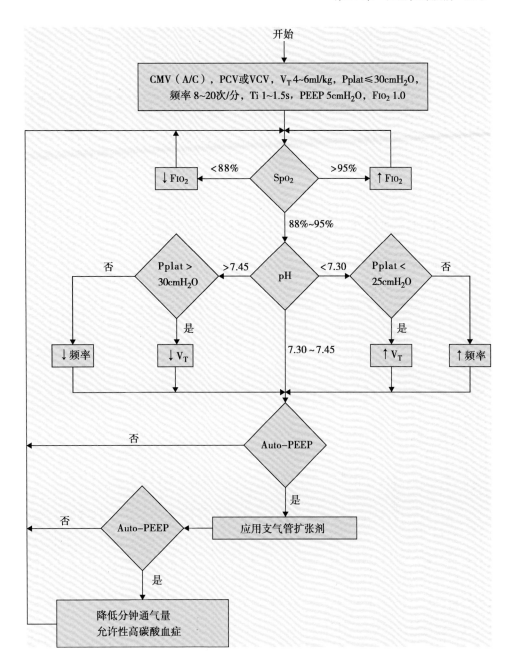

图 18-3 哮喘患者的机械通气应用流程

为了延长呼气时间和减小内源性 PEEP，吸气时间设置应尽量短。然而，由于哮喘患者气道阻力往往很高，气体流速较慢，短吸气时间意味着潮气量输出不足，且较长吸气时间有利于气体的分布。推荐初始设置吸气时间为 1s，在评估无内源性 PEEP 影响基础上可增加至 1.5s。如果提供的呼吸频率较慢，吸气时间从 1s 增加至 1.5s 通常不会有明显内源性 PEEP 增加。使用 VCV 时，递减波有助于改善气体的分布，但恒速波可使吸气时间更短。吸气峰流量应根据吸气时间进行相应的调整。

通常初始设置 F_{IO_2} 为 100%，在血氧饱和度和血气指标提示氧合改善后再

降低 F_{IO_2}。是否设置 PEEP 在哮喘患者机械通气中是存在争议的。与 COPD 不同，哮喘内源性 PEEP 的发生通常不是因为气流受限，因此增加 PEEP 通常无益于对抗内源性 PEEP，并且有可能进一步增加肺泡压力。但是，如果患者处于完全控制通气并且没有触发做功，设置 PEEP 或许有利于改善内源性 PEEP 的作用。PEEP 的应用可使不存在内源性 PEEP 的肺泡重新开放并维持稳定，从而有益于气体分布。对于急性哮喘，如应用 PEEP 后总 PEEP 和 Pplat 增加，则不应使用。哮喘患者应用 PEEP，则要严密监测气体交换、Pplat、内源性 PEEP 和血流动力学等指标。

监测

对于阻塞性肺疾病患者，人机协调性的监测是最为重要的（表 18-7）。此外，应常规监测内源性 PEEP，呼气流量的评估或无效触发的观察可判断内源性 PEEP 是否存在，但是不可量化，在患者无自主呼吸状态下，可以使用呼气末屏气测量内源性 PEEP。其他应监测指标有呼吸频率、是否有辅助呼吸肌参与呼吸、呼吸音、心律和血压等等。

当哮喘患者内源性 PEEP 和 Pplat 过高时可引起气压伤和循环功能抑制。应监测患者的体征和胸片的改变（表 18-8）。在系统监测时，应记录 Pplat、Ppeak、潮气量和内源性 PEEP，并描绘趋势。而且需要持续监测血氧饱和度、血流动力学，定期测定动脉血气。由于该类患者 V_D/V_T 很高，潮气末 CO_2 监测则没有意义。

表 18-7 慢性阻塞性肺疾病患者机械通气监测

人机协调性
内源性 PEEP
平台压
血流动力学
血氧饱和度和动脉血气
心肺疾病临床表现

表 18-8 重度急性哮喘患者机械通气监测

气压伤
平台压
内源性 PEEP
血氧饱和度和动脉血气
心率和血压

撤机

撤机过程中，首先是确定需要机械通气的原因已得到有效控制。其次，患者心血管功能良好，因为许多 COPD 患者通常存在心血管疾病。第三，电解质平衡和营养状态良好，因为营养状态和某些电解质失衡会影响呼吸肌功能。最后，使用每天唤醒试验和自主呼吸试验以判断何时适合撤机。

大多数 COPD 患者可完全脱机呼吸机，但也有部分患者需要长期呼吸支持（困难脱机）。对于气管切开和需要长期呼吸支持的患者，应在呼吸支持过程中逐渐穿插自主呼吸试验。有些患者需要进行夜间机械通气。对于部分 COPD 患者可使用 NIV 进行序贯，应用 NIV 直至患者能完全呼吸或者再次插管。

重度急性哮喘患者撤机通常比 COPD 患者更快。在急性期得到充分治疗后，就应考虑撤机。在患者状态改善（如气道阻力回到基础状态、内源性 PEEP 被消除、气道压力和潮气量恢复到正常水平、足够的气体交换），镇静可减量或停止，以允许患者恢复自主呼吸。在患者清醒且能合作时，应进行自主呼吸试验以迅速评估拔管可能。

要点回顾

- 呼吸肌功能障碍和内源性 PEEP 是导致 COPD 患者呼吸功增加的常见原因。
- 呼吸肌功能障碍可导致 COPD 患者发生急性呼吸衰竭。
- COPD 急性加重是 NIPPV 的适应证。
- 对于部分 COPD 患者，使用 PCV 时人机协调性较 VCV 好。
- 使用 VCV 时，吸气峰流量应满足吸气需求，部分患者使用递减波时能更舒适。
- COPD 患者中等潮气量时应设置较慢呼吸频率。
- COPD 患者应使用 PEEP 以对抗内源性 PEEP 的影响。
- 重度急性哮喘患者的主要问题是内源性 PEEP。
- 机械通气适用于急性或即将发生的急性呼吸衰竭。
- 重度急性哮喘患者 $Paco_2$ 大于 40mmHg 时应考虑机械通气。
- COPD 患者 $Paco_2$ 目标应是其基础水平并且 pH 大于 7.30。
- 尝试撤机之前，应确保已经部分逆转了肺部急性加重期的病情、良好的心脏功能、正常的电解质水平和营养支持。
- COPD 急性加重恢复期，NIPPV 可作为有创通气与自主呼吸之间的桥梁。
- 重度急性哮喘机械通气初始，通常使用 VCV，因为克服气道阻力需要很高的驱动压。
- 重度哮喘呼吸频率应设置在 8 ~ 20 次/分，潮气量设置 4 ~ 6ml/kg BMI，保持 Pplat ≤30cmH_2O。
- 在哮喘严重程度改善之前应采取允许性高碳酸血症策略。
- 重度急性哮喘患者机械通气时 pH 可耐受至 7.10。
- 重度哮喘吸气时间设置应避免内源性 PEEP。
- 调节 F_{IO_2} 保持 Pao_2 在 55 ~ 80mmHg。
- 重度哮喘，PEEP 的应用能否对抗内源性 PEEP 因人而异。
- 重度急性哮喘患者机械通气时，PEEP 应用存在争议。
- 重度急性哮喘应用 PEEP 时，应严密监测平台压、内源性 PEEP 和血流动力学。
- 阻塞性肺疾病机械通气应全面监测内源性 PEEP、平台压、峰压、潮气量和气压伤的发生风险。
- 在重度哮喘潮气量、通气压力和气体交换改善时，应考虑中止持续呼吸支持。

（夏金根　译　张　鑫　校）

参考文献

Afessa B, Morales I, Cury JD. Clinical course and outcome of patients admitted to an ICU for status asthmaticus. *Chest.* 2001;120:1616-1621.

Afzal M, Tharratt RS. Mechanical ventilation in severe asthma. *Clin Rev Allergy Immunol.* 2001;20:385-397.

Beuther DA. Hypoventilation in asthma and chronic obstructive pulmonary disease. *Semin Respir Crit Care Med.* 2009;30:321-329.

Boldrini R, Fasano L, Nava S. Noninvasive mechanical ventilation. *Curr Opin Crit Care.* 2012;18:48-53.

Brenner B, Corbridge T, Kazzi A. Intubation and mechanical ventilation of the asthmatic patient in respiratory failure. *Proc Am Thorac Soc.* 2009;6:371-379.

Chandramouli S, Molyneaux V, Angus RM, et al. Insights into chronic obstructive pulmonary disease patient attitudes on ventilatory support. *Curr Opin Pulm Med.* 2011;17:98-102.

Fumeaux T, Rothmeier C, Jolliet P. Outcome of mechanical ventilation for acute respiratory failure in patients with pulmonary fibrosis. *Intensive Care Med.* 2001;27:1868-1874.

Koh Y. Ventilatory management of patients with severe asthma. *Int Anesthesiol Clin.* 2001;39:63-73.

Lim WJ, Mohammed Akram R, et al. Noninvasive positive pressure ventilation for treatment of respiratory failure due to severe acute exacerbations of asthma. *Cochrane Database Syst Rev.* 2012;12:CD004360.

MacIntyre N, Huang YC. Acute exacerbations and respiratory failure in chronic obstructive pulmonary disease. *Proc Am Thorac Soc.* 2008;5:530-535.

Mannam P, Siegel MD. Analytic review: management of life-threatening asthma in adults. *J Intensive Care Med.* 2010;25:3-15.

Medoff BD. Invasive and noninvasive ventilation in patients with asthma. *Respir Care.* 2008;53:740-748.

Quon BS, Gan WQ, Sin DD. Contemporary management of acute exacerbations of COPD: a systematic review and metaanalysis. *Chest.* 2008;133(3):756-66.

Rubin BK, Dhand R, Ruppel GL, et al. Respiratory care year in review 2010: part 1. Asthma, COPD, pulmonary function testing, ventilator-associated pneumonia. *Respir Care.* 2011;56:488-502.

Sethi JM. Mechanical ventilation in chronic obstructive pulmonary disease. *Clin Chest Med.* 2000;21:799-818.

Ward NS, Dushay KM. Clinical concise review: mechanical ventilation of patients with chronic obstructive pulmonary disease. *Crit Care Med.* 2008;36:1614-1619.

第 19 章
胸 部 创 伤

引言

尽管胸壁能够吸收大量的创伤能量而使患者免于严重伤害，但胸部创伤仍是要重症监护和机械通气的常见指征，与其他需要机械通气的疾病不同（如COPD）受到胸部创伤的患者通常是年轻人和既往健康的人。近年来无创通气治疗胸部创伤患者的数量在增加。

概述

钝性胸部创伤

钝性胸部创伤常常没有明显的体表胸部损伤的症状或体征，常见的钝性胸部创伤包括骨折，肺挫伤，支气管、心肌、血管损伤、食管穿孔和膈肌损伤；骨折可涉及肋骨、胸骨、脊椎、锁骨或肩胛骨，其中以肋骨骨折最为常见，没有连枷胸的肋骨骨折可能因为疼痛而需要固定，容易引起肺不张和由于通气/血流比率失调而导致的低氧血症，单纯的肋骨骨折通常不需要机械通气，除非合并其他的损伤如肺挫伤等。连枷胸是由于多根肋骨骨折引起，致使胸腔的稳定性丧失，进一步会导致明显的通气功能障碍和潜在的肺实质损伤，无效的胸腔扩张可引起胸壁的矛盾运动，疼痛导致肺通气不足。现在临床常用正压通气和呼气末正压从内部来稳定连枷胸患者的胸腔，称之为内固定。适当的镇痛和无创通气的应用，使许多连枷胸患者不需要通过气管插管进行有创通气就可以得到充分的治疗。现在的共识是，有创机械通气仅用于有以下情况的连枷胸患者，如休克，闭合性脑损伤，需要立即手术，严重肺功能障碍和呼吸状态恶化等。

肺挫伤是由于高冲击强度的胸部钝性外伤导致血管中的血和蛋白渗漏到肺间质和肺泡腔中。临床上肺挫伤和急性呼吸窘迫综合征的临床表现和治疗相似。如果是局部的肺挫伤，高水平的 PEEP 可能导致血液从正常的肺向损伤的肺分流，从而产生氧合下降。轻到中度的肺挫伤不需要气管插管，低氧血症可通过氧疗、面罩持续正压通气（CPAP）或者无创通气（NIV）进行治疗。

气管支气管的损伤通常发生在接近气管或主支气管的起始部位。如果损伤小并且未导致气胸，可自行愈合。气管支气管的损伤导致大量的漏气和气胸时，则需要外科手术修复。气管支气管损伤的患者特别是合并有肺功能的其他损伤时，在行开胸术后常需要机械通气。

与心肌损伤相关的钝性胸部创伤最常见的是心肌挫伤，心肌挫伤可导致心律失常，甚至可导致心功能衰竭，心肌挫伤没有合并其他损伤如肋骨骨折和肺挫伤的患者很少需要机械通气。胸腔内血管损伤可导致严重的低血压，需要紧急开胸手术。这类创伤患者通常有胸部的多处损伤而需要机械通气。

继发于钝性胸部创伤的膈肌损伤比较少见，这种损伤几乎都需要手术修补。膈肌损伤患者术后需要机械通气，并且有可能因为膈肌的收缩无力而导致撤机困难。

穿透性胸部创伤

胸部穿透伤可累及肺、心脏和（或）血管，几乎都需要外科手术。在出现张力性气胸和（或）大量失血时，穿透伤可瞬间危及生命。张力性气胸可通过放置胸腔引流管而迅速改善症状，无需机械通气。许多穿透性胸部创伤需要大范围的手术修补，患者术后往往需要机械通气。

机械通气

适应证

胸部创伤患者机械通气的适应证如表 19-1。这些适应证中没有一个是绝对的，可以根据呼吸衰竭程度而决定。有矛盾胸部运动的连枷胸一度被认为是正压通气的绝对适应证，然而，目前许多连枷胸患者可以无需气管插管和机械通气而得到有效的治疗。ARDS 是胸部创伤的常见并发症，即使在没有相关的肺挫伤患者也可能发生。胸部创伤后出现 ARDS 的治疗与其他原因导致的 ARDS 治疗相似。疼痛控制对许多胸部创伤患者来说十分重要，但如使用大剂量的镇痛剂会出现呼吸抑制而需要机械通气，临床上可以通过硬膜外麻醉、患者自控镇痛和肋间神经阻滞等方法控制疼痛，而不导致呼吸抑制。

表 19-1　胸部创伤患者的机械通气适应证

- 有矛盾胸部运动的连枷胸，患者呼吸急促、低氧血症和高碳酸血症
- 肺挫伤导致呼吸急促和吸入 100% 纯氧下仍存在严重低氧血症（$Pao_2 < 60mmHg$）
- 肋骨骨折需要大量的麻醉药物控制疼痛
- 开胸术后
- 血流动力学不稳定，特别是存在潜在呼吸储备不足（例如，低氧和呼吸急促）
- 相关的严重创伤（例如，头部外伤）
- 无创通气治疗失败

使用面罩持续气道正压通气（CPAP）和无创通气（NIV）

无创通气在胸部创伤患者的应用已被逐渐接受，创伤早期使用 NIV 可帮助稳定胸腔，促进肺塌陷区域的肺泡复张，从而显著降低气管插管率和死亡率并

且不增加并发症。通常可以用 8 ~ 12cmH$_2$O 的 CPAP，同时调节 F$_{IO_2}$ 以保证氧分压大于 60mmHg。NIV 可用于呼吸做功增加的患者。在患者对 CPAP 水平和 F$_{IO_2}$ 需求增加并伴有通气需求增加时需要考虑有创通气；血流动力学不稳定的患者要及时进行气管插管机械通气。

呼吸机设置

胸部创伤患者呼吸机初始设置推荐见表 19-2，部分患者初始需要 VCV 或 PCV 给予完全支持通气（图 19-1），而对疼痛级别不高、血流动力学稳定的患者采用 PSV 也可获得同样的效果。

患者的氧合状态取决于 F$_{IO_2}$、PEEP、肺功能和血流动状态稳定。初始可设置 F$_{IO_2}$1.0，然后根据血氧饱和度来逐渐滴定到合适的氧浓度。初始 PEEP 可设置 5cmH$_2$O，如果患者有明显的气压伤（例如，有皮下气肿、气胸和自胸腔引流管漏气体），则初始 PEEP 可设置为 0；如果患者有明显的肺内分流，可尝试稍高的 PEEP。由于气压伤在胸部创伤患者很常见，增加气道压力时必须小心谨慎。创伤引起的血液丢失，血容量下降，升高 PEEP 可能导致血流动力学不稳定。提高 PEEP 可能导致头部创伤患者的颅内压升高，还可能导致单侧肺损伤患者的血液从顺应性好的肺泡流向因顺应性差而没有通气的肺泡，这样会加重肺内分流和低氧血症。单侧肺挫伤采取挫伤肺在上的侧卧位体位可能比提高 PEEP 更有效。

无论是容量通气还是压力通气，平台压应低于 30cmH$_2$O。对于肺顺应性好的创伤患者（如开胸手术后的），潮气量 6 ~ 8ml/kg IBW 可保持平台压低于 30cmH$_2$O；而肺挫伤和 ARDS 的患者则要以更低的潮气量 4 ~ 8ml/kg IBW 来保持平台压不大于 30cmH$_2$O。初始呼吸频率常设置在 15 ~ 25 次/分，增加呼吸频率只是为了保持合适的 Paco$_2$，在胸部创伤的患者如果没有合并头部外伤引起的颅内压增高，可使用允许性高碳酸血症策略，吸气时间≤1s 对于胸部创伤的患者比较合适。

表 19-2　胸部创伤患者的呼吸机初始设置

设置	推荐
模式	A/C（CMV）
呼吸频率	15 ~ 25 次/分
容量控制/压力控制	容量/压力
潮气量	6 ~ 8ml/kg IBW，平台压≤30cmH$_2$O
	ARDS 患者 4 ~ 8ml/kg IBW
吸气时间	≤1s
PEEP	5cmH$_2$O；没有严重的漏气；ARDS 适当滴定 PEEP
F$_{IO_2}$	1.0

缩略词：ARDS，急性呼吸窘迫综合征；CMV，持续控制通气；IBW，理想体重；PEEP，呼气末正压。

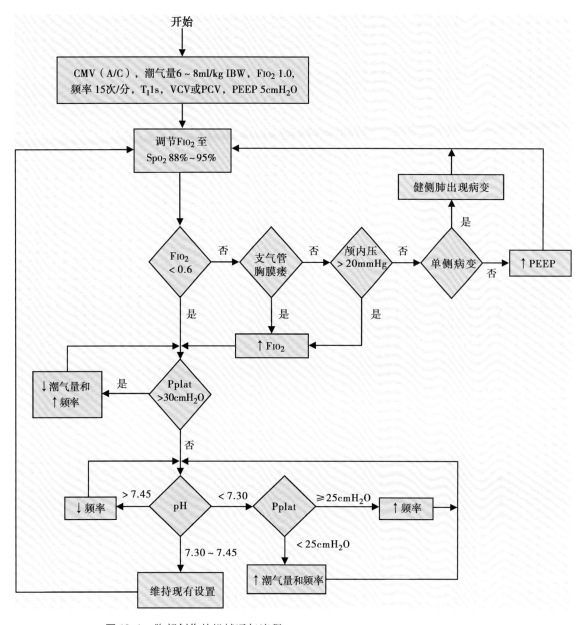

图 19-1 胸部创伤的机械通气流程

监测

胸部创伤患者的机械通气监测在许多方面与所有机械通气患者是相同的（表 19-3）。胸部创伤患者常会发生漏气，所以要经常进行评估有无漏气的体征。胸部创伤患者机械通气过程中出现病情快速恶化，通常要考虑发生了气胸。机械通气时要注意在维持机体氧合的前提下使用最低水平的峰压和 PEEP，要避免产生内源性 PEEP。如果患者临床情况快速恶化还需考虑肺栓塞可能性，手术后患者常常会出现体液过多导致分流和肺顺应性下降。对于延迟脱离机械通气的患者，营养支持可以帮助患者康复和撤机。

表 19-3　胸部创伤患者机械通气的监测

- 气胸或肺外气体
- 内源性 PEEP 和平均气道压
- 肺泡峰压
- 肺栓塞
- 容量状态
- 营养状态

缩略词：PEEP，呼气末正压。

撤机

大部分胸部创伤患者可以早期快速撤离机械通气，这些患者既往大多身体健康，如果没有其他相关问题（例如，头部创伤，ARDS 等），康复会很快。严重肺挫伤和 ARDS 患者可能需要较长的通气支持时间，进而可能出现肺部感染、脓胸、脓毒症和肺栓塞。出现多器官功能衰竭的患者撤机会比较困难，上机时间延长，撤机前应定期进行自主呼吸试验。另外，严重胸壁和膈肌损伤患者的撤机也是比较困难的。对于撤机困难的患者，应积极治疗原发损伤和并发症，改善气道卫生状况（例如，分泌物清除），加强营养支持，加强呼吸肌力训练（例如，定期做增加负荷的自主呼吸）。

要点回顾

- 胸部创伤可以是钝性的，也可以是穿透性的。
- 胸部创伤机械通气的适应证包括：连枷胸、大剂量镇痛药物引起的呼吸抑制患者，肺挫伤，开胸手术后，血流动力学不稳定，严重的相关性损伤。
- 连枷胸不是机械通气的绝对适应证。
- 在决定气管插管前可尝试性使用面罩进行持续正压通气或无创通气。
- 胸部创伤常合并严重肺损伤。
- 漏气是胸部创伤患者机械通气时常见的并发症之一。
- 多数胸部创伤的患者机械通气的时间短，可以很快撤机。
- 合并 ARDS 的胸部创伤患者的治疗困难，且通气时间延长，同时撤机也比较困难。

（韩小彤　译　齐小玖　校）

参考文献

Chiumello D, Coppola S, Froio S, et al. Noninvasive ventilation in chest trauma: systematic review and meta-analysis. *Intensive Care Med.* 2013;39:1171-1180.

Gentilello LM, Pierson DJ. Trauma critical care. *Am J Respir Crit Care Med.* 2001;163: 604-607.

Harris T, Davenport R, Hurst T, Jones J. Improving outcome in severe trauma: trauma systems and initial management: intubation, ventilation and resuscitation. *Postgrad Med J.* 2012;88:588-594.

Kiraly L, Schreiber M. Management of the crushed chest. *Crit Care Med.* 2010;38(9 Suppl): S469-S477.

Michaels AJ. Management of post traumatic respiratory failure. *Crit Care Clin.* 2004;20:83-99.

Papadakos PJ, Karcz M, Lachmann B. Mechanical ventilation in trauma. *Curr Opin Anaesthesiol.* 2010;23:228-232.

Pettiford BL, Luketich JD, Landreneau RJ. The management of flail chest. *Thorac Surg Clin.* 2007;17:25-33.

Rico FR, Cheng JD, Gestring ML, Piotrowski ES. Mechanical ventilation strategies in massive chest trauma. *Crit Care Clin.* 2007;23:299-315.

Sutyak JP, Wohltmann CD, Larson J. Pulmonary contusions and critical care management in thoracic trauma. *Thorac Surg Clin.* 2007;17:11-23.

Wanek S, Mayberry JC. Blunt thoracic trauma: flail chest, pulmonary contusion, and blast injury. *Crit Care Clin.* 2004;20:71-81.

Wigginton JG, Roppolo L, Pepe PE. Advances in resuscitative trauma care. *Minerva Anestesiol.* 2011;77:993-1002.

第 20 章
颅 脑 损 伤

> **目标**
>
> 1. 描述机械通气（增加胸内压）与颅脑损伤的相互关系。
> 2. 识别神经源性肺水肿。
> 3. 讨论颅脑损伤患者的机械通气适应证，初始机械通气参数设置，监测及呼吸机撤离。
> 4. 描述如何实施窒息试验。

引言

在美国及其他发达国家，颅脑损伤及相关的神经功能紊乱多发，与此相关的发病率和死亡率与急性脑水肿及占位性病变增加颅内压（ICP）有关。颅脑损伤大多由外伤引起，另外还与外科（例如，肿瘤切除的开颅手术后）及内科（例如，脑血管意外，复苏后的低氧，肝功能衰竭）等因素相关。

概述

生理学

由于颅骨的刚性结构，颅内容积增加的结果是颅内压升高。颅内容积与颅内压的关系可用大脑顺应性曲线来描述（图 20-1）。颅内容积的少量增加不会引起颅内压的增高；但颅内容积明显增加则会导致颅内压增高。颅内压的增高减少了大脑血流量，可导致脑组织缺氧。颅内压大幅度增高可将肿胀的脑组织挤入小脑幕，压迫脑干。控制颅脑外伤患者的颅内压是十分关键的。

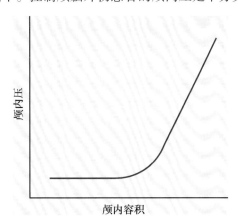

图 20-1　大脑顺应性曲线显示了颅内容积与颅内压的关系。正常情况下，略高的颅内容积（轻度脑水肿）不会引起颅内压的明显增高。然而，在颅内容积增大到某一点以后如继续增大，将会导致颅内压较大幅度的增高

脑灌注压（CPP）为平均动脉压（MAP）与颅内压（ICP）的差值。

$$CPP = MAP - ICP$$

正常情况，ICP 小于 10mmHg，MAP 约为 90mmHg，所以正常 CPP 应该大

于80mmHg。目标CPP为50~70mmHg，应避免CPP小于50mmHg。急性颅脑损伤患者，应持续监测ICP。CPP降低可能原因是MAP的减小或ICP的增大。因此，降低MAP的治疗措施（例如，正压通气，利尿，扩血管治疗）会降低CPP，反之，降低ICP的治疗措施（例如，通气过度，使用甘露醇）可以增加CPP。颅内压急剧增高的正常生理反应是高血压和心动过缓，称之为库欣反应。

由于机械通气增加胸内压而增加ICP，降低CPP。呼气末正压（PEEP）可能降低MAP和回心血量，回心血量的减少可使ICP增高，MAP降低，从而引起CPP降低。

临床表现

ICP增高可引起呼吸不规则，如潮式呼吸、中枢性的过度通气，在重度损伤可出现呼吸停止。脑干受压（小脑幕疝）可导致瞳孔散大、强直（去大脑和去皮质）及心血管功能衰竭。

神经源性肺水肿

伴有ICP增高的急性颅脑损伤会导致神经源性肺水肿（NPE）。NPE是非心源性的肺水肿，临床上很难与急性呼吸窘迫综合征（ARDS）相区别。NPE可引起功能残气量降低，肺顺应性下降，肺内分流增加以及低氧血症。NPE的治疗与其他导致ARDS的治疗方法类似，包括氧疗及PEEP应用。

急性颅脑损伤的管理

急性颅脑损伤的管理包括血流动力学和呼吸功能的管理。控制ICP的技术简略归纳于表20-1。调节动脉血压的目的是为了维持CPP。呼吸管理包括维持合适的$Paco_2$和Pao_2，注意避免高平均气道压，因为平均气道压增高会由于减少静脉回心血量（导致ICP增加）及心输出量（导致MAP降低）而对CPP产生不利影响。

在过去，急性颅脑损伤的呼吸治疗包括医源性的过度通气。但研究显示这种治疗方法并不能提高存活率，所以目前不再推荐使用。对于急性ICP增高，患者可能会出现暂时的深大呼吸，在治疗措施开始实施以后$Paco_2$逐渐恢复正常。需要注意避免$Paco_2$的急速增高，因为有产生增高ICP的风险。

$Paco_2$通过影响pH直接对脑血管张力产生作用，pH值的改变影响大脑血管张力，从而影响大脑血容量和ICP。pH降低（$Paco_2$增高）使脑血管扩张，ICP增高；pH增加（$Paco_2$降低）使ICP降低。过度通气治疗时，大脑对于$Paco_2$的降低及时做出反应，并在4~6小时内产生一个新的酸碱稳态，随着pH逐渐恢复正常，$Paco_2$降低的影响减少。虽然已不推荐使用医源性的过度通气，但要注意允许性高碳酸血症通常会导致ICP的过度上升。

表 20-1　ICP 的管理

方法	注释
过度通气	$25\sim30mmHg$ 的 $Paco_2$ 对 ICP 的降低有益，$Paco_2$ 应当尽快恢复正常水平
平均气道压	平均气道压应保持尽量低以避免增加 ICP 及降低动脉压
体位	头部抬高 30° 有利于降低 ICP 及抵消 PEEP 对胸内压及 ICP 的影响；应避免特伦德伦堡体位（头低脚高位）；头应当保持在比较适中的位置，以促进大脑静脉血流出
脱水及渗透疗法	甘露醇对急性 ICP 增高有用；呋塞米和乙酰唑胺常用来减轻脑水肿
镇静和肌肉松弛	烦躁、咳嗽及疼痛等都会引起 ICP 增高，直接抑制治疗可以降低 ICP
糖皮质激素	过去类固醇广泛地应用于治疗脑水肿，但是并未显示有较好的效果，类固醇不应当常规应用于颅脑损伤
巴比妥类药物治疗	大剂量巴比妥类药物可降低大脑氧耗和降低 ICP，对于高 ICP 通过常规治疗无效的患者，采用大剂量巴比妥类药物治疗比较有效
温度控制	应当避免温度过高增加大脑损伤，通过降低体温来降低 ICP 的疗法越来越多地用于临床
去骨瓣减压	移除部分头盖骨可以扩大脑组织向外膨胀从而降低颅内压，这一方法对于弥漫性水肿的疗效不确定
脑室引流	排出部分脑脊液可以降低 ICP

缩略词：ICP，颅内压。

机械通气

如图 20-2 所示，$Paco_2$ 的升高和 Pao_2 降低均可导致 ICP 增高。因此，ICP 增高患者的通气目标是正常的氧合及酸碱平衡。由于降低了静脉回心血量和心输出量，肺泡内压的增高可导致 ICP 的增高。

适应证

颅脑损伤患者机械通气的适应证列于表 20-2。这些患者最常见的使用机械通气的原因是中枢性呼吸抑制。由于大多颅脑损伤患者的肺功能接近正常，所以通气也比较简单，但合并有脊柱、胸部、腹部损伤而需要机械通气者，则另当别论。正压通气对于神经源性肺水肿可能是必要的。急性颅脑损伤的一些治疗方法（例如，巴比妥类药物治疗，镇静，肌肉松弛）会导致中枢性呼吸抑制，也需要机械通气。

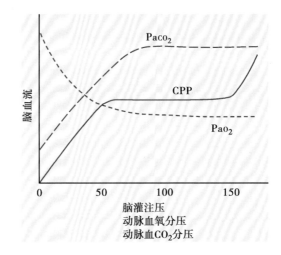

图 20-2　$Paco_2$、Pao_2 及脑灌注压对大脑血流的影响，高碳酸血症和低氧血症增加大脑血流量，从而增加颅内压（ICP）。正常情况下，在一个较宽范围的脑灌注压中，大脑血流量都能保持相对恒定（自身调节），但是这样的关系在急性颅脑损伤患者就消失了（自身调节丧失）

表 20-2　急性颅脑损伤患者机械通气适应证

- 由于神经损伤引起的呼吸抑制
- 脊柱、胸部、腹部联合损伤
- 神经源性肺水肿
- 呼吸抑制药物应用：巴比妥类药物、镇静剂、肌肉松弛剂

呼吸机设置

　　颅脑损伤患者初始呼吸机设置的推荐方法列于图 20-3 和表 20-3，这些患者初始呼吸机通常采用完全支持，辅助/控制模式（A/C）。由于这些患者神经系统的抑制同时需要控制 $Paco_2$，所以一开始不适合采用压力支持通气。在呼吸状况改善，自主呼吸恢复后可采用压力支持模式。

　　颅脑损伤患者肺功能相对正常，氧合往往不是问题。这些患者初始可以采用 100% 氧浓度，但很快便可根据 Spo_2 监测降低给氧浓度。宜保持氧分压大于 80mmHg，以尽可能地避免与低氧血症相关的颅内压增高。虽然我们需要考虑 PEEP 对 ICP 的影响，但是事实上 PEEP 小于或等于 $10cmH_2O$ 时不会对 ICP 产生不利影响，初始 PEEP 设置在 $5cmH_2O$ 比较合适。对于神经源性肺水肿，氧合的管理类似于其他原因引起 ARDS 的管理方法，然而我们还需关注避免较高的平均气道压对 ICP 的影响。在需要较高 PEEP 水平的患者，床头应该抬高以降低胸内压增高的影响，同时应仔细监测 ICP。

　　选择定容还是定压通气取决于临床医师的操作习惯。给予潮气量 6~8ml/kg IBW，控制平台压 $\leqslant 30cmH_2O$。这些往往不难做到，因为此类患者基本上都有着正常的肺及胸廓顺应性。通气目标是维持 Pco_2 35~45mmHg 及 pH 7.35~7.45。若患者伴有急性或慢性呼吸系统疾病，应选择更低的潮气量。选择适当的呼吸频率以达到正常的酸碱平衡，通常设置 15 ~ 25 次/分、1s 的吸气时间是比较恰当的。

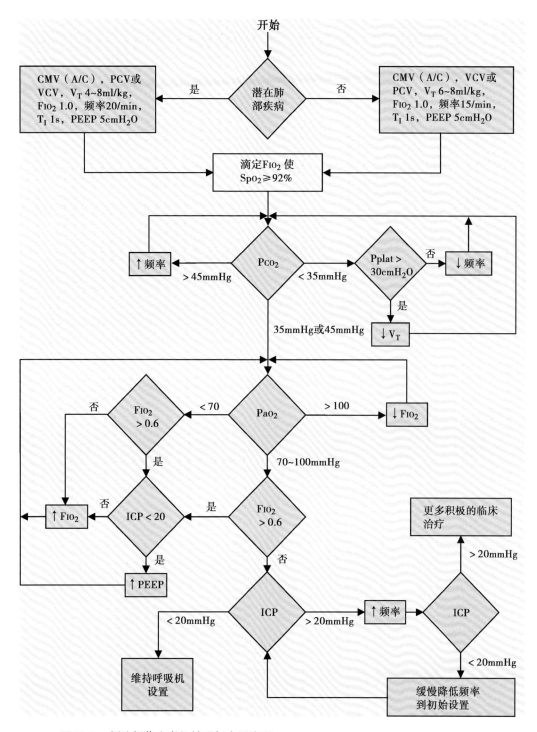

图 20-3　颅脑损伤患者机械通气应用流程

表 20-3 颅脑损伤患者初始机械通气参数设置

设置	推荐
模式	CMV（A/C）
频率	15～25 次/分
容量/压力控制	均可使用，基于临床团队的偏爱
潮气量	6～8ml/kg IBW，平台压≤30cmH$_2$O
吸气时间	1s
PEEP	5cmH$_2$O，以不增加 ICP 为前提
F$_{IO_2}$	1.0

缩略词：CMV，持续控制通气；ICP，颅内压；IBW，理想体重；PEEP，呼气末正压。

监测

颅脑损伤患者机械通气的监测类似于其他任何原因的机械通气患者（表 20-4）。如果需短时间增加分钟通气量来实现医源性的过度通气，需监测是否存在内源性 PEEP。肺功能正常患者往往不能耐受 Paco$_2$ 降低，CO$_2$ 监测可了解通气水平有利于及时纠正。

颅脑损伤机械通气患者应严密监测 ICP，尤其是在呼吸机调整后。若没有 ICP 监测仪，在呼吸机进行调整后应评估 ICP 增高的临床症状（例如，瞳孔反应，体位，意识水平的改变）。这些患者的气道管理十分重要，注意应尽量避免吸痰引起的 ICP 增高。营养支持有利于促进康复和机械通气的撤离。患者由于长期卧床，有发生肺栓塞的风险，而且肺部感染也很常见，要密切关注。

用植入大脑的传感器来测定颈静脉窦氧饱和度（Sjvo$_2$）和大脑氧分压（Pbo$_2$）可用来评估大脑氧合是否充足，Sjvo$_2$ 小于 50% 或 Pbo$_2$ 小于 15mmHg 作为治疗的临界值应引起重视并处理。此监测的临床应用尚存争议。

表 20-4 颅脑外伤患者机械通气的监测

肺泡峰压，平均气道压，内源性 PEEP
动脉血 CO$_2$ 分压及呼气末 CO$_2$ 分压
颅内压，颈静脉氧饱和度
指脉氧饱和度
心率和血压

撤机

此类患者通常不需要在神经系统功能完全恢复后才考虑撤机，在不需深度镇静，自主呼吸恢复后即可开始撤机流程。撤机后要尽早拔除气管导管，除外有基础神经功能抑制的疾病。但对于有些需要气道保护的患者，即使在呼吸机撤离成功后仍需保留人工气道（气管切开术）。由于中枢神经功能紊乱，呼吸机撤离，拔管及有些患者气管套管的去除可能要延迟，或气管套管去除困难，撤机的流程应当包括每天自主呼吸试验及自主呼吸试验失败后的适当休息。

窒息试验

窒息试验常用于对脑死亡的诊断。实施窒息试验的患者，需要满足以下条件：核心温度≥36.5℃，收缩压≥90mmHg，液体容量正常，血氧正常（或吸入纯氧时 Pao_2 >200mmHg）及血碳酸正常（或有慢性高碳酸血症患者 $Paco_2$ >40mmHg）。

窒息具体流程如下：

• 断开呼吸机。

• 通过 T 管或者氧气导管插入气管给予 6L/min 的 O_2。

• 密切关注患者呼吸运动，当患者出现呼吸运动则提示窒息试验阴性（不支持临床脑死亡的诊断），然后恢复机械通气。

• 如果没有呼吸运动出现，8min 后测动脉血气并重新接回呼吸机。

• 如果没有呼吸运动出现且 $Paco_2$ >60mmHg（或高于基线 20mmHg），则窒息试验阳性且与诊断临床脑死亡。

• 如果窒息试验过程中血压下降或氧饱和度下降，接回呼吸机，稳定后再重新开始试验。

• 如果没有观察到呼吸运动，$Paco_2$ <60mmHg 且没有其他不利影响出现，可重复做 10min 的窒息试验。

要点回顾

• 颅脑损伤患者需要机械通气通常是由于中枢呼吸系统功能抑制。

• CPP 是 MAP 和 ICP 的差值，正常应大于 80mmHg。

• 正压通气可能会对 CPP 产生不利影响。

• 有些颅脑损伤患者出现急性呼吸窘迫综合征样表现，称之为神经源性肺水肿。

• 正常 ICP 应小于 10mmHg。

• 医源性过度通气可用于控制急性 ICP 的增高，但不推荐持续过度通气治疗。

• 由于许多颅脑损伤患者肺功能接近正常，机械通气设置通常比较简单。

• 必须密切监护机械通气对 ICP 的影响。

• 必须密切监测呼吸治疗的有些操作如吸痰对神经系统的影响。

• 除外有基础神经功能抑制的疾病，不应延误拔管。

• 部分患者的撤机可能是一个长期的过程。

• 窒息试验用于确诊脑死亡。

（黄　蕾　译　葛慧青　校）

参考文献

Bein T, Kuhr LP, Bele S, et al. Lung recruitment maneuver in patients with cerebral injury: effects on intracranial pressure and cerebral metabolism. *Intensive Care Med*. 2002;28:554-558.

Bell RS, Ecker RD, Severson MA, et al. The evolution of the treatment of traumatic cerebrovascular injury during wartime. *Neurosurg Focus*. 2010;28:E5.

Berrouschot J, Roossler A, Koster J, Schneider D. Mechanical ventilation in patients with hemispheric ischemic stroke. *Crit Care Med.* 2000;28:2956-2961.

Bratton SL, Chesnut RM, Ghajar J, et al. Guidelines for the management of severe traumatic brain injury. X. Brain oxygen monitoring and thresholds. *J Neurotrauma.* 2007;24(Suppl 1): S65-S70.

Bratton SL, Chestnut RM, Ghajar J, et al. Guidelines for the management of severe traumatic brain injury. XIV. Hyperventilation. *J Neurotrauma.* 2007;249(Suppl 1):S87-S90.

Chintamani, Khanna J, Singh JP, et al. Early tracheostomy in closed head injuries: experience at a tertiary center in a developing country—a prospective study. *BMC Emerg Med.* 2005;5:8.

Coplin WM, Pierson DJ, Cooley KD, et al. Implications of extubation delay in brain-injured patients meeting standard weaning criteria. *Am J Respir Crit Care Med.* 2000;161:1530-1536.

Cormio M, Portella G, Spreafico E, et al. Role of assisted breathing in severe traumatic brain injury. *Minerva Anestesiol.* 2002;68:278-284.

Davis DP, Peay J, Sise MJ, et al. Prehospital airway and ventilation management: a trauma score and injury severity score-based analysis. *J Trauma.* 2010;69:294-301.

Davis DP. Early ventilation in traumatic brain injury. *Resuscitation.* 2008;76:333-340.

Heegaard W, Biros M. Traumatic brain injury. *Emerg Med Clin North Am.* 2007;25:655-678.

Jonathan J, Hou P, Wilcox SR, et al. Acute respiratory distress syndrome after spontaneous intracerebral hemorrhage. *Crit Care Med.* 2013;41:1992-2001.

Martini RP, Deem S, Treggiari MM. Targeting brain tissue oxygenation in traumatic brain injury. *Respir Care.* 2013;58:162-172.

Mascia L, Mastromauro I, Viberti S. High tidal volume as a predictor of acute lung injury in neurotrauma patients. *Minerva Anestesiol.* 2008;74:325-327.

Mascia L, Zavala E, Bosma K, et al. High tidal volume is associated with the development of acute lung injury after severe brain injury: an international observational study. *Crit Care Med.* 2007;35:1815-1820.

Stiefel MF, Udoetuk JD, Spiotta AM, et al. Conventional neurocritical care and cerebral oxygenation after traumatic brain injury. *J Neurosurg.* 2006;105:568-575.

Stocchetti N, Maas AI, Chieregato A, et al. Hyperventilation in head injury: a review. *Chest.* 2005;127:1812-1827.

Suazo JAC, Maas AIR, van den Brink WA, et al. CO_2 reactivity and brain oxygen pressure monitoring in severe head injury. *Crit Care Med.* 2000;28:3268-3274.

Wijdicks EFM. The diagnosis of brain death. *N Engl J Med.* 2001;344:1215-1221.

第 21 章
手术后机械通气

目标

1. 列出术后患者机械通气的适应证。
2. 描述有基础肺部疾病、无基础肺部疾病术后和单肺移植术后患者的机械通气初始参数设置。
3. 描述术后呼吸机支持患者的监测。
4. 讨论术后呼吸机支持患者的撤机。

引言

　　术后患者需要通气支持很常见，尤其是在胸部或心脏手术后的早期患者，尽管外科手术和麻醉技术的改进降低了机械通气的需求。通常这些患者不会出现比较复杂的通气管理问题，而且多数患者会在 24h 内拔管。有些出现术后低氧血症或高碳酸血症的患者可以通过面罩持续气道正压通气（CPAP）和无创通气（NIV）成功过渡。

概述

　　外科手术（包括全身麻醉），尤其是胸部或腹腔手术，会导致通气功能的损害。造成损害的原因包括吸入麻醉剂导致的缺氧性肺血管收缩、静脉麻醉剂导致的低氧血症、高碳酸血症性通气驱动减弱。由于膈肌、胸壁运动和形状的改变，胸部和心脏的手术可能减少 20% ~ 30% 的肺容积，上腹部手术可降低高达 60% 的肺活量，许多胸部和心脏外科手术后患者胸片显示肺膨胀不全。术前肺功能正常的患者可能不会出现明显的术后问题，但若术前存在肺部基础疾病，则可能会出现不同程度的呼吸衰竭。由于膈神经的损伤，心脏外科术后患者有出现膈肌功能障碍的风险。对于先前有基础肺部疾病的患者，术后管理比较复杂。随着肺切除术、心肺移植手术及对老年患者进行复杂心脏手术的增加，术后呼吸衰竭是通气支持的一个常见原因。

机械通气

适应证

　　术后患者机械通气最主要的原因是麻醉所致的窒息（表 21-1）。麻醉未清醒的原因包括医源性低体温、为了降低心肺应激状态或肺结构改变。有些心脏外科医师喜欢用低温心脏停搏来降低缺氧损伤的可能性，这些患者在整个过程中接受麻醉剂，可能需要 8 ~ 16h 复温和麻醉复苏。接受移植的患者（心脏或肺）采用机械通气，有助于减轻初始适应期的心肺应激状态，减少术后早期呼吸功增加导致的副作用。对于术前就存在肺基础疾病的患者，机械通气支持是由于外科手术会对他们的肺部力学产生不利影响，以致心肺储备及支气管排痰功能受累。

表 21-1　术后患者机械通气的适应证
• 窒息—麻醉剂的持续作用
• 术后心肺应激状态
• 有肺部基础疾病患者的心肺储备功能下降

呼吸机设置

无肺部基础疾病或肺部疾病较轻患者　这些患者机械通气支持管理通常较为容易，大多只需要简单的术后麻醉恢复。持续控制通气模式（A/C）中容量控制和压力控制均可选择（图 21-1）。如果肺功能正常，那么潮气量也应该设在正常水平（6～8ml/kg IBW）；频率设置为 12～18 次/分；设置吸入氧浓度（F_{IO_2}）以维持正常动脉血氧分压（$P_{aO_2} > 80mmHg$）；低水平的呼气末正压（PEEP）（$5cmH_2O$）用来维持功能残气量（表 21-2）。对于体温过低的患者，降低分钟通气量以避免低碳酸血症和碱中毒。因此，初始频率需要设置低一些，随着体温升高再调高设置。

有肺部基础疾病患者　有慢性肺疾病的患者术后通气设置与非术后慢性肺疾病患者的通气类似。气体陷闭是 COPD 主要应关注的问题。应选择适当的潮气量（6～8ml/kg IBW）和呼吸频率（12～18 次/分），较长呼气时间以避免内源性 PEEP。在自主呼吸恢复后，PEEP 用于抵消内源性 PEEP 引起的触发困难。COPD 患者的平台压（Pplat）需控制在 $25cmH_2O$ 以下。对于慢性限制性肺疾病患者，由于肺容积减少，并不存在气体陷闭问题，应设置更小的潮气量（4～6ml/kg IBW）和较快的呼吸频率（20～30 次/分）以避免较高的平台压。

单肺移植患者　在所有需要术后通气支持的患者中，这类患者的通气管理是最复杂的，因为一侧肺功能接近正常（移植肺），另一侧存在阻塞或限制性问题（自体肺）。呼吸机的设置应确保自体肺的最大功能。若自体肺有慢性阻塞，通气需要适度的容量和较慢的频率；若自体肺有肺纤维化，则需要较小的潮气量和较快的呼吸频率，因肺纤维化患者不易出现气体陷闭，但由于顺应性的降低，平台压可能会增高。

单肺移植患者通气管理难度较大，因为自体肺存在阻塞性问题，而移植肺则由于水肿、感染、排斥或者急性肺损等原因变得僵硬。在这样的情况下，由于两肺病理学特征不同，很难做出理想的通气设置。设置呼吸机参数时应该选择小潮气量，一方面，调整参数要关注平台压，避免呼吸机相关性肺损伤和对手术部位的影响；另一方面，要关注阻塞肺的气体陷闭对通气/血流比的影响，这类患者通常需要采取允许性高碳酸血症策略。在上述问题相冲突的情况下要争取相对平衡。

CPAP 和 NIV

许多手术后患者会发生术后呼吸并发症。这些患者中有一部分可以通过 CPAP 面罩或 NIV 治疗解决，CPAP 面罩通气在腹部手术后呼吸衰竭患者有效。

依据患者的耐受性，CPAP 设置在 8~12cmH$_2$O 为宜，氧浓度设置以保证指脉氧饱和度 ≥92% 为佳。对于高碳酸血症患者，可用 NIV，设置 PEEP 在 5~8cmH$_2$O，吸气压设置以提供 4~8ml/kg BIW 的潮气量为目标，根据动脉血 CO$_2$ 分压设置呼吸频率，吸入氧浓度设置以保证指脉氧饱和度大于 92%。CPAP 面罩通气和 NIV 也可用于心脏外科手术患者和移植患者发生呼吸衰竭时。

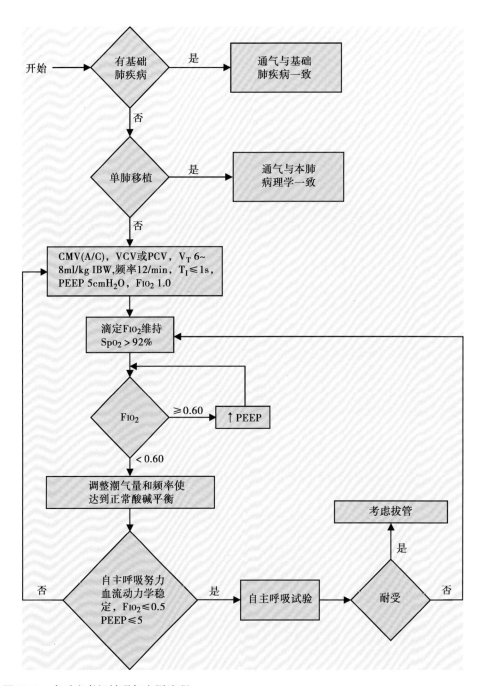

图 21-1 术后患者机械通气应用流程

表 21-2 术后患者初始机械通气设置

A. 既往无疾病的术后患者

• 设置	• 推荐
− 模式	− A/C（CMV）
− 呼吸频率	− 12～18 次/分
− 容量/压力控制	− 压力或容量
− 潮气量	− 6～8ml/kg IBW，平台压≤30cmH$_2$O
− 吸气时间	− 1s
− PEEP	− ≤5cmH$_2$O
− F$_{IO_2}$	− 维持 Pao$_2$≥80mmHg

B. 既往有阻塞性肺疾病的术后患者

• 设置	• 推荐
− 模式	− A/C（CMV）
− 呼吸频率	− 12～18 次/分
− 容量/压力控制	− 压力或容量
− 潮气量	− 6～8ml/kg IBW，平台压≤25cmH$_2$O
− 吸气时间	− 0.5～1s
− PEEP	− 5cmH$_2$O；对抗内源性 PEEP
− F$_{IO_2}$	− 维持 Pao$_2$>60mmHg

C. 既往有限制性肺疾病的术后患者

• 设置	• 推荐
− 模式	− A/C（CMV）
− 呼吸频率	− 20～30 次/分
− 容量/压力控制	− 压力或容量
− 潮气量	− 4～6ml/kg IBW，平台压≤30cmH$_2$O
− 吸气时间	− 0.5～0.8s
− PEEP	− 5cmH$_2$O
− F$_{IO_2}$	− 维持 Pao$_2$>60mmHg

缩略词：CMV，持续指令通气；IBW，理想体重；PEEP，呼气末正压。

监测

对大多数术后患者，气体交换（指脉氧饱和度和动脉血气）、意识水平、肺力学参数、咳嗽和深呼吸能力的监测是确定是否需要继续通气支持的有效指标（表 21-3）。在 COPD 患者，需要监测内源性 PEEP。术后患者很容易发生液体过多，这可能会影响呼吸功能，所以液体平衡的监测（包括中心静脉压）是有裨益的。对于血流动力学不稳定或者有严重心脏疾病的患者，则应当严密监测肺部和全身血流动力学。

表 21-3　术后患者机械通气监测内容

- 指脉氧饱和度
- 意识水平
- 肺力学机制
- 内源性 PEEP 和平台压
- 液体平衡
- 血流动力学

缩略词：PEEP，呼气末正压。

撤机

对大多数手术后患者而言，呼吸机撤离是一个很简单的过程。患者在当吸入 F_{IO_2} 0.5 时能保证足够的气体交换，患者清醒且定向力好，能够抬头和深呼吸时，就可以停机拔管。很多临床医师倾向短时间（30min）的自主呼吸试验，或撤机前从 $10cmH_2O$ 压力支持逐渐降低至 $5cmH_2O$。除非有基础状态异常（例如，COPD 患者）需要特殊的撤机方案，将延长通气时间。对于有肺基础疾病或肺移植患者，可能需要更长的撤机时间。

要点回顾

- 全身麻醉会引起肺血管收缩、低氧血症及高碳酸血症的通气驱动减弱。
- 胸部或心脏外科手术会减少 20%～30% 的功能残气量，上腹部手术可减少 60% 的肺活量。
- 术后机械通气通常用于麻醉复苏前。
- 没有肺基础疾病的术后患者，没有特别的通气需求。
- 肺部阻塞或限制性疾病患者，需按照基础疾病来设置通气参数。
- 单肺移植的患者，通气参数设置要适合于病变严重的一侧肺（通常是自体肺）。
- 术后机械通气患者的监测包括气体交换指数、意识水平和肺力学机制。
- 在大多数患者中，在吸入氧浓度降低、主要肌肉力量恢复后便可撤机。

（黄　蕾　译　刘婷婷　校）

参考文献

Chiumello D, Chevallard G, Gregoretti C. Non-invasive ventilation in postoperative patients: a systematic review. *Intensive Care Med.* 2011;37:918-929.

Ferreyra GP, Baussano I, Squadrone V, et al. Continuous positive airway pressure for treatment of respiratory complications after abdominal surgery: a systematic review and meta-analysis. *Ann Surg.* 2008;247:617-726.

Glossop AJ, Shephard N, Bryden DC, Mills GH. Non-invasive ventilation for weaning, avoiding reintubation after extubation and in the postoperative period: a meta-analysis. *Br J Anaesth.* 2012;109:305-314.

Granton J. Update of early respiratory failure in the lung transplant recipient. *Curr Opin Crit Care.* 2006;12:19-24.

Pennock JL, Pierce WS, Waldhausen JA. The management of the lungs during cardiopulmonary bypass. *Surg Gynecol Obstet.* 1977;145:917-927.

Tusman G, Böhm SH, Warner DO, Sprung J. Atelectasis and perioperative pulmonary complications in high-risk patients. *Curr Opin Anaesthesiol.* 2012;25:1-10.

第 22 章
神经肌肉病变

目标

1. 讨论神经肌肉疾病和胸廓畸形患者呼吸衰竭的病理生理。
2. 讨论这类患者有创和无创通气的适应证。
3. 讨论这类患者有创或无创通气初始呼吸机参数的设置。
4. 讨论神经肌肉疾病患者呼吸机支持期间及撤机过程的监测。
5. 讨论咳痰机对神经肌肉疾病患者的作用。

引言

神经肌肉疾病或胸廓畸形患者在需要呼吸机支持的患者中所占的比率不高，但是却占需要长期呼吸支持患者的一大部分。这些患者通常有正常的肺，需要呼吸支持的主要原因是呼吸肌肉无力，因此呼吸机支持不比其他类别患者困难。

概述

神经-呼吸系统包括中枢神经系统控制中心和反馈机制，脊髓、运动神经及影响胸廓和肺移动的呼吸肌。神经肌肉病变引起的呼吸衰竭大多是由于中枢或外周神经系统功能紊乱（表22-1和表22-2），三个主要表现是通气无力、咳嗽无力和误吸风险。神经肌肉疾病患者可分为两类——一类是肌无力快速进展（几天到几周），大多可逆；另一类则是肌无力逐渐发展且不可逆。

表 22-1 呼吸功能衰竭的中枢神经系统原因

大脑皮质	脑干	基底核	脊髓
卒中	梗死（闭锁综合征）	帕金森病	外伤
肿瘤	肿瘤	舞蹈症	梗死或出血
脑退化	药物	运动障碍	脱髓鞘病
癫痫	出血		椎间盘压缩
	进行性延髓麻痹		脊髓空洞症
	多系统萎缩		强直
	脊髓灰质炎		马钱子碱中毒
	缺氧性脑损伤		肿瘤
	脑炎		运动神经元病
	多发性硬化		硬膜外脓肿
	原发性肺泡通气不足		

经许可转载自 Benditt JO. The neuromuscular respiratory system：physiology，patho physiology，and a respiratory care approach to patients. Respir Care，2006，51（8）：829-837.

表 22-2　呼吸功能衰竭的外周神经系统原因

运动神经	神经肌肉接头	肌肉疾病
运动神经元病	药物	肌强直性营养不良
肌萎缩侧索硬化	抗生素	肌肉萎缩
脊髓性肌萎缩	神经肌肉接头阻断剂	多发性肌炎和皮肌炎
吉兰-巴雷综合征	糖皮质激素	粗肌丝病
危重症性神经病变	利多卡因	糖原贮积症
血管炎	抗风湿类药物	庞贝症（糖原贮积症Ⅱ型）
毒素（例如，锂、砷、金）	毒素	麦卡德尔病（糖原贮积症Ⅴ型）
代谢性	肉毒杆菌中毒	糖原贮积症
糖尿病	蛇毒	严重低钾血症
卟啉病	蝎蜇伤	低磷血症
尿毒症	贝类中毒	线粒体肌病
淋巴瘤	蟹中毒	杆状体肌病
白喉	重症肌无力	酸性麦芽糖酶缺乏症
	兰伯特-伊顿肌无力综合征	

经 Benditt JO 授权转载 The neuromuscular respiratory system：physiology，patho physiology，and a respiratory care approach to patients. Respir Care，2006，51（8）：829-837.

急性发病

　　此类患者主要是重症肌无力和吉兰-巴雷综合征，还包括 ICU 内神经肌肉阻滞剂使用后出现的长期麻痹及高位脊髓损伤的患者。患者通常没有肺部基础疾病，在恢复稳定的自主呼吸前需呼吸支持。而脊髓损伤患者可能需要长期的呼吸支持，要注意的是，这些患者能够感知呼吸支持过程，因此他们需要较大的潮气量，有时潮气量大于 10ml/kg，由于他们没有基础肺部疾病，平台压（Pplat）通常比较容易控制在 30cmH$_2$O 以下，但如此的潮气量设置是存在争议的。

慢性发病

　　肌营养不良、肌萎缩侧索硬化症、胸廓畸形（严重脊柱侧弯，脊柱后弯，脊柱后侧凸）的患者，随脊髓灰质炎后综合征进展而逐渐表现出的肌肉无力，进展时间可超过数年之久。有些患者在急性肺部感染时需要一定时间的呼吸支持，另一些患者随着神经肌肉功能的逐渐恶化需要长期的呼吸支持。对于许多患者来说，机械通气在其病程的某一时刻是必需的。

　　这些患者是无创通气（NIV）的较好人选。在早期患者可能只是需要夜间呼吸支持，主要是由于在睡眠的快动眼期（REM），辅助呼吸肌失去控制、膈肌无力导致夜间低通气。随着病程进展，呼吸肌功能进一步恶化则需要白天的无创支持，并可能需要有创呼吸支持。

机械通气

适应证

大多数需要呼吸支持的患者是由于持续进展的呼吸肌无力导致的呼吸功能不全，氧合通常不是问题。但要除外获得性的神经或肌肉病变（周围神经病和危重症相关性肌病）、肺炎、肺不张及肺水肿而长期机械通气的患者。这些患者的氧合可能存在问题，因为导致呼吸支持的肺部病理生理发生了改变。神经肌肉疾病患者发生低氧的主要原因是由于无法有效呼吸，一旦给予合适的呼吸支持，低氧血症通常可以纠正。

无创通气

无创通气是神经肌肉疾病患者最常采用的通气支持方法，并已经成功运用于患者短期或者长期支持。无创通气对于持续进展的神经肌肉疾病最为有效，尤其是对于没有延髓受累的患者，无创通气支持的目的主要是为了延长生命及提高生活质量。对于进展性神经肌肉疾病患者，使用无创通气的标准是清醒状态下动脉血 CO_2 分压 $>45mmHg$，或睡眠状态下测得血氧饱和度 $\leqslant 88\%$ 且持续时间 $\geqslant 5min$，或者最大吸气压（PI_{max}）$> -60cmH_2O$ 或用力肺活量（FVC）< 预计值 50%。

无创通气可采用口鼻面罩或鼻罩来实施。存在口腔漏气的患者需选择口鼻面罩；对于有些日间使用无创通气的患者，可尝试咬嘴。无创通气在肺功能未受累的患者中最有效。通常采用 $8 \sim 15cmH_2O$ 的吸气相压力，但可能因病情需要提高支持压力；如果患者没有合并阻塞性睡眠暂停综合征，呼气末正压设置在 $3 \sim 4cmH_2O$ 就足够了；后备呼吸频率设置 $10 \sim 12$ 次/分；另外，需根据漏气量调整参数。选择合适的人机连接方式有助于提高患者的耐受性和依从性。

呼吸机设置

由于神经肌肉疾病患者肺功能往往正常，有创通气时只需要较低的压力和较低的氧浓度，见表 22-3。容量控制通气通常设置正常的潮气量和呼吸频率。虽然有推荐采用较高潮气量，但实践证明对于大多数患者来说没有必要。推荐参照患者舒适程度来调节设置潮气量和呼吸频率，见图 22-1。

大多情况下，选择辅助/控制通气模式。如果潮气量和呼吸频率设置满足患者需求，许多患者能适应呼吸机控制通气。吸气流速波形也需根据患者的舒适度设置。设置低水平的 PEEP（如 $5cmH_2O$）可以防止肺不张。若使用大潮气量通气，可在呼吸机 Y 形接头和气管导管之间增加 $50 \sim 200ml$ 的机械死腔来维持正常的 $Paco_2$ 水平。

表 22-3　神经肌肉疾病患者初始呼吸机参数设置

A. 正常肺容积的患者

设置	推荐
模式	A/C（CMV）
频率	10 次/分
容量/压力控制	均可
潮气量	<10ml/kg 且平台压≤30cmH₂O
吸气时间	≥1s
PEEP	5cmH₂O
F$_{IO_2}$	≥0.21
流速波形	方波或递减波
通气死腔	防止低碳酸血症所必须

B. 肺容积减少的患者

设置	推荐
模式	A/C（CMV）
频率	>15 次/分
容量/压力控制	均可
潮气量	≤8ml/kg 及平台压≤30cmH₂O
吸气时间	≤1s（容量控制通气时峰流速≥60L/min）
PEEP	5cmH₂O
F$_{IO_2}$	通常≤0.5

缩略词：CMV，持续指令通气；PEEP，呼气末正压。

　　有些创伤中心会在使用大潮气量通气时，增加机械死腔来避免过度通气引起的呼吸性碱中毒。然而此方法存在争议且缺乏有利的证据。选择大潮气量通气之前，应先尝试采用常规潮气量。如果在这些患者中采用高潮气量，在患者出现急性呼吸衰竭如肺炎的时候应当降低潮气量至 6~8ml/kg IBW。

　　在肺容积降低的患者（胸廓畸形或肌营养不良）必须注意避免肺过度膨胀。平台压（Pplat）应当维持在尽量低的水平（<30cmH₂O），这就要求使用较低的潮气量（<8ml/kg IBW）及较快的呼吸频率（>15 次/分）及较短吸气时间（<1s），PEEP 的使用有利于低肺容积患者。

监测

　　定期监测血气，由于此类患者通常没有肺部基础疾病，无需频繁进行血气监测。常利用观察自主潮气量、呼吸频率、通气模式、肺活量（VC）及最大吸气压指导呼吸支持的开始和终止（表 22-4）。急性发病时如肺活量 <10ml/kg

IBW 和（或）最大吸气压 > -20cmH₂O 应开始呼吸支持。上述阈值也可以作为开始实施撤机流程的指标，当肺活量 > 13ml/kg IBW 及最大吸气压 < -30cmH₂O 且耐受较长的自主呼吸试验（>1h）可以考虑撤机。

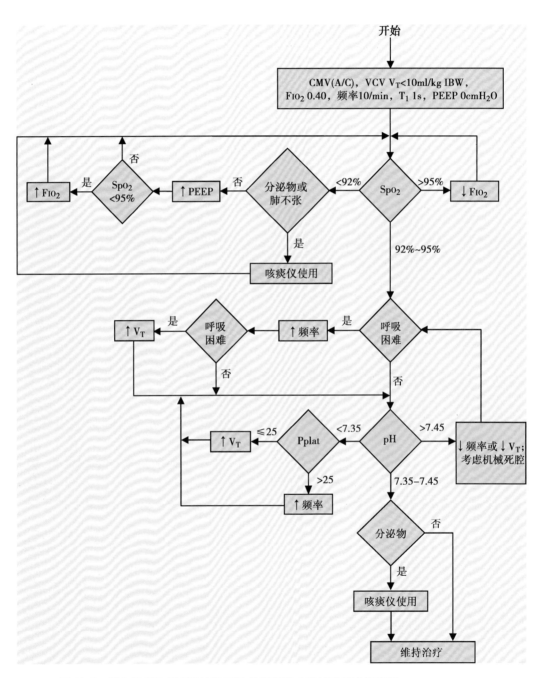

图 22-1　没有基础肺部疾病的神经肌肉疾病患者机械通气应用流程

表 22-4　神经肌肉疾病和胸廓畸形患者机械通气监测
• 自主潮气量和呼吸频率
• 肺活量和最大吸气压
• 定期动脉血气

撤机

由于神经肌肉疾病导致的呼吸肌无力和疲劳而需要呼吸支持的患者，只有在呼吸支持的指征肌无力和疲劳改善后才可考虑撤机。许多患者有着严重的不可逆因素（例如，高位脊髓损伤，终极肌萎缩侧索硬化），需要考虑长期呼吸支持。而在那些急性进展已好转的患者，需要适当的治疗和时间来恢复神经肌肉的问题。

在考虑患者意愿的前提下，部分患者需要气管切开。由于这些疾病的病因，撤机时间可能需要数周甚至更长，且在自主呼吸试验过程中要注意不要让呼吸肌疲劳，避免患者出现呼吸形态改变、肺活量和最大吸气压不足，或出现高碳酸血症。撤机流程可以是：第一目标，患者清醒时脱开呼吸机，夜间睡觉时呼吸支持；第二目标才是完全脱离呼吸机。

有相当一部分神经肌肉疾病患者，由于疾病进展需要考虑长期呼吸机支持，但确切的时机尚缺乏权威性指南。通常来说，在日间基础 $Paco_2$ 水平 $>45mmHg$ 时需考虑夜间行无创通气；在患者通气储备明显降低时，即便是再小的打击都会导致呼吸衰竭。夜间无创通气可以提高这些患者日常生活活动能力及应对应激的能力。

咳痰机、最大吸气能力及咳嗽辅助

有呼吸困难的神经肌肉疾病及胸廓畸形患者是使用咳痰机（咳嗽辅助）的理想人选。这一装置模拟咳嗽过程，吸气相采用气道正压膨胀肺部，紧接着给予一个负的气道压力来产生高的呼气流速，重复这样的过程以达到清除分泌物的目的。许多神经肌肉疾病患者表示使用这一装置后不再需要气管内吸痰。初始使用咳痰机常设置较低的压力让患者适应，然后调整吸气压 $25 \sim 35cmH_2O$ 保持 $1 \sim 2$ 秒，调整呼气压 $-40cmH_2O$ 保持 $1 \sim 2$ 秒。治疗周期为 $5 \sim 6$ 次呼吸，然后休息，接着重复上述过程直到分泌物被有效地清除。

最大吸气能力（MIC），即肺膨胀治疗对神经肌肉疾病患者有益，患者先深吸气，然后屏气，利用声门的关闭来达到最大容积的潮气量。气体的输出可以是手动的，也可以利用便携式的容量呼吸机。这一技术对于声门关闭有障碍的患者是受限的（如延髓的病变）。有些临床医师在患者肺活量小于2L的时候就开始用这一技术来对患者进行训练。MIC 可以联合手动辅助咳嗽帮助痰液的清除，手动辅助咳嗽的方法是深吸气后对胸外或腹部行外力按压。可以用峰流速仪来测量咳嗽峰流速值，咳嗽峰流速大于 $160L/min$ 表示有足够的清除气道分泌物的能力。神经肌肉疾病患者自主或者在辅助咳嗽下不能产生大于 $160L/min$ 的咳嗽峰流速，是咳痰机的使用指征。

要点回顾

- 神经肌肉功能减退的患者大多没有基础肺疾病。
- 神经肌肉疾病患者可分为两类——一类是肌无力快速进展，大多可逆；另一类则是肌无力逐渐进展且不可逆。
- 逐渐进展的肌无力患者是无创通气的最佳指征。
- 肌无力导致的急性呼吸衰竭是有创通气的指征。
- 在没有肺容积降低的患者，为提高舒适度可选用较大的潮气量（>8ml/kg IBW）、较长的吸气时间（>1s）及适度的呼吸频率（≥15 次/分）。
- 对于需要大潮气量和大分钟通气量的患者有必要增加机械死腔。
- 肺容积降低的患者需使用小潮气量（≤8ml/kg）、快频率（>20 次/分）和短的吸气时间（≤1s）。
- 监测自主通气能力：潮气量、呼吸频率、肺活量、最大吸气压和通气形式。
- 在适当的时候撤机，可逐步增加自主通气试验时间降低支持通气时间。
- 在神经肌肉疾病患者咳嗽能力较弱时采用咳痰机有助于痰液的清除。
- 不能维持日间动脉血 CO_2 分压低于 45mmHg 的患者是夜间呼吸机支持的最佳人选。

（黄 蕾 译 葛慧青 校）

参考文献

Ambrosino N, Carpenè N, Gherardi M. Chronic respiratory care for neuromuscular diseases in adults. *Eur Respir J.* 2009;34:444-451.

Bach JR, Gonçalves MR, Hon A, et al. Changing trends in the management of end-stage neuromuscular respiratory muscle failure: recommendations of an international consensus. *Am J Phys Med Rehabil.* 2013;92:267-277.

Bedlack RS. Amyotrophic lateral sclerosis: current practice and future treatments. *Curr Opin Neurol.* 2010;23:524-529.

Beghi E, Chiò A, Couratier P, et al. The epidemiology and treatment of ALS: focus on the heterogeneity of the disease and critical appraisal of therapeutic trials. *Amyotroph Lateral Scler.* 2011;12:1-10.

Benditt JO, Boitano LJ. Pulmonary issues in patients with chronic neuromuscular disease. *Am J Respir Crit Care Med.* 2013;187:1046-1055.

Benditt JO. Full-time noninvasive ventilation: possible and desirable. *Respir Care.* 2006;51:1005-1015.

Benditt JO. Initiating noninvasive management of respiratory insufficiency in neuromuscular disease. *Pediatrics.* 2009;123:S236-S238.

Benditt JO. The neuromuscular respiratory system: physiology, pathophysiology, and a respiratory care approach to patients. *Respir Care.* 2006;51:829-839.

Bershad EM, Feen ES, Suarez JI. Myasthenia gravis crisis. *South Med J.* 2008;101:63-69.

Birnkrant DJ, Bushby K, Amin RS, et al. The respiratory management of patients with Duchenne muscular dystrophy: a DMD care considerations working group specialty article. *Ped Pulm.* 2010;45:739-748.

Boitano LJ. Equipment options for cough augmentation, ventilation, and noninvasive interfaces in neuromuscular respiratory management. *Pediatrics.* 2009;123(Suppl 4):S226-S230.

Garguilo M, Leroux K, Lejaille M, et al. Patient-controlled positive end-expiratory pressure with neuromuscular disease: effect on speech in patients with tracheostomy and mechanical ventilation support. *Chest.* 2013;143:1243-1251.

Hess DR. The growing role of noninvasive ventilation in patients requiring prolonged mechanical ventilation. *Respir Care.* 2006;51:896-911.

Homnick DN. Mechanical insufflation-exsufflation for airway mucus clearance. *Respir Care.* 2007;52:1296-1307.

Lofaso F, Prigent H, Tiffreau V, et al. Long term mechanical ventilation equipment for neuromuscular patients: meeting the expectations of patients and prescribers. *Respir Care.* 2014;59:97-106.

Lyall RA, Donaldson N, Fleming T, et al. A prospective study of quality of life in ALS patients treated with noninvasive ventilation. *Neurology.* 2001;57:153-156.

Moran FC, Spittle A, Delany C. Effect of home mechanical in-exsufflation on hospitalisation and life-style in neuromuscular disease: a pilot study. *J Paediatr Child Health.* 2013;49: 233-237.

Radunovic A, Annane D, Rafiq MK, Mustfa N. Mechanical ventilation for amyotrophic lateral sclerosis/motor neuron disease. *Cochrane Database Syst Rev.* 2013 28;3:CD004427.

Wolfe LF, Joyce NC, McDonald CM, et al. Management of pulmonary complications in neuromuscular disease. *Phys Med Rehabil Clin N Am.* 2012;23:829-853.

第 23 章
心 力 衰 竭

> **目标**
> 1. 叙述正压通气对心肺交互作用的影响。
> 2. 列举心脏衰竭患者使用机械通气的指征。
> 3. 讨论持续正压通气对心力衰竭患者的作用。
> 4. 讨论心力衰竭患者机械通气过程中的监测和撤机。

引言

在美国，心血管疾病是导致死亡的主要原因。这些患者往往因充血性心力衰竭或急性心肌梗死就诊，多数患者可从正压机械通气的应用中获益，其中使用无创呼吸支持的比例越来越多。

概述

心肺交互作用

自主呼吸时胸内压的正常变化可促进静脉回流，维持适当的右心前负荷。同时，负的平均胸内压减少了左心室的后负荷。心肌梗死或充血性心力衰竭引起左心室功能不全时，可导致左心室前负荷增加、肺水肿、心输出量降低、低氧血症、呼吸做功增加，进而膈肌和辅助呼吸肌血流供应需求增加，这种情况下呼吸肌供血量可达到心输出量的 40%，使得其他重要脏器血流量减少。

机械通气的影响

正压通气时，平均胸内压为正值。在吸气期胸内压增加，而自主呼吸吸气时胸内压是减少的，增加的胸内压减少了左心室的前负荷和后负荷。对于急性左心室功能不全的患者，这些改变可能影响心肌收缩力，导致低血容量患者心输出量减少。

心血管系统对正压通气的反应依赖于肺和心血管的状态，肺和胸壁的顺应性影响肺泡压力向胸膜腔的传送，肺顺应性好而胸壁坚硬时对血流动力学影响最大，这时胸膜腔内压力增高更明显。胸内压对血流动力学的影响还与心血管容量、张力和肺血管阻力以及左右心室功能有关（表 23-1）。

呼气末正压

由于呼气末正压（PEEP）提高了胸内压，故可减少静脉回流和前负荷。当存在前负荷升高的左心室功能不全时，PEEP 通常可改善左心室功能。PEEP 可增加肺血管阻力，增加右心室后负荷和减少左心室充盈。PEEP 通过使室间隔向左心偏移而降低左心室顺应性。通过增加心脏外的压力，PEEP 可改善左心室后负荷。

表 23-1 影响心血管对正压通气反应的决定因素

- **心血管**
  - 血管容量
  - 血管张力
  - 肺血管阻力
  - 左右心室功能
- **呼吸**
  - 阻力
  - 顺应性
  - 阻力和顺应性的均一性

机械通气

适应证

严重心力衰竭可导致低氧血症，增加心肌做功和呼吸做功（表 23-2）。在这种情况下，机械通气可逆转低氧血症，减少呼吸做功和心肌做功。严重心力衰竭的患者可出现急性高碳酸血症，所以无创持续气道正压通气（CPAP）常成为治疗首选。

表 23-2 心力衰竭患者使用机械通气的适应证

- 心肌做功增加
- 呼吸做功增加
- 低氧血症

持续气道正压通气

在急性左心室衰竭和肺水肿患者中使用面罩 CPAP 可减少呼吸做功和心肌做功，同时可提高 Pao_2，降低 $Paco_2$，减少插管的需要，提高生存率。在药物治疗改善心血管功能的同时，CPAP 可降低多数患者的心肌和呼吸负荷，避免侵袭性治疗。CPAP 在清醒合作的患者通常能取得较好的疗效，如果 CPAP 面罩让患者产生焦虑不适，则应该考虑有创通气支持。初始 CPAP 一般设置为 $10cmH_2O$，100% 氧气浓度。

无创通气（NIV）也常用于避免急性充血性心力衰竭患者插管。对于大部分患者 NIV 疗效与 CPAP 相同，但低氧血症合并高碳酸血症性呼吸衰竭患者则 NIV 更有效。对于急性心肌梗死、血流动力学受损、严重心律失常和抑郁状态患者发生呼吸衰竭时，应首选有创呼吸支持而不是 NIV。

呼吸机设置

　　由于自主呼吸做功会增加流向呼吸肌的血液，此时应使用持续指令通气（A/C）（图23-1），压力或容量通气均可。呼吸支持早期通常有肺水肿存在，可通过药物治疗进行控制。设置潮气量 6～8ml/kg IBW，呼吸频率需大于 15 次/分以维持机体酸碱平衡，平台压应小于 $30cmH_2O$，较短的吸气时间（应≤1s），

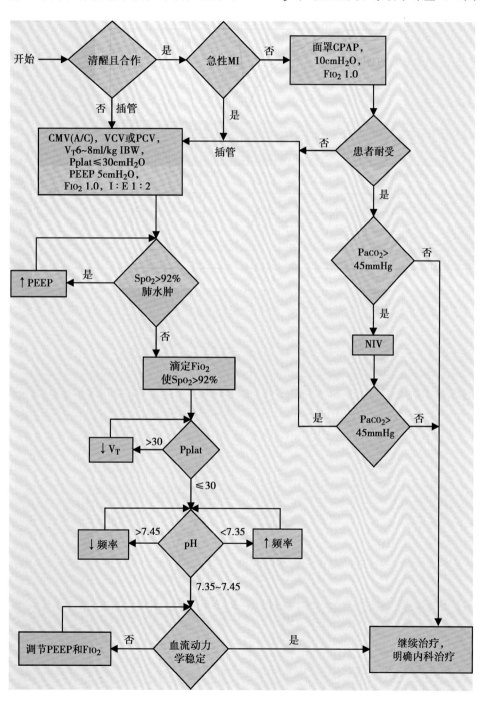

图 23-1　心力衰竭患者的机械通气流程

F_{IO_2} 初始设置为 1.0，并根据每次的 Sp_{O_2} 和血气滴定调整。PEEP 应选择在 5 ~ 10cmH$_2$O，以支持衰竭的心脏，因为 PEEP 对心脏功能的复杂影响，滴定 PEEP 时应非常小心。大多数左心室衰竭患者能从 PEEP 的应用中获益（表 23-3）。

表 23-3　急性充血性心力衰竭的初始呼吸机设置

设置	推荐
模式	A/C（CMV）
频率	14 ~ 18 次/分
容量/压力控制	压力或容量
潮气量	6 ~ 8ml/Kg，平台压≤30cmH$_2$O
吸气时间	≤1s
PEEP	5 ~ 10cmH$_2$O
FIO$_2$	1.0

缩略词：CMV，持续指令通气；PEEP，呼气末正压。

监测

心力衰竭药物治疗和机械通气时应监测血流动力学（表 23-4）。可根据脉搏血氧饱和度来确定患者是否获得了充分的氧合，并定期进行动脉血气测定。监测平台压。此外，还应监测尿量和水、电解质平衡状态。

表 23-4　心力衰竭患者机械通气的监测

- 中心静脉压
- 血流动力学
- 脉搏血氧饱和度和定期的动脉血气
- 尿量和水、电解质平衡
- β-型钠尿肽

撤机

对于不存在慢性肺疾病或继发性肺部问题的患者，左侧心力衰竭得到有效治疗后，撤机是一个相对容易的过程。但是要注意在正压通气平均胸内压增加情况下，这些患者的心血管系统功能可维持在较佳状态，而在自主呼吸试验过程中停止通气支持，胸内压改变可能导致左心室前负荷增加和肺水肿。所以有些患者撤机过程中可迅速降低压力支持水平或使用 CPAP，但一旦完全停止正压通气，就可能发生肺水肿。有些患者可能在脱机时出现心肌缺血性改变。遇到这种情况，通气支持必须持续使用直到综合治疗成功改善心功能（例如，利尿，后负荷减少）。

> **要点回顾**
>
> - 严重左侧心力衰竭可导致低氧血症，增加呼吸做功和心肌做功。
> - 正压通气逆转自主呼吸过程中的胸内压。
> - 左心室功能不全时正压通气可以降低左心室前后负荷，改善心功能。
> - $8 \sim 12cmH_2O$ 的面罩持续气道正压和 1.0 的 F_{IO_2} 可减少有创机械通气的使用。
> - 给予 100% 的氧气浓度直到血气数据提示氧浓度可以降低。
> - 应用 $5 \sim 10cmH_2O$ 的 PEEP 以降低前负荷。
> - 脱机过程中胸内压降低可导致肺水肿。
> - 适当液体负平衡、降低后负荷以及使用强心剂有利于急性左侧心力衰竭患者脱机。

（刘婷婷　译　段开亮　校）

参考文献

Bellone A, Barbieri A, Bursi F, Vettorello M. Management of acute pulmonary edema in the emergency department. *Curr Heart Fail Rep.* 2006;3:129-135.

Figueroa MS, Peters JI. Congestive heart failure: diagnosis, pathophysiology, therapy, and implications for respiratory care. *Respir Care.* 2006;51:403-412.

Howlett JG. Current treatment options for early management in acute decompensated heart failure. *Can J Cardiol.* 2008;24 Suppl B:9B-14B.

Kapoor JR, Perazella MA. Diagnostic and therapeutic approach to acute decompensated heart failure. *Am J Med.* 2007;120:121-127.

Mekontso Dessap A, Roche-Campo F, Kouatchet A, et al. Natriuretic peptide-driven fluid management during ventilator weaning: a randomized controlled trial. *A J Respir Crit Care Med.* 2012;186:1256-1263.

Methvin AB, Owens AT, Emmi AG, et al. Ventilatory inefficiency reflects right ventricular dysfunction in systolic heart failure. *Chest.* 2011;139:617-625.

Poppas A, Rounds S. Congestive heart failure. *Am J Respir Crit Care Med.* 2002;165:4-48.

Potts JM. Noninvasive positive pressure ventilation: effect on mortality in acute cardiogenic pulmonary edema: a pragmatic meta-analysis. *Pol Arch Med Wewn.* 2009;119:349-53.

Seupaul RA. Evidence-based emergency medicine/systematic review abstract. Should I consider treating patients with acute cardiogenic pulmonary edema with noninvasive positive-pressure ventilation? *Ann Emerg Med.* 2010;55:299-300.

Shirakabe A, Hata N, Yokoyama S, et al. Predicting the success of noninvasive positive pressure ventilation in emergency room for patients with acute heart failure. *J Cardiol.* 2011;57:107-114.

Vital FM, Saconato H, Ladeira MT, et al. Non-invasive positive pressure ventilation (CPAP or bilevel NPPV) for cardiogenic pulmonary edema. *Cochrane Database Syst Rev.* 200816;(3): CD005351.

Yamamoto T, Takeda S, Sato N, et al. Noninvasive ventilation in pulmonary edema complicating acute myocardial infarction. *Circ J.* 2012;76:2586-2591.

第 24 章
烧伤和吸入性损伤

> **目标**
> 1. 叙述表皮烧伤和吸入性损伤对呼吸的影响。
> 2. 讨论与吸入性损伤相关的气道损伤问题。
> 3. 叙述一氧化碳中毒的管理。
> 4. 讨论表皮烧伤和吸入性损伤患者机械通气的适应证，初始呼吸机设置，监测和呼吸机撤离。
> 5. 讨论已被提议用于烧伤和吸入性损伤患者的各种通气模式。

引言

　　呼吸系统并发症在烧伤患者中很常见，而呼吸衰竭是这些患者死亡的常见原因。呼吸系统并发症可在烧伤患者治疗过程中的多个时段发生（表 24-1）。呼吸系统并发症常与吸入性损伤有关，但也可发生在非吸入性烧伤患者。对于发生呼吸衰竭的烧伤患者机械通气通常是必要的。

表 24-1　烧伤和浓烟吸入患者呼吸系统并发症发生时间

并发症	发生时间
一氧化碳中毒	接触的第一时间
上气道阻塞	损伤和拔管后的第一个 48h 内
气管支气管阻塞	损伤的第一个 72h 内
肺水肿	因液体复苏导致的血容量过多——第一个 48h
	因容量转移导致的血容量过多——第 2~4 天
	脓毒症——第 1 周后
肺炎	第 5 天后
肺栓塞	第 1 周后

改编自 Haponik EF. Smoke inhalation in juries：sorne priorities for respiratory care professionals. Respir Care，1992，37：609-629.

概述

表皮烧伤

　　大面积皮肤烧伤患者常常发生呼吸衰竭，而且与大多吸入性损伤有关。大面积皮肤烧伤患者即使没有吸入性损伤也可能会出现呼吸衰竭和需要使用机械通气。当然，吸入性损伤显著增加了与皮肤烧伤相关的死亡率。浓烟吸入和皮肤烧伤之间有密切相关性（图 24-1）。疼痛管理是烧伤患者护理的一个重要内容，并可能与呼吸抑制相关。在皮肤烧伤患者中，适当的液体管理很难把握，当液体负荷过重时，可能发生与之相关的低氧血症和肺顺应性降低。脓毒血症可引起 ARDS 并呼吸衰竭。烧伤患者的高代谢状态可引起通气需求增加，导致呼吸疲劳，引起呼吸衰竭。

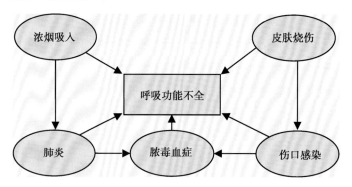

图 24-1 浓烟吸入和皮肤烧伤引起呼吸功能障碍过程

　　如果存在胸腔周围皮肤的全层烧伤，可能因胸壁运动受限，导致限制性呼吸衰竭的发生。由于胸壁顺应性降低，此时往往需要较高的通气压力，好在这样的压力并不明显增高跨肺压，所以不会对患者造成因过度充气而发生肺损伤（图 24-2）。严重的瘢痕和焦痂形成可进一步限制胸壁运动，导致机械通气脱机困难。这种情况下可能需要早期外科处理瘢痕和焦痂，以改善胸壁顺应性。

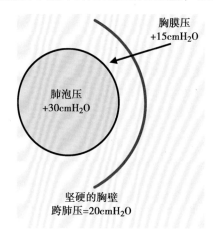

图 24-2 坚硬的胸壁对跨肺压的影响。由于胸壁坚硬增加胸腔内压，而对跨肺压（肺泡内外的压力差）影响不明显，不易引肺泡过度充气和呼吸机相关性肺损伤。此时食管压测定有助于指导机械通气实施

吸入性损伤

　　吸入性损伤增加并发症的发病率和死亡率。吸入性损伤的危害与热损伤，实质损伤和全身中毒有关。吸入性损伤的临床判断如表 24-2。

　　下呼吸道吸入伤的发生与否与吸入气体种类有关。吸入干燥气体引起的下呼吸道灼伤较少见，主要由于干燥气体比容较低；但是如果是蒸汽和爆炸性气体吸入，如醚和丙烷等则可导致下呼吸道热损伤；高温气体到达下呼吸道前往

往已被有效冷却，故热损伤大多发生在上呼吸道。上呼吸道热损伤可导致喉头水肿、喉痉挛、声带肿胀，以及黏液分泌增多，可通过支气管镜检查做出诊断。

表 24-2 吸入性损伤的临床判断内容

- 暴露特点：密闭空间，昏迷，已知毒素吸入
- 颈、脸部烧伤
- 痰中含碳质
- 呼吸系统症状：声音嘶哑，咽痛，咳嗽，呼吸困难，胸痛，咯血
- 呼吸系统体征：咽部炎症和灼伤，喘鸣，呼吸急促，发绀，异常呼吸音（哮鸣音、啰音、喘鸣）

改编自 Haponik EF. Smoke inhalation injuries：some priorities for respiratory care professionals. Respir Care，1992，37：609-619.

上呼吸道热损伤相关并发症通常发生在第一个 24～48h 内。对于有上呼吸道阻塞表现的患者应给予气管插管，许多这样的患者常伴有其他严重问题，往往需要机械通气支持。也有患者一旦气管导管将梗阻的上气道打通后就能够充分呼吸，则不需要机械通气。如果没有后续呼吸衰竭发生，那么只要上呼吸道肿胀有所改善，这些患者往往可以在几天后拔管。拔管前可通过上气道支气管镜检查评估患者拔管后的潜在气道阻塞。由于人工气道在维持呼吸道通畅是至关重要的，要有高度警觉性，以确保气管导管的安全。对于面部烧伤的患者保持气管插管是很困难的，更应加强防范措施。

虽然下呼吸道的热损伤并不常见，化学性有毒烟雾吸入性损伤还是常见的。烟雾吸入对上、下呼吸道都有危害，烟雾吸入可抑制气道黏膜纤毛转运系统，诱发支气管痉挛。因分泌物滞留导致的气道阻塞问题在已有肺部疾病的患者尤为严重，并且哮喘患者可出现严重的支气管痉挛。

烟雾吸入伤患者容易引起 ARDS，其管理与其他原因引起的 ARDS 相似，包括氧气治疗，呼气末正压（PEEP）和机械通气。败血症、肺炎和体液过多可使烟雾吸入所致的 ARDS 的管理更加复杂。

全身性毒素包括一氧化碳（CO），氰化物和各种氮氧化物。CO 中毒是火灾中最常见的死亡原因。CO 的毒性主要在于其与血红蛋白的亲和力非常高，生成碳氧血红蛋白（HbCO），而 HbCO 不能携带氧，并抑制氧从氧合血红蛋白中释放（氧合血红蛋白解离曲线左移）。HbCO 的临床效应与缺氧有关（表 24-3）。其诊断依据临床表现和血液中 HbCO 水平。氧饱和度和 HbCO 水平必须使用 CO 测定仪测定。动脉血气通常表现为动脉血氧分压正常或增加，过度通气以及代谢性酸中毒。HbCO 的致命影响通常在接触后早期。CO 中毒幸存者可表现为相关症状可能持续存在，且时好时坏。

CO 中毒的治疗方法是氧气治疗。吸入室内空气时 HbCO 的半衰期为 4～5h，吸入 100% 氧气时为 45～60min，高压氧（3 个大气压）下吸入 100% 氧气时为 20～30min。100% 氧气和高压氧（如果可能）在治疗 CO 中毒时是强制性使用的。对于存在长期的神经系统症状的患者，即使其 HbCO 水平不高，高压氧也是

非常有用的。由于神经功能状态的抑制，患者可能需要气道管理和机械通气。

表24-3 一氧化碳中毒的临床效应

碳氧血红蛋白水平	生理学效应
<1%	没有影响
1%~5%	重要器官血流增加
5%~10%	可见光阈值增加，劳力性呼吸困难，皮肤血管扩张
10%~20%	视觉异常，搏动性头痛
20%~30%	疲劳，烦躁，判断力差，视力减退，手部灵活度降低，恶心，呕吐
30%~40%	剧烈头痛，意识模糊，劳累时晕厥
40%~60%	抽搐，呼吸衰竭，昏迷，因延长暴露而死亡
>60%	昏迷，迅速死亡

机械通气

适应证

烧伤和烟雾吸入患者的机械通气适应证见表24-4。许多患者需要机械通气，同时做好这些患者的气道管理和100%氧气吸入十分重要。例如，对于CO中毒的自主呼吸患者，100%氧气治疗比机械通气更重要，在这些患者，机械通气而不给予100%氧气可能是致命的错误。同样，因烟雾吸入和热损伤而致的上气道梗阻的自主呼吸患者，可能需要一个人工气道，但不一定需要机械通气。

表24-4 烧伤和浓烟吸入患者机械通气的适应证

- 浓烟吸入或肺烧伤并发呼吸衰竭（ARDS）
- 严重烧伤合并胸壁限制
- 疼痛管理导致的呼吸抑制
- 吸入全身毒素（一氧化碳）导致呼吸抑制
- 继发感染所致的呼吸衰竭——肺炎，败血症
- 术后植皮或焦痂切开术

缩略语：ARDS，急性呼吸窘迫综合征

呼吸机设置

呼吸机初始设置的推荐意见如表24-5。初始呼吸机使用流程如图24-3。机械通气初始通常需要完全支持，可采用持续指令通气（A/C）模式，而PSV作为这类患者的初始通气模式通常是不合适的。许多患者在机械通气初始时需要镇静和麻醉，特别是在胸壁顺应性降低时。有些烧伤中心在烧伤患者的管理中

使用高频叩击通气和高频震荡通气，目前没有确切的证据证明这些方法优于传统的通气模式。但是有研究显示，与常规的通气模式相比，上述模式可能是有害的。

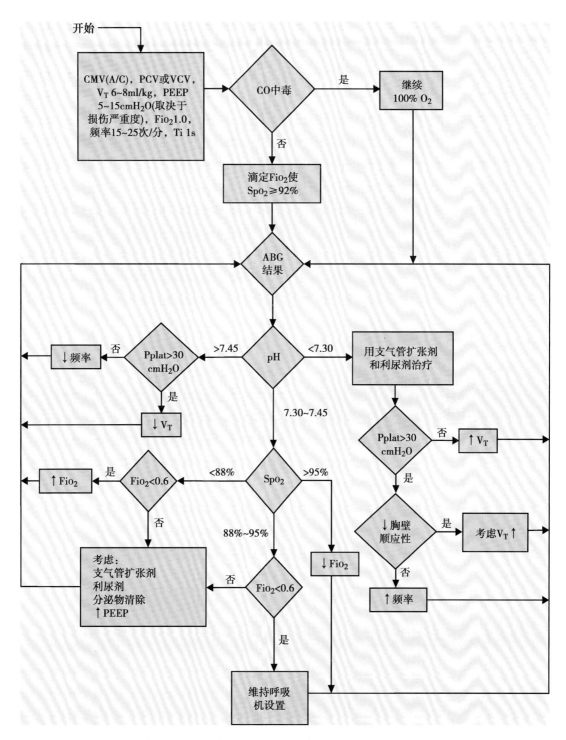

图 24-3　烧伤和吸入性损伤患者初始呼吸机使用流程

表 24-5　烧伤和浓烟吸入患者的初始机械通气设置

设置	推荐
模式	CMV（A/C）
频率	20~25 次/分（如存在内源性 PEEP 则减少）
容量/压力控制	均可使用，基于临床团队的偏爱
潮气量	6~8ml/kg 理想体重，平台压≤30cmH$_2$O，如存在 ARDS 则为 4~8ml/kg
吸气时间	<1s
PEEP	5cmH$_2$O，如存在 ARDS 则为 10~15cmH$_2$O
FIO$_2$	1.0——特别是一氧化碳中毒

缩略语：ARDS，急性呼吸窘迫综合征；CMV，持续指令通气；PPEP，呼气末正压。

　　氧合取决于 F$_{IO_2}$、平均气道压和呼吸功能障碍的程度。CO 中毒患者需要使用 100% 氧气，直到 HbCO 水平低于 10%。其余患者 F$_{IO_2}$ 可通过使用脉搏血氧仪和动脉血气滴定到所需的水平。5cmH$_2$O 的初始 PEEP 通常是合适且足够的。在吸入性损伤导致的 ARDS 患者，氧合的管理与其他原因所致的 ARDS 相似。

　　容量控制通气和压力控制通气都可以使用。理想平台压应低于 30cmH$_2$O。但是，胸壁顺应性差的患者可能需要更高的平台压。如果肺功能相对正常，潮气量可选择在 6~8ml/kg 理想体重（IBW）。发生 ARDS 时，潮气量应在 4~8ml/kg IBW，而只要胸壁不僵硬，平台压应保持低于 30cmH$_2$O；在存在胸壁僵硬时，高于 30cmH$_2$O 的平台压也是可以接受的。在使用食管气囊导管测压患者，跨肺压应控制在 20cmH$_2$O 以下。20~25 次/分的初始呼吸频率通常是足够的，而有时为达到 Paco$_2$ 目标值可以增加频率；高的代谢状态需要更高的呼吸频率。而存在高气道阻力导致的内源性 PEEP 时则需要低呼吸频率。许多烧伤患者处于高代谢状态，往往需要高分钟通气量来维持正常的 Paco$_2$，容易产生内源性 PEEP，此时必须频繁地监测。在这些患者可应用允许性高碳酸血症策略，这样可避免因高呼吸频率而出现的内源性 PEEP 或因高气道压引起的肺损伤。在恢复期可使用压力支持通气或成比例辅助通气。

监测

　　机械通气在烧伤患者的监测与其他通气支持患者相似（表 24-6）。脉搏血氧饱和度在高 HbCO 患者不可靠，应使用 HbCO 无创测量仪，但测量准确性仍有质疑。在分钟通气量增加患者，必须监测是否存在的内源性 PEEP。由于胸壁烧伤和瘢痕形成可导致胸壁顺应性下降，食管压的监测有助于呼吸机参数设置。如果患者有气道高反应性疾病病史，那么很可能会发生支气管痉挛和内源性 PEEP。气道分泌物的量可能会增加，此时需要吸痰和支气管镜清洁呼吸道，这些患者需要注意继发性肺感染的发生。由于胸部物理治疗会增加患者的疼痛和代谢率，应该避免。液体负荷过重是这些患者的一个常见问题，并且可能导致分流和肺顺应性降低。由于这些患者的高代谢状态，必须进行营养支持，以便于从机械通气中康复和脱机。肺栓塞和肺部感染可出现在长期活动受限的患者。

表 24-6 烧伤或浓烟吸入机械通气患者的监测

- 内源性 PEEP
- 峰压，平台压和平均气道压
- 气道阻力和呼吸系统顺应性
- 食管压
- 动脉血气
- 当 HbCO < 5%，监测脉搏血氧饱和度
- 液体出入量
- 继发的肺部感染
- 心脏充盈压（中心静脉压）
- 营养状态和代谢率

撤机

如果损伤的程度并不严重，那么可以早期迅速停止烧伤患者的机械通气。对于有些患者，维护气道稳定比通气支持更重要。对于气道损伤的患者，拔管前需要对上呼吸道进行彻底的评估（通常包括支气管镜）。对于烧伤严重并存在相关的 ARDS、肺部感染以及败血症的患者，机械通气过程可以是长期和复杂的，其中有些将很难脱机，尤其是在发展为多系统衰竭和营养不良时。这些患者需要一个长期的脱机过程和定期的自主呼吸试验，以评估患者在无通气支持时的呼吸能力。对于困难脱机的患者，治疗目标应该是治疗损伤和已经存在的基础病变，支气管扩张，支气管廓清治疗，营养支持，并加强呼吸肌训练。

要点回顾

- 呼吸系统并发症是烧伤和吸入性损伤患者的常见并发症。
- 胸廓皮肤烧伤可能导致胸壁顺应性降低。
- 热损伤可导致严重的上气道损伤，但通常不损伤下呼吸道。
- 烟雾吸入可导致支气管痉挛和气道分泌物生成增多。
- 烟雾吸入可导致急性呼吸窘迫综合征。
- 一氧化碳中毒是烟雾吸入患者的常见死亡原因。
- 吸入 100% 氧气是一氧化碳中毒的强制性治疗措施，并且可用高压氧。
- 由于高代谢，烧伤患者的通气要求会很高。
- 胸壁顺应性降低，肺顺应性降低，气道阻力增加可引起烧伤和吸入性损伤患者通气困难。
- 胸壁顺应性低的患者使用食管气囊导管测压有助于确定安全的肺膨胀压。
- 只要患者开始自主呼吸，就可以应用压力支持通气或成比例辅助通气。
- 高频叩击通气和高频振荡通气在烧伤治疗中较传统通气方式没有优势。

（刘婷婷 译 黄蕾 校）

参考文献

Barret JP, Desai MH, Herndon DN. Effects of tracheostomies on infection and airway complications in pediatric burn patients. *Burns.* 2000;26:190-193.

Cancio LC. Airway management and smoke inhalation injury in the burn patient. *Clin Plast Surg.* 2009;36:555-567.

Cartotto R, Ellis S, Smith T. Use of high-frequency oscillatory ventilation in burn patients. *Crit Care Med.* 2005;33(3 Suppl):S175-S178.

Dries DJ. Key questions in ventilator management of the burn-injured patient (first of two parts). *J Burn Care Res.* 2009;30:128-138.

Dries DJ. Key questions in ventilator management of the burn-injured patient (second of two parts). *J Burn Care Res.* 2009;30:211-220.

Ferguson ND, Cook DJ, Guyatt GH, et al. High-frequency oscillation in early acute respiratory distress syndrome. *N Engl J Med.* 2013;368:795-805.

Harrington D. Volumetric diffusive ventilator. *J Burn Care Res.* 2009;30:175-176.

Mlcak RP, Suman OE, Herndon DN. Respiratory management of inhalation injury. *Burns.* 2007;33:2-13.

Mlcak RP. Airway pressure release ventilation. *J Burn Care Res.* 2009;30:176-177.

Peck MD, Koppelman T. Low-tidal-volume ventilation as a strategy to reduce ventilator-associated injury in ALI and ARDS. *J Burn Care Res.* 2009;30:172-175.

Sheridan RL. Airway management and respiratory care of the burn patient. *Int Anesthesiol Clin.* 2000;38:129-145.

Toon MH, Maybauer MO, Greenwood JE, et al. Management of acute smoke inhalation injury. *Crit Care Resusc.* 2010;12(1):53-61.

Young D, Lamb SE, Shah S, et al. High-frequency oscillation for acute respiratory distress syndrome. *N Engl J Med.* 2013;368:806-813.

第 25 章
支气管胸膜瘘

目标

1. 叙述支气管胸膜瘘的病理生理。
2. 描述水下封闭式胸腔引流装置的设计和功能。
3. 列举减少漏气的技术。
4. 讨论支气管胸膜瘘患者的机械通气。

引言

　　气胸、皮下气肿、纵隔气肿、心包积气以及其他形式的肺泡外积气被称为气压伤。支气管胸膜瘘是气体由肺向胸膜腔的持久泄漏，可通过间歇性（吸气时）或持续胸腔引流管的漏气来识别。大多数气压伤发生于创伤，急性呼吸窘迫综合征（ARDS），慢性阻塞性肺疾病（COPD），哮喘和胸腔术后患者。妥善处理肺泡外积气和支气管胸膜瘘通常不会危及生命；但它们让呼吸机管理变得复杂。

概述

病理生理

　　肺泡外积气可以因创伤、外科手术、肿瘤和血管内置管引起。机械通气期间，肺泡外积气通常是因为肺泡破裂导致气体进入相邻支气管血管鞘和胸膜腔。肺的基础疾病、气道高压、肺过度扩张等因素往往是严重肺泡外积气的诱因，COPD 和 ARDS 患者，特别是并发坏死性肺炎时肺泡外积气容易发生。保持肺泡压低于 30cmH$_2$O 以及潮气量 4 ~ 8ml/kg IBW 可以避免促使肺泡破裂的情况发生。机械通气时气胸的症状和体征如表 25-1。

表 25-1　机械通气时气胸的症状和体征

- 通气难度增加
  - 容量控制：气道峰压增加
  - 压力控制：潮气量降低
- 生命体征恶化
  - 首先，脉搏和血压增加
  - 然后，心血管功能衰竭和心跳停止
- 患侧肺呼吸音消失或减弱
- 患侧肺叩诊呈过清音
- 气管纵隔向健侧移位

胸腔引流管

　　胸膜腔压力通常为负压，一旦胸膜腔破损，气体容易向胸膜腔移动。为了防止气胸的扩大或进展，必须在胸腔引流管上连接一个单向阀，以防止空气进入胸腔。此时可通过使用水封瓶（图25-1）来完成。胸腔引流管放置在水柱下2cm，因此当胸腔压超过2cmH₂O时气体就会离开胸膜腔。考虑到液体的引流，引流系统又增加第二个腔室。液体会引流到收集瓶内而不会影响密封性。为促进流体流动，并防止胸腔内空气聚集，通常会再增加第三个腔室来控制应用于胸膜腔的吸引压力，吸引负压通常为 – 20cmH₂O。现在市场在售水封瓶装置通常是上述三个腔室合而为一的。

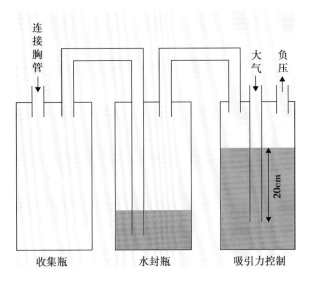

图25-1 三腔胸腔引流装置。第一腔室（和胸腔引流管相连）收集胸腔引流液，第二腔室用于水封闭，第三腔室用来控制施加到胸膜腔的负压大小

减少漏气的技术

机械通气时胸膜腔内气体通过胸腔引流和负压吸引进行引流。胸腔引流的负压（ – 20cmH₂O）和机械通气的正压相结合增加肺内外压力梯度，可以促进支气管瘘的进展，肺内外压力梯度的大小和持续时间决定了瘘口的气流量大小。机械通气应尽量采用能减少通气压力和吸气时间的方式以减少气体外泄；同时通过胸腔引流避免胸膜腔内的气体聚积。临床上有人推荐单肺通气或高频振荡通气。有人建议改良胸腔引流方法，有两种具体的改良式胸腔引流管，它们是间歇性吸气相胸腔引流管阻断装置和与呼气末正压（PEEP）相等的胸腔内压力装置。研究显示，它们可以减少漏气量，但易引起肺泡塌陷，而且这些技术不能改善预后。常用的肺保护的通气支持方法以及强调气道压力最小化似乎能在绝大多数患者中发挥很好的作用。

虽然应尽可能地避免支气管胸膜瘘漏气，但也要认识到可以通过瘘口清除二氧化碳，从瘘口排出的CO₂浓度可能与从气管呼出的浓度相同。在大多数情况下，在基础疾病得到解决之前瘘口是不会关闭的。支气管胸膜瘘的存在是不祥之兆，但是要认识到患者通常不会因为支气管胸膜瘘而死亡，而是死亡时合并存在支气管胸膜瘘。

机械通气

适应证

支气管胸膜瘘或其他类型的肺泡外积气本身并不是机械通气的适应证，但是，它的存在增加了出现气体交换问题的可能性。这种情况下的机械通气适应证有呼吸暂停、急性呼吸衰竭、潜在的急性呼吸衰竭或氧合障碍（表 25-2）。

表 25-2　机械通气的适应证

支气管胸膜瘘本身不是机械通气的适应证，但出现下列情况时机械通气是必要的：

- 窒息
- 急性呼吸衰竭
- 潜在的急性呼吸衰竭
- 氧合障碍

呼吸机参数设置

呼吸机设置的目标是减少肺泡内外的压力梯度。因此，通气压力和 PEEP 应尽可能地减小（表 25-3 和图 25-2）。应选择从瘘口漏气量最小同时又满足气体交换目标的通气方式。在此状态下使用压力通气可控制肺泡峰压。然而压力控制通气可增加瘘口的漏气量，因为吸气压力在整个吸气相维持。压力控制通气和容量控制通气的选择取决于哪一种能更好地减少瘘口的漏气量。

表 25-3　支气管胸膜瘘的机械通气设置

设置	建议
模式	A/C（CMV）
频率	10~30 次/分或更高，取决于基础疾病的气体陷闭，以及漏气量
容量/压力控制	VCV 或 PCV，PSV 时调节吸呼气切换水平以防止吸气时间过长
潮气量	潮气量 6~8ml/kg 理想体重
吸气时间	0.5~0.8s，取决于漏气量
PEEP	尽可能低，取决于氧合状况
F_{IO_2}	高 F_{IO_2} 比高压更理想；可采用允许性低氧血症，$Pao_2 > 50mmHg$

缩略词：CMV，持续指令通气；PEEP，呼气末正压。

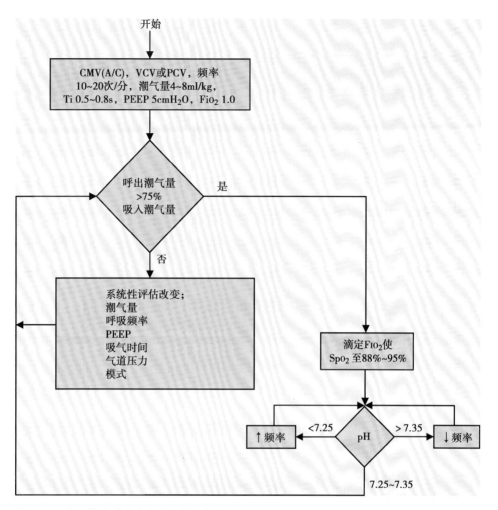

图 25-2　支气管胸膜瘘患者的机械通气流程

部分患者需要通过肌肉松弛来实现瘘口漏气量的最小化和维持心肺功能。是否允许自主呼吸取决于基础疾病的严重程度，以及自主呼吸时的血流动力学和气体交换状态。PSV 应谨慎使用，因为在 PSV，吸气相在流速降到预定水平时就会结束，如果瘘口漏气量大于这个预定水平，那么呼吸机就不能及时从吸气相切换到呼气相，需要时时关注和调整切换水平及效能。此外，用于胸腔引流管的负压也可能会触发呼吸机送气。

允许性高碳酸血症和可接受的低动脉氧合（$Pa_{O_2} > 50mmHg$）对部分患者是必要的，尤其是当基础疾病是 ARDS、COPD 或创伤时。呼吸频率要设置得足够高以尽量清除 CO_2，又要足够低来减少瘘口漏气和气体陷闭，这取决于基础疾病的状态，可能低至 10 次/分，或高至 30 次/分以上。潮气量也应尽可能低，但通常在 4～8ml/kg IBW 范围内；吸气时间应越短越好，通常为 0.5～0.8s。所有这些措施的目的是最大限度地减少瘘口漏气。然而，由于这些患者漏气程度和病理生理状态各不相同，故尝试不同呼吸机设置满足不同患者的需求很重要。

支气管胸膜瘘患者的氧合管理较为困难，因为用于提高氧合的 PEEP 会增加漏气量，其结果是必须使用高 F_{IO_2}。PEEP 应设置在维持不稳定肺单位开放所必需的最低水平，我们的目标是最小化 PEEP 和平均气道压。然而，有时较高水平的 PEEP 是必需的，尤其是在 ARDS 和创伤患者存在严重的氧合障碍时。

单肺通气

两台呼吸机（同步或不同步）的双腔气管导管通气已被提议用于重症支气管胸膜瘘患者的治疗。这种方法只建议用于大气道断裂导致的瘘，或不能维持气体交换到一个可接受的水平，或计划进行手术干预时。这应该被视为是一个暂时的解决方案，使用过程要关注单肺通气时使用的双腔气管导管对气道和主支气管造成的潜在损害、维持合适的导管位置的困难性、吸痰和分泌物清除的不易以及使用两台呼吸机的技术问题。两台呼吸机的设置应该以通气肺的病理状态为基础，两肺可以采用相同的方式进行通气，但患侧肺应采用较低的压力和容积，或患侧肺使用持续气道正压通气。气体的泄漏量、血流动力学和气体交换的稳定性是评估呼吸机设置适当与否的关键变量。

高频通气

只有一些小样本的病例报告支持高频通气可以改善预后。目前不推荐使用高频通气，尚缺乏公认的治疗方案，而且设备成本高，有需求的患者数量有限，以及缺乏数据证明高频通气可改善预后等都支持了这一推荐意见。许多以前在支气管胸膜瘘时使用高频通气的中心都已经放弃了它的使用。此外，最近的随机对照试验表明，在 ARDS 使用高频振荡通气不会改善患者的死亡率。

监测

支气管胸膜瘘患者监测的关键问题（表 25-4）是保证足够的气体交换（脉搏血氧饱和度及动脉血气）和评估漏气的程度。漏气量是通过测量吸入和呼出潮气量的差值来量化的。这种评估漏气的方法可通过当代呼吸机的监测功能和波形功能来实现，而且许多指标都显示了吸气和呼气潮气量。

表 25-4　支气管胸膜瘘机械通气患者的监测

- 气体交换：脉搏血氧饱和度和动脉血气
- 漏气：吸气潮气量和呼气潮气量
- 血流动力学：所有患者，特别是那些不稳定者

撤机

将患者从机械通气撤离的具体方法不是以存在瘘为基础，而是基于基础疾病恢复程度。一般情况下，当基础疾病改善，瘘口也开始闭合，瘘口的存在并不是继续机械通气的指征。目前没有针对支气管胸膜瘘撤机的具体方法。

要点回顾

- 肺泡外积气最常发生于创伤、急性呼吸窘迫综合征和慢性阻塞性肺疾病患者。
- 疾病、高气道压力和肺过度扩张可导致肺泡外气体累积。
- 水封瓶是防止空气进入胸膜腔的必须设备。
- 使漏气最小化是通过保持尽可能低的压力（肺泡峰压、平均气道压和呼吸末压），潮气量（4～8ml/kg IBW）和短的吸气时间（0.5～0.8s）来实现。
- 瘘口漏出气体的 CO_2 浓度与通过呼吸机呼出 CO_2 浓度类似。
- 呼吸机设置的目的是维持最小的跨瘘口压力梯度，达到可接受的最低的气体交换目标（允许性高碳酸血症，$Pao_2 > 50mmHg$）。
- 单肺通气仅用于大气道漏气，气体交换无法维持时，且仅短暂使用。
- 机械通气过程中应监测系统压力、漏气量、气体交换和血流动力学。
- 呼吸机撤离决定于基础疾病恢复状态，而不是瘘的存在。

（刘婷婷　译　黄　蕾　校）

参考文献

Ferguson ND, Cook DJ, Guyatt GH, et al. High-frequency oscillation in early acute respiratory distress syndrome. *N Engl J Med*. 2013;368:795-805.

Hasan RA, Al-Neyadi S, Abuhasna S, Black CP. High-frequency oscillatory ventilation in an infant with necrotizing pneumonia and bronchopleural fistula. *Respir Care*. 2011;56: 351-354.

Konstantinov IE, Saxena P. Independent lung ventilation in the postoperative management of large bronchopleural fistula. *Thorac Cardiovasc Surg*. 2010;139:e21-e22.

Malhotra P, Agarwal R, Gupta D, et al. Successful management of ARDS with bronchopleural fistula secondary to miliary tuberculosis using a conventional ventilator. *Monaldi Arch Chest Dis*. 2005;63:163-165.

Shekar K, Foot C, Fraser J, et al. Bronchopleural fistula: an update for intensivists. *J Crit Care*. 2010;25:47-55.

Slinger P, Kilpatrick B. Perioperative lung protection strategies in cardiothoracic anesthesia: are they useful? *Anesthesiol Clin*. 2012;30:607-628.

Young D, Lamb SE, Shah S, et al. High-frequency oscillation for acute respiratory distress syndrome. *N Engl J Med*. 2013 Feb 28:368:806-813.

第 26 章
药 物 过 量

> **目标**
>
> **1.** 描述急性药物过量患者的临床表现。
> **2.** 讨论急性药物过量患者的初始呼吸机设置。
> **3.** 描述急性药物过量恢复期患者的监测和呼吸机撤离。

引言

机械通气患者药物过量占比不多，这些患者常率先由院前急救人员实施紧急气管插管和呼吸支持。药物过量患者的机械通气并不复杂，但是如果管理不善，则可能发生不良并发症使机械通气过程复杂化。

概述

急性药物过量患者通常意识丧失并不能维持有效的自主呼吸。当然也有些药物（如三环类抗抑郁药）在摄入早期可能表现为中枢神经系统功能亢进症状。如果摄入过量，所有药物都可导致呼吸抑制而需要气管插管和机械通气（表 26-1）。同时，许多种类型的药物过量都可引起心血管损害，毒品和镇静剂可引起低血压，三环类抗抑郁药和可卡因可导致威胁生命的心律失常。药物过量患者通气支持的时间长短取决于摄入药物的种类、量以及并发症和有无基础肺部疾病。患者可在呼吸抑制期之后紧随一个失眠期。对于药物摄入量不足以抑制自主呼吸的患者，仍要注意误吸风险，需要密切观察或气管插管来保护呼吸道。

表 26-1 药物过量患者机械通气适应证

- 窒息
- 急性呼吸衰竭
- 潜在的急性呼吸衰竭

机械通气

适应证

药物过量患者一旦出现窒息或急性呼吸衰竭即需要气管插管和辅助机械通气来保护气道和维持通气，因此患者如果不发生误吸，往往不存在明显的氧合问题。

呼吸机设置

药物过量患者往往比年轻，平素体健，也少有肺部基础疾病，如果没有误吸发生，机械通气设置相对比较简单。可选择 A/C 模式（持续指令通气），压力或容量通气均可（表 26-2 和图 26-1）。尽管这些患者肺部大多正常，但潮气量和气道压的设置仍需要考虑肺保护策略，根据 $Paco_2$ 水平维持潮气量 6~8ml/kg IBW 和呼吸频率 15~20 次/分比较理想。如果选择容量控制通气，吸气时间保持 1s 比较合适；压力控制通气时，吸气时间设置 1s，压力控制水平应维持潮气量在 6~8ml/kg IBW，控制平台压应在 30cmH_2O 以下。如果没有误吸，F_{IO_2} ≤40% 常常足于维持正常的 Pao_2（>80mmHg）。由于大多药物过量患者摄入的药物会引起周围血管扩张，使用 PEEP 时要注意气道压力的变化对心血管系统的影响，对于心血管功能稳定患者可设置 5cmH_2O 的呼气末正压（PEEP）以有利于改善功能残气量。

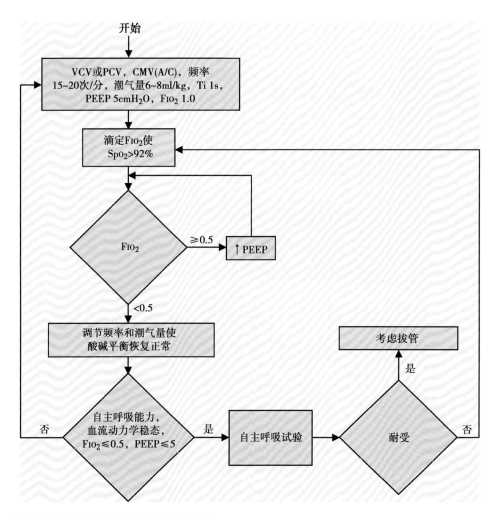

图 26-1　药物过量患者的机械通气流程

表 26-2 药物过量患者的初始机械通气设置

设置	推荐
模式	CMV（A/C）
频率	15~20 次/分
容量/压力控制	容量或压力
潮气量	6~8ml/kg IBW
吸气时间	1.0s
PEEP	5cmH$_2$O 以维持功能残气量
F$_{IO_2}$	≤0.40 通常是足够的
气道压	维持气体交换的最小值

缩略词：CMV，持续指令通气；PEEP，呼气末正压。

监测

胃内容物反流和误吸是药物过量患者最常见的问题，应采取预防措施，气管导管的气囊应充分充气直至患者可以拔管。药物导致心律失常往往影响患者的血流动力学不稳定性，需要进行心电图及动脉血压监测。由于这些患者没有基础肺部疾病，往往不需要定时动脉血气（ABG）监测，但如患者是水杨酸盐类药物过量，则需要较为频繁地评估酸碱平衡状态，因为碱血症状态有利于此类药物的清除。由于这些患者因呼吸抑制而使用机械通气，所以要严密监视患者的意识状态和人-机协调性，大部分患者在治疗过程中随着神经抑制水平的下降，会出现躁动不安甚至攻击性行为，要加以重视。表 26-3 为药物过量患者机械通气过程中的监测内容。

表 26-3 药物过量患者的机械通气监测

- 胃内容物反流误吸
- 心电图和动脉血压
- 酸碱平衡
- 意识状态
- 人-机协调性

撤机

药物过量患者在药物被充分清除，意识清楚并恢复自主呼吸后便可考虑撤离呼吸机。但对于摄入高度脂溶性镇静剂患者，要考虑到这些脂溶性是缓慢释放进入体循环的，患者可能会有清醒和镇静状态交替出现，此时过早停止呼吸机可能是灾难性的。

要点回顾

- 如果摄入过量，许多药物会引起呼吸抑制。
- 呼吸道保护在有些患者比通气支持更重要。
- 非误吸患者氧合问题通常无需关注。
- 潮气量和气道压的设置始终要考虑肺保护策略。
- 可使用 $5cmH_2O$ 的呼气末正压，但有发生血流动力学不稳定的可能性。
- 监测误吸、血流动力学稳定性和心律失常是必要的。
- 有反流时气管导管气囊足够的充气是必要的。
- 神经系统功能恢复正常时可停止通气支持。
- 有些药物可有清醒和镇静状态交替出现。

（刘婷婷　译　段　均　校）

参考文献

Devlin JW. The pharmacology of oversedation in mechanically ventilated adults. *Curr Opin Crit Care.* 2008;14:403-407.

Henderson A, Wright M, Pond SM. Experience with 732 acute overdose patients admitted to an intensive care unit over six years. *Med J Aust.* 1993;158:28-30.

Spiller HA, Winter ML, Mann KV, et al. Five-year multicenter retrospective review of cyclobenzaprine toxicity. *J Emerg Med.*1995;13:781-785.

Zuckerman GB, Conway EE Jr. Pulmonary complications following tricyclic antidepressant overdose in an adolescent. *Ann Pharmacother.* 1993;27:572-574.

第三篇
机械通气监测

第 27 章
血 气 分 析

目标

1. 列出低氧血症和缺氧的原因。
2. 描述氧合血红蛋白解离曲线。
3. 计算肺泡 Po_2。
4. 计算各种氧合指标。
5. 描述 $Paco_2$、肺泡通气量和二氧化碳产生之间的关系。
6. 计算死腔通气和肺泡通气。
7. 列出呼吸性和代谢性酸碱失衡的原因。
8. 应用阴离子间隙（AG）鉴别代谢性酸中毒的原因。
9. 应用强离子差（SID）鉴别酸碱失衡。
10. 讨论关于血气温度校正和 pH 的争议。
11. 讨论影响静脉血气的生理参数。
12. 讨论脑组织氧监测。

引言

血气分析（ABG）与 pH 测定能够评估氧合、通气和酸碱平衡，动、静脉血都能进行血气分析。本章主要讨论机械通气患者血气分析的主要内容。

氧合

氧分压

健康青年人在海平面呼吸空气时的 Pao_2 正常值是 80 ~ 100mmHg。Pao_2 随着年龄、海拔和肺疾病而下降，当肺不能充分氧合动脉血时就发生低氧血症，Pao_2 降低，Pao_2 反映的是肺功能而不是缺氧本身。缺氧可以发生在无低氧血症时，反之亦然。低氧血症和缺氧的原因列于表 27-1。没有统一的机械通气重症患者的最佳 Pao_2，但目标 Pao_2 在 55 ~ 80mmHg（海平面）通常是可接受的。Pao_2 必须与 Fio_2 的潜在毒性作用和肺泡扩张压相权衡。对于有严重肺部疾病的机械通气患者，允许性低氧血症或许是一个较好的选择，这可以避免为保持 Pao_2 正常而应用有潜在肺损伤的呼吸机设置。

氧饱和度

氧合血红蛋白解离曲线（图 27-1）描述了 Pao_2 与血红蛋白氧饱和度（Sao_2）之间的关系。这条曲线呈 S 形，在 Po_2 高水平时（如在肺部，Po_2 较高）血红蛋白对氧具有高亲和力，在 Po_2 低水平时（如在组织部位，Po_2 较低）血红蛋白对氧具有低亲和力。血红蛋白对氧的亲和力受血红蛋白分子所处环境的影响，表现为曲线向左或右移动。曲线向右移动时血红蛋白对氧的亲和力下降（促进氧的解离），曲线向左移动时血红蛋白对氧的亲和力增加（促进氧的结合）。因为血红蛋

白饱和度与 Po_2 之间存在多种关系，所以不能从 Po_2 精确推测氧饱和度，反之亦然。可用碳氧血红蛋白仪准确测量氧饱和度。碳氧血红蛋白仪还能测定总血红蛋白浓度、氧饱和度、高铁血红蛋白浓度和碳氧血红蛋白浓度。

表 27-1 低氧血症和缺氧的临床原因
低氧血症
• 吸入氧浓度下降，如高海拔
• 分流：肺不张，肺炎，肺水肿，ARDS
• 弥散障碍：肺纤维化，肺气肿，肺切除
• 低通气：呼吸中枢抑制，神经肌肉疾病
• 通气分布不均：气道分泌物，支气管痉挛
缺氧
• 低氧血症性缺氧：Pao_2 低于正常（低氧血症）
• 贫血性缺氧：红细胞计数下降，碳氧血红蛋白，血红蛋白病
• 循环性缺氧：心排量下降，局部低灌注
• 亲和性缺氧：氧从血红蛋白释放入组织的能力下降
• 组织中毒性缺氧：氰化物中毒

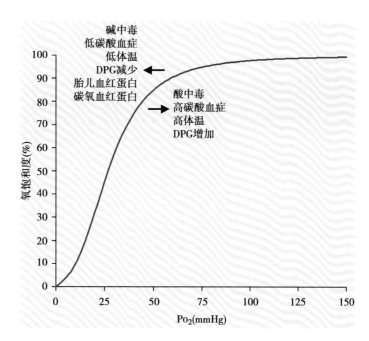

图 27-1 氧合血红蛋白解离曲线及其影响因素

氧含量和氧输出

氧含量（Co_2）是指溶解的氧与血红蛋白（Hb）结合氧的总和。

$$Co_2 = 1.34 \times [Hb] \times So_2 + 0.003 \times Po_2$$

溶解于血浆的氧与 P_{O_2} 相关，其量很少。P_{aO_2} 的重要性在于其决定了 S_{aO_2} 和血红蛋白结合的氧，需要注意的是当伴随有 [Hb] 增多时（红细胞增多症），P_{aO_2} 和 S_{aO_2} 下降不一定导致 C_{O_2} 下降。

氧输出是由心排量与氧含量决定的：

$$氧输出 = \dot{Q}c \times C_{O_2}$$

注意输送至组织的氧由 $\dot{Q}c$ 与 C_{O_2} 共同决定，因此不论 $\dot{Q}c$ 还是 C_{O_2} 的下降都可以导致缺氧。而且，当伴随有 $\dot{Q}c$ 增加时，C_{O_2} 下降不一定导致氧输出下降。

肺泡 P_{O_2}

肺泡 P_{O_2}（P_{AO_2}）通过肺泡气体方程计算得到：

$$P_{AO_2} = F_{IO_2} \times (Pb - P_{H_2O}) - P_{aCO_2} \times [F_{IO_2} + (1 - F_{IO_2})/R]$$

F_{IO_2} 是吸入氧浓度，Pb 是大气压，P_{H_2O} 是水蒸气压力（37℃时为 47mmHg），R 是呼吸商（$\dot{V}_{CO_2}/\dot{V}_{O_2}$），计算 P_{AO_2} 时通常将 R 默认为 0.8，R 对 P_{AO_2} 的影响取决于 F_{IO_2}，当 F_{IO_2} 为 0.6 或更高时，R 对 P_{AO_2} 的影响可以忽略不计。F_{IO_2} 为 0.6 或更高时的肺泡气体方程简化为：

$$P_{AO_2} = (Pb - P_{H_2O}) \times F_{IO_2} - P_{aCO_2}$$

当 F_{IO_2} 小于 0.6 时，肺泡 P_{O_2} 通过以下公式估算：

$$P_{AO_2} = (Pb - P_{H_2O}) \times F_{IO_2} - (1.25 \times P_{aCO_2})$$

以氧分压为基础的指标

有几个以氧分压为基础的指标，都将 P_{aO_2} 与 P_{AO_2} 或 F_{IO_2} 相联系。$P_{(A-a)O_2}$ 是 P_{AO_2} 减去 P_{aO_2} 得到，导致 $P_{(A-a)O_2}$ 升高的原因包括 $\dot{V}/\dot{Q}$ 失衡、分流或弥散障碍。P_{aCO_2} 的改变不会影响 $P_{(A-a)O_2}$，因为计算 P_{AO_2} 时已经包含了 P_{aCO_2}。使用 $P_{(A-a)O_2}$ 时应注意 $P_{(A-a)O_2}$ 会随着 F_{IO_2} 改变而改变。呼吸空气时的 $P_{(A-a)O_2}$ 正常值为 5~10mmHg，而吸入 100% O_2 时的正常值为 30~60mmHg。这种变化削弱了 $P_{(A-a)O_2}$ 在 F_{IO_2} 改变时作为肺功能指标的价值，不能在改变 F_{IO_2} 时预测 P_{aO_2} 的变化。$P_{(A-a)O_2}$ 不仅受 F_{IO_2} 影响，还受肺内分流和 $\dot{V}/\dot{Q}$ 失衡的影响。重症患者的 $P_{(A-a)O_2}$ 与肺内分流程度的相关性不佳，$P_{(A-a)O_2}$ 还受混合静脉血氧含量影响。

P_{aO_2}/P_{AO_2} 由 P_{aO_2} 除以 P_{AO_2} 得到。与 $P_{(A-a)O_2}$ 不同，P_{aO_2}/P_{AO_2} 在 F_{IO_2} 改变时保持相对稳定，P_{aO_2}/P_{AO_2} 小于 0.75 表示由 $\dot{V}/\dot{Q}$ 失衡、分流或弥散障碍引起的肺功能不全，在 P_{aO_2}/P_{AO_2} 小于 0.55、F_{IO_2} 大于 0.30 或 P_{aO_2} 小于 100mmHg 时，P_{aO_2}/P_{AO_2} 最稳定。对于比较 F_{IO_2} 不同的患者的肺功能，或者 F_{IO_2} 改变后肺功能变化，P_{aO_2}/P_{AO_2} 较 $P_{(A-a)O_2}$ 更有意义。

P_{aO_2}/F_{IO_2} 较 $P_{(A-a)O_2}$ 和 P_{aO_2}/P_{AO_2} 更容易计算获得，因为无需计算 P_{AO_2}。P_{aO_2}/F_{IO_2} 被广泛应用于急性呼吸窘迫综合征（ARDS）的分级。当患者接受大于等于 5cmH_2O 的呼气末正压（PEEP）时，如 P_{aO_2}/F_{IO_2} 小于等于 100mmHg 为重度

ARDS，大于 100 但小于 200 为中度 ARDS，大于 200 但小于等于 300 为轻度 ARDS。

氧合指数（OI）与 Pa_{O_2}、F_{IO_2} 和平均气道压（$\overline{Paw}$）相关：

$$OI = (F_{IO_2} \times \overline{Paw} \times 100)/Pa_{O_2}$$

这个指标多用于婴儿和儿童呼吸衰竭的分级，一般不用于成人。

肺内分流

肺内分流是指右心输出的部分血液未经气体交换就进入左心。分流量由肺毛细血管末端氧含量（Cc'_{O_2}）、动脉血氧含量（Ca_{O_2}）和混合静脉血氧含量（$C\overline{v}_{O_2}$）计算得到：

$$\dot{Q}_S/\dot{Q}_T = (Cc'_{O_2} - Ca_{O_2})/(Cc'_{O_2} - C\overline{v}_{O_2})$$

$\dot{Q}_S$ 表示分流的心输出量，$\dot{Q}_T$ 表示总的心输出量，Cc'_{O_2} 表示肺毛细血管末端氧含量，Ca_{O_2} 表示动脉氧含量，$C\overline{v}_{O_2}$ 表示混合静脉氧含量。

Ca_{O_2} 从动脉血气分析参数计算得到，$C\overline{v}_{O_2}$ 从肺动脉血血气分析参数计算得到。Cc'_{O_2} 是基于肺毛细血管末端血液 P_{O_2} 与肺泡 P_{O_2} 相等而计算得到。当 $P_{A_{O_2}}$ 大于 150mmHg 就默认毛细血管末端血的氧饱和度为 100%。如果未留置肺动脉导管进行混合静脉采血，分流可以通过以下公式估算：

$$\dot{Q}_S/\dot{Q}_T = (Cc'_{O_2} - Ca_{O_2})/[3.5 + (Cc'_{O_2} - Ca_{O_2})]$$

当血流动力学稳定、体温正常时，$Ca_{O_2} - C\overline{v}_{O_2}$ 可以用 3.5vol% 代替。当 Sa_{O_2} 为 100% 时 $Cc'_{O_2} - Ca_{O_2}$ 可以用（$P_{A_{O_2}} - Pa_{O_2}$）×0.003 代替。患者的 $Pa_{O_2} > 150$mmHg 时，可以使用以下改良的分流公式：

$$\dot{Q}_S/\dot{Q}_T = [(P_{A_{O_2}} - Pa_{O_2}) \times 0.003]/[3.5 + (P_{A_{O_2}} - Pa_{O_2}) \times 0.003]$$

氧输出与氧耗

氧输出（D_{O_2}）是每分钟输送至组织的氧气量，通过以下公式计算：

$$D_{O_2} = Ca_{O_2} \times \dot{Q}c$$

D_{O_2} 的正常值是 1000ml/min。其中，组织正常摄取 250ml/min（$\dot{V}_{O_2}$），750ml/min 返回肺。$\dot{V}_{O_2}$ 可以通过 Fick 公式计算：

$$\dot{V}_{O_2} = \dot{Q}c \times (Ca_{O_2} - C\overline{v}_{O_2})$$

氧摄取率是氧耗除以氧输出。

通气

二氧化碳分压

肺泡通气是否合适通常以动脉血二氧化碳分压（Pa_{CO_2}）来衡量，因为

$PaCO_2$、$\dot{V}_A$ 和 $\dot{V}CO_2$ 之间存在关联性：

$$PaCO_2 = \dot{V}CO_2 / \dot{V}_A$$

因此，$PaCO_2$ 是反映机体维持 $\dot{V}_A$ 足够 $\dot{V}CO_2$ 能力的指标。$\dot{V}CO_2$ 取决于代谢率，正常值约 200ml/min。$\dot{V}CO_2$ 增加需要更高的分钟通气量（$\dot{V}_E$）。死腔通气也影响 $\dot{V}_E$ 和 $PaCO_2$ 之间的关系；当死腔增加时必须增加 $\dot{V}_E$ 才能维持相同的 $PaCO_2$。临床上通气不足（$PaCO_2$ 升高）和通气过度（$PaCO_2$ 降低）的原因列于表 27-2。以往机械通气的目标是维持正常 $PaCO_2$，但相对于为了 $PaCO_2$ 正常而需要高肺泡扩张压，允许 $PaCO_2$ 升高（允许性高碳酸血症）可能更为有利。

表 27-2　通气不足与通气过度的临床原因

通气不足

- 呼吸中枢抑制：病理性，医源性

- 神经传导通路受损影响呼吸肌：神经病变，创伤

- 神经肌肉障碍：疾病，肌肉松弛药物

- 呼吸肌无力：乏力，疾病

通气过度

- 呼吸中枢受刺激：缺氧，焦虑，中枢神经系统疾病

- 代谢性酸中毒

- 医源性（如机械通气）

死腔通气和肺泡通气

死腔指 $\dot{V}_E$ 中未参与气体交换的部分。它由解剖死腔和肺泡死腔组成。死腔可以通过 Bohr 公式计算：

$$V_D/V_T = (PaCO_2 - P\overline{E}CO_2)/PaCO_2$$

在 Bohr 公式里，V_D/V_T 是死腔通气与总通气的比值，$P\overline{E}CO_2$ 是呼气末混合气体的二氧化碳分压。V_D/V_T 正常值为 0.2～0.4。导致 V_D/V_T 升高的原因包括肺栓塞、正压通气、肺的低灌注、低潮气量和肺泡过度扩张。测定 $P\overline{E}CO_2$ 的传统方法是收集 5～15 分钟的混合呼气气体进行测定（图 27-2）。同时测定动脉血标本的 $PaCO_2$。但很多现代呼吸机的环路里具有持续的偏流，可以从中收集混合呼出气测量而计算 V_D/V_T。可以通过容积二氧化碳图得到的 $\dot{V}CO_2$ 和 $\dot{V}_E$ 进行 $P\overline{E}CO_2$ 计算。

$$P\overline{E}CO_2 = (\dot{V}CO_2 / \dot{V}_E) \times Pb$$

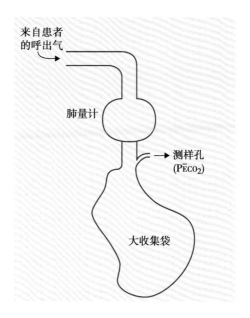

图27-2 用于测定 $P\bar{E}CO_2$ 的呼出气收集

因为测定死腔时要求呼吸回路密闭不漏气，所以对于支气管胸膜瘘患者无法测量。

V_D/V_T 与 ARDS 患者的病死率相关；V_D/V_T 升高预示更高的病死率。V_D/V_T 也被用于 ARDS 患者滴定 PEEP 时权衡肺复张与过度扩张的关系，最佳的 PEEP 水平时 V_D/V_T 最低，PEEP 过低或过高均使 V_D/V_T 升高。

通过呼出气二氧化碳分压和 $\dot{V}_E$ 可以计算肺泡通气量（$\dot{V}_A$）：

$$\dot{V}_A = \dot{V}_E \times P\bar{E}CO_2/Pb$$

$\dot{V}_A$ 也可以通过 V_D/V_T 计算：

$$\dot{V}_A = \dot{V}_E - (\dot{V}_E \times V_D/V_T)$$

酸碱平衡

酸碱平衡可以通过 Henderson-Hasselbalch 公式表示：

$$pH = 6.1 + \log [HCO_3^-]/(0.03 \times PCO_2)$$

代谢性酸碱失衡影响 Henderson-Hasselbalch 公式的分子，呼吸性酸碱失衡影响的是分母。当 $[HCO_3^-]/(0.03 \times PCO_2)$ 的比例为 20:1 时的动脉血 pH 是正常的（7.40）。$[HCO_3^-]$ 和碱剩余（BE）是常用的代谢性酸碱平衡的指标。代谢性酸碱平衡指标也可用公式：$BE = [HCO_3^-] - 24$ 表示，这样 $[HCO_3^-]$ 小于 24mmol/L 时 BE 为负值，$[HCO_3^-]$ 大于 24mmol/L 时 BE 为正值。酸碱失衡的判定方法见图 27-3；代谢性酸碱失衡的临床原因列于表 27-3；酸碱失衡的预期代偿见表 27-4。

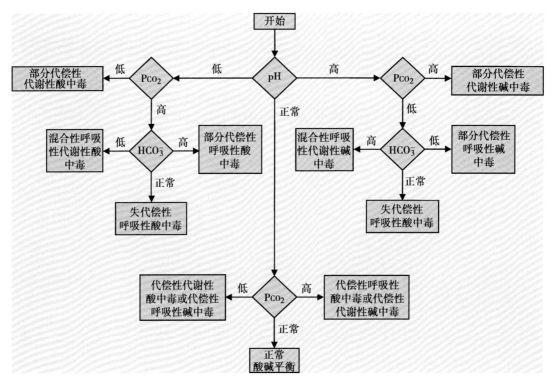

图 27-3 判断酸碱失衡的流程图

表 27-3 代谢性酸中毒与代谢性碱中毒的临床原因

代谢性酸中毒

- 乳酸酸中毒（如缺氧）
- 酮症酸中毒（如未控制的糖尿病）
- 尿毒症酸中毒（如肾衰竭）
- 下消化道碱丢失（如腹泻）
- 肾脏碱丢失（如乙酰唑胺，肾小管酸中毒）
- 中毒（如甲醇，乙二醇，阿司匹林）

代谢性碱中毒

- 低钾血症
- 上消化道酸丢失（如呕吐或胃减压）
- 使用碳酸氢钠

表 27-4　酸碱失衡的代偿预期

呼吸性酸中毒	呼吸性碱中毒
$\triangle HCO_3^- = 0.10 \times \Delta Paco_2$（急性）	$\triangle HCO_3^- = 0.20 \times \Delta Paco_2$（急性）
$\triangle HCO_3^- = 0.35 \times \Delta Paco_2$（慢性）	$\triangle HCO_3^- = 0.50 \times \Delta Paco_2$（慢性）
代谢性酸中毒	代谢性碱中毒
$Paco_2 = 1.5 \times HCO_3^- + 8$	$Paco_2 = 0.9 \times HCO_3^- + 15$

注意：如果酸碱状态超过了预期代偿水平，表明存在混合性酸碱失衡

阴离子间隙和渗透间隙

阴离子间隙（AG）在鉴别代谢性酸中毒的原因时是非常有用的。代谢性酸中毒时 AG 可以正常（高氯性酸中毒）或者增高（正常氯性酸中毒）。AG 可通过以下公式计算：

$$AG = [Na^+] - ([Cl^-] + [HCO_3^-])$$

正常 AG 为 8～12mmol/L。AG 增高的代谢性酸中毒的原因包括乳酸酸中毒、糖尿病酮症酸中毒和氮质血症酸中毒（肾脏）。AG 正常的代谢性酸中毒的原因包括从胃肠道丢失碳酸氢盐（如腹泻）、乙酰唑胺治疗或氯摄入过多（如 HCl、NH_4Cl）。传统的 AG 界定方法未考虑重症患者常见的血浆白蛋白浓度巨大变化的影响，如果不经过校正，有些 AG 增高或许不能被发现。由此引出了白蛋白校正 AG 的概念。白蛋白每下降 1g/dl（10g/L），AG 大约减少 2.5mmol/L。

$$AG（校正）= AG + 2.5(4.2 - [白蛋白])$$

渗透间隙是指血浆渗透压测定值与计算值之间的差值：

$$渗透压摩尔 = 2 [Na^+] + [血糖]/18 + [BUN]/2.8 + [乙醇]/4.6$$

渗透压摩尔表示渗透压，BUN 表示血尿素氮。如果测定的渗透压大于计算的渗透压 10 以上，可能存在不可测量的渗透活性粒子，它们的代谢产物是有机酸。伴有渗透间隙的代谢性酸中毒常存在于甲醇或乙二醇中毒。

强离子差

强离子差（SID）是基于 Stewart 酸碱化学方法评估酸碱失衡的方法。通过 Stewart 酸碱化学方法，影响 pH 的参数只有 Pco_2、SID 和不可测定的强离子浓度。SID 通过以下公式计算：

$$SID = [Na^+ + K^+] - [Cl^-]$$

SID 也可以通过以下公式计算：

$$SID = [HCO_3^-] + 0.28 \times 白蛋白（g/L）+ 无机磷酸盐（mmol/L）$$

SID 正常值为 40mmol/L。通过 SID 鉴别原发性酸碱失衡见表 27-5。代谢性酸中毒时 SID 下降，代谢性碱中毒时 SID 升高。

表 27-5 通过 Stewart 酸碱化学方法鉴别原发性酸碱失衡

	酸中毒	碱中毒
呼吸性	$\uparrow P_{CO_2}$	$\downarrow P_{CO_2}$
代谢性		
水过多或缺失	$\downarrow SID$，$\downarrow Na^+$	$\uparrow SID$，$\uparrow Na^+$
氯过多或缺失	$\downarrow Cl^-$	$\uparrow Cl^-$
不可测定强离子过多	$\downarrow SID$，$\uparrow$ 不可测定阴离子	-

混合静脉血气

评估混合静脉血气（$P\bar{v}_{O_2}$ 和 $P\bar{v}_{CO_2}$）时，最佳的血标本获取部位是肺动脉导管的远端开口，但由于临床上肺动脉导管不是常规使用，也可以从中心静脉导管获取血标本替代混合静脉血。如果导管末端位于右心房，中心静脉血气与混合静脉血气的结果有很好的相关性。然而，周围静脉血气对于心肺功能评估的意义很小，它反映的是局部组织的代谢状态，不能用于呼吸功能的评估。

混合静脉血 P_{O_2}

正常混合静脉血 P_{O_2}（$P\bar{v}_{O_2}$）为 40mmHg，是反映组织氧合水平的全身性指标。当动脉分流、脓毒血症、失血性休克、慢性心力衰竭和有些发热状态引起的严重组织缺氧时，$P\bar{v}_{O_2}$ 可以正常或高于正常；$P\bar{v}_{O_2}$ 对于反映局部组织床的氧合状态意义有限。Fick 公式重排后可以获知 $P\bar{v}_{O_2}$ 的影响因素：

$$C\bar{v}_{O_2} = Ca_{O_2} - \dot{V}_{O_2}/\dot{Q}$$

当 Ca_{O_2} 下降（如 Pa_{O_2}、S_{O_2} 或 Hb）、$\dot{Q}$ 下降或 $\dot{V}_{O_2}$ 升高时 $C\bar{v}_{O_2}$（及其组成成分 $P\bar{v}_{O_2}$ 和 $S\bar{v}_{O_2}$）也降低。需注意 $\dot{V}_{O_2}$ 与 $\dot{Q}$ 成比例升高时不会影响 $C\bar{v}_{O_2}$（如运动时），肺功能正常者吸入 100% 氧气时也不会影响 $C\bar{v}_{O_2}$，因为 Pa_{O_2} 升高对 Ca_{O_2} 的影响非常小（氧不易溶于血，且呼吸空气时血红蛋白氧饱和度已经接近 100%）。对于肺功能异常的患者，$P\bar{v}_{O_2}$ 降低可以导致 Pa_{O_2} 下降。

混合静脉血和中心静脉血氧饱和度

混合静脉血氧饱和度（$S\bar{v}_{O_2}$）可以从肺动脉导管远端开口获取血标本进行测定，也可以通过整合于肺动脉导管的氧饱和度仪进行连续监测。这种氧饱和度仪反射肺动脉导管开口附近红细胞的光线，穿透光与反射光的比值决定了 $S\bar{v}_{O_2}$。中心静脉血氧饱和度（$S_{cv_{O_2}}$）可以在没有肺动脉导管时测定，当中心静脉导管末端离右心房入口 15 cm 时，$S_{cv_{O_2}}$ 高于 $S\bar{v}_{O_2}$ 约 8%，但当导管末端位于右心房内，$S_{cv_{O_2}}$ 只高于 $S\bar{v}_{O_2}$ 约 1%。$S\bar{v}_{O_2}$ 常被用于脓毒血症早期目标导向治疗时的监测，$S_{cv_{O_2}}$ 目标值为 70% 或以上。

混合静脉血 P_{CO_2}

混合静脉血 P_{CO_2}（$P\overline{v}_{CO_2}$）是反映组织 P_{CO_2} 的全身性指标。$P\overline{v}_{CO_2}$ 正常值为 45mmHg，只略高于 Pa_{CO_2}。低灌注状态时（如心脏骤停），Pa_{CO_2} 与 $P\overline{v}_{CO_2}$ 之间可出现巨大差值，这种情况下，在组织水平和静脉系统可出现呼吸性酸中毒，而动脉系统出现呼吸性碱中毒。Pa_{CO_2} 取决于 $\dot{V}_A$，而 $P\overline{v}_{CO_2}$ 取决于组织灌注（图 27-4）。

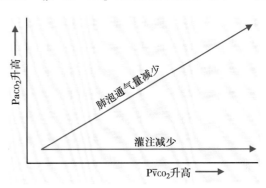

图 27-4　动脉 P_{CO_2} 取决于肺泡通气量，混合静脉 P_{CO_2} 取决于组织灌注

脑组织 P_{O_2}

直接监测脑组织的氧合状态得到越来越多的重视。对于脑部创伤患者，可以使用一个细小的金属电极直接监测局部脑组织的 P_{O_2}（$P_{bt_{O_2}}$）。$P_{bt_{O_2}}$ 正常值为 $25 \sim 30$ mmHg。$P_{bt_{O_2}}$ 小于 15mmHg 持续的时间越长，患者的病死率越高。目前尚不清楚通过干预升高 $P_{bt_{O_2}}$，如增加 $F_{I_{O_2}}$ 以提高 Pa_{O_2}，能否改善患者预后。

血气和 pH 的温度校正

血气和 pH 在 37℃（正常体温）进行测定。如果患者的体温异常，体内的血气和 pH 将与实验室测定和报告的数值产生偏差。临床是否应使用经体温校正的血气和 pH 尚存争议。虽然已经知道正常体温时的血气和 pH 正常值，但在低体温和高体温时的正常值不清楚。低体温和高体温时的酸碱变化或许是自我平衡的。治疗酸碱失衡应以未校正数值（37℃ 测定值）为导向。经体温校正的血气和 pH 对于追踪其在体温改变时的变化是有帮助的。经体温校正的血气值被用于低温治疗时，此值也可用于血气与呼出气值（如呼气末 P_{CO_2}）的对比，以及通过比较 PA_{O_2} 和 Pa_{O_2} 来评估肺功能。血气和 pH 经体温校正后可以帮助临床医师区分是体温相关性改变还是病理生理性改变。

> **要点回顾**
> - 动脉血气与 pH 测定被用于评估氧合、通气和酸碱平衡。
> - Pa_{O_2} 反映的是肺功能。
> - 血红蛋白氧饱和度取决于 Pa_{O_2} 和氧解离曲线的位置。

- P_{AO_2} 取决于大气压、F_{IO_2}、Pa_{CO_2} 和 R。
- $P_{(A-a)O_2}$ 不仅受肺内分流影响还受 F_{IO_2} 和混合静脉氧含量影响。
- $\dot{Q}_s/\dot{Q}_T$ 通过 Cc'_{O_2}、Ca_{O_2} 和 $C\bar{v}_{O_2}$ 计算。
- 氧输出是动脉氧含量与心输出量的乘积。
- Pa_{CO_2} 取决于肺泡通气量与二氧化碳产生之间的关系。
- V_D/V_T 通过 Pa_{CO_2} 和 $P\bar{E}_{CO_2}$ 计算。
- V_D/V_T 升高的 ARDS 患者具有较高的病死率。
- ARDS 患者的 PEEP 水平最佳时 V_D/V_T 最低。
- 酸碱平衡通过 Henderson-Hasselbalch 公式解释。
- 混合静脉氧饱和度是反映氧输出与氧耗关系的非特异性指标。
- 中心静脉氧饱和度是脓毒血症早期目标导向治疗的监测指标之一。
- 低灌注状态时，动脉 P_{CO_2} 和混合静脉 P_{CO_2} 之间的差值增大。
- AG 和渗透间隙有助于区分代谢性酸中毒的原因。
- 血气和 pH 用于指导治疗酸碱失衡时不应进行体温校正。
- 脑组织 Pa_{O_2} 可用于脑创伤患者的监测，但使用这项监测指导治疗是否能改善预后不清楚。
- SID 是判断酸碱失衡的一种方法，此方法中影响 pH 的参数只有 P_{CO_2}、SID 和不可测定的强离子浓度。

（陆志华　译　郭　丰　校）

参考文献

Abdelsalam M, Cheifetz IM. Goal-directed therapy for severely hypoxic patients with acute respiratory distress syndrome: permissive hypoxemia. *Respir Care.* 2010;55:1483-1490.

Androgue HE, Androgue HJ. Acid-base physiology. *Respir Care.* 2001;46:328-341.

Bacher A. Effects of body temperature on blood gases. *Intensive Care Med.* 2005;31:24-27.

Epstein SK, Singh N. Respiratory acidosis. *Respir Care.* 2001;46:366-383.

Fencl V, Jabor A, Kazda A, Figge J. Diagnosis of metabolic acid-base disturbances in critically ill patients. *Am J Respir Crit Care Med.* 2000;162:2246-2251.

Fidkowski C, Helstrom J. Diagnosing metabolic acidosis in the critically ill: bridging the anion gap, Stewart, and base excess methods. *Can J Anaesth.* 2009;56:247-256.

Foster GT, Varziri ND, Sassoon CSH. Respiratory alkalosis. *Respir Care.* 2001;46:384-391.

Guérin C, Nesme P, Leray V, et al. Quantitative analysis of acid-base disorders in patients with chronic respiratory failure in stable or unstable respiratory condition. *Respir Care.* 2010; 55:1453-1463.

Kallet RH. Measuring dead-space in acute lung injury. *Minerva Anestesiol.* 2012;78:1297-1305.

Kellum JA. Clinical review: reunification of acid-base physiology. *Crit Care.* 2005;9:500-507.

Khanna A, Kurtzman NA. Metabolic alkalosis. *Respir Care.* 2001; 46:354-365.

Kraut JA, Madias NE. Approach to patients with acid-base disorders. *Respir Care.* 2001; 46:392-403.

Lim BL, Kelly AM. A meta-analysis on the utility of peripheral venous blood gas analyses in exacerbations of chronic obstructive pulmonary disease in the emergency department. *Eur J Emerg Med.* 2010;17:246-248.

Lucangelo U, Blanch L. Dead space. Measuring dead-space in acute lung injury. *Intensive Care Med.* 2004;30:576-579.

Martini RP, Deem SD, Treggiari MM. Targeting brain tissue oxygenation in traumatic brain injury. *Respir Care.* 2013;58:162-172.

Matousek S, Handy J, Rees SE. Acid-base chemistry of plasma: consolidation of the traditional and modern approaches from a mathematical and clinical perspective. *J Clin Monit Comput.* 2011;25:57-70.

Morris CG, Low J. Metabolic acidosis in the critically ill: Part 1. Classification and pathophysiology. *Anaesthesia*. 2008; 63:294-301.

Morris CG, Low J. Metabolic acidosis in the critically ill: Part 2. Causes and treatment. *Anaesthesia*. 2008;63:396-411.

Ranieri VM, Rubenfeld GD, Thompson BT, et al. Acute respiratory distress syndrome: the Berlin Definition. *JAMA*. 2012;307:2526-2533.

Reinhart K, Kuhn HJ, Hartog C, Bredle DL. Continuous central venous and pulmonary artery oxygen saturation monitoring in the critically ill. *Intensive Care Med*. 2004;30:1572-1578.

Rivers E, Nguyen B, Havstad S, et al. Early goal-directed therapy in the treatment of severe sepsis and septic shock. *N Engl J Med*. 20;345:1368-1377.

Siobal MS, Ong H, Valdes J, Tang J. Calculation of physiologic dead space: comparison of ventilator volumetric capnography to measurements by metabolic analyzer and volumetric CO_2 monitor. *Respir Care*. 2013

Tusman G, Sipmann FS, Bohm SH. Rationale of dead space measurement by volumetric capnography. *Anesth Analg*. 2012;114:866-874.

Story DA. Bench-to-bedside review: a brief history of clinical acid-base. *Crit Care*. 2004; 8:253-258.

Swenson ER. Metabolic acidosis. *Respir Care*. 2001; 46:342-353.

Walley KR. Use of central venous oxygen saturation to guide therapy. *Am J Respir Crit Care Med*. 2011;184:514-520.

Wilkes P. Hypoproteinemia, strong ion difference, and acid-base status in critically ill patients. *J Appl Physiol*. 1998; 84:1740-1748.

第 28 章
脉搏血氧饱和度仪、二氧化碳描记图和经皮血气监测

目标

1. 描述脉搏血氧饱和度、二氧化碳描记图和经皮血气监测的操作原则。
2. 讨论脉搏血氧饱和度、二氧化碳描记图和经皮血气监测的合理使用和限制。
3. 描述正常的二氧化碳描记图。
4. 讨论无创血气与动脉血气之间的关系。

引言

对呼吸功能进行无创监测已广泛地应用于机械通气患者，尤其是脉搏血氧饱和度已成为大多数重症病房床边监测系统的组成部分之一。相对于二氧化碳描记图及经皮 O_2 和 CO_2 监测，脉搏血氧饱和度的主要优势在于其使用方便。二氧化碳描记图在手术室使用较多，而经皮监测使用很少。

脉搏血氧饱和度仪

工作原理

脉搏血氧饱和度仪发射两种波长的光波（通常为 660nm 和 940nm）经过血管床，通过测量光强度的变化并利用吸收光的比率系数计算氧饱和度（Sp_{O_2}）。新型脉搏血氧饱和度仪能够发射八种波长的光波，可以测定碳氧血红蛋白（Sp_{CO}）、高铁血红蛋白（Sp_{MET}）和血红蛋白（Sp_{HB}）。

脉氧饱和度探头有很多类型，分为一次性的和非一次性的，包括手指探头、足趾探头、耳垂探头、鼻探头、脚探头。多数脉搏血氧饱和度仪能显示体积描记波形。通过波形分析可以发现活动时或低灌注时的变化。由于脉搏血氧饱和度测量每次动脉脉搏，因此可以同时显示心率及氧饱和度。当脉氧饱和度仪显示的心率与患者实际心率相差较大时，需怀疑氧饱和度读数是否正确，但脉氧饱和度仪显示的心率与患者实际心率一致时并不表示 Sp_{O_2} 一定正确。

当氧饱和度大于 70% 时，脉搏血氧饱和度的误差在 ±（4% ~5%）。在评价其准确度的影响时，必须结合氧合血红蛋白解离曲线一起评估。如果脉搏血氧饱和度仪显示 Sp_{O_2} 为 95%，真实氧饱和度可以低至 90% 或高至 100%。如果真实氧饱和度为 90%，Pa_{O_2} 大约在 60mmHg。但如果真实氧饱和度为 100%，Pa_{O_2} 可能会非常高（≥150mmHg）。低于 70% 时，脉搏血氧饱和度的准确性差，其临床意义存在争议。在应用 Sp_{O_2} 时必须了解 S_{O_2} 与 P_{O_2} 之间的关系。但由于数据的可变性，以及通常不清楚 S_{O_2} 与 P_{O_2} 之间的关系，应该谨慎从 Sp_{O_2} 预测 Pa_{O_2}。S_{O_2} 与 P_{O_2} 之间的关系也表明脉搏血氧饱和度不能很好地检测高氧血症。

脉搏血氧饱和度仪是唯一不需要使用者校正的监护设备。制造商的校正曲线被编入设备软件，不同制造商之间存在差异，相同制造商的不同脉搏血氧饱和度仪型号之间也存在差异。基于这个原因，同一患者应使用相同的脉搏血氧饱和度仪及探头。

机械通气时的使用限制

临床医师在使用脉搏血氧饱和度仪时必须了解该设备的一些性能限制。探头的位置变动和强光环境可能导致读数错误。运动伪影和低灌注是脉搏氧饱和度读数错误的常见原因。脉搏血氧饱和度仪的生产商已经在开发新型软件，试图排除脉搏信号的运动伪影干扰以计算更准确的 Spo_2。传统的脉搏血氧饱和度仪假定碳氧血红蛋白和高铁血红蛋白的浓度很低（<2%）。碳氧血红蛋白和高铁血红蛋白都能导致 Spo_2 测量的不准确，当它们升高时不应使用脉搏血氧饱和度监测。血管内染料也能影响脉搏血氧饱和度的准确性，以亚甲蓝的影响最明显。因为脉搏血氧饱和度监测需要有搏动的血管床，当心脏停搏和其他低血流状态时其读数不可信。指甲油能影响脉搏血氧饱和度的准确性，在使用脉搏血氧饱和度之前应被去除。深色皮肤也能影响脉搏血氧饱和度的准确性和性能。脉搏血氧饱和度的准确性不受高胆红素血症和胎儿血红蛋白的影响。一般来说，脉搏血氧饱和度监测是安全的，但也有可能发生探头致烧伤和压疮。

连续脉搏血氧饱和度监测已成为机械通气重症患者的常规监测项目。在调节 F_{IO_2} 和呼气末正压（PEEP）时，通常将 Spo_2 目标设在 88%～95%。在急性呼吸窘迫综合征（ARDS）患者常联合 PEEP 和 F_{IO_2} 使 Spo_2 保持在这个范围。但需注意的是，脉搏血氧饱和度不反映通气和酸碱平衡状态。临床上，pH 和（或）$Paco_2$ 改变时可能不伴 Spo_2 变化，特别当 Spo_2 大于 95% 时。脉搏血氧饱和度也不能反映组织氧供，因此 Spo_2 正常的患者也可能存在严重组织缺氧。

血流动力学与脉搏血氧饱和度

有气流阻塞患者的奇脉能导致基础体积描记波形产生波动（图 28-1）。正压通气时体积描记波形的呼吸变异度放大，可被用于预测液体反应性（图 28-2）。

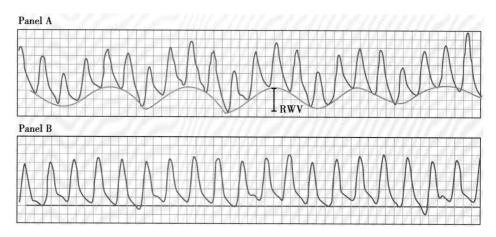

图 28-1　因慢性阻塞性肺疾病急性发作致呼吸衰竭入住 ICU 病房的 60 岁女性患者的脉搏氧饱和度波形记录。A. 患者入院时的脉搏氧饱和度体积描记记录提示呼吸变异。测得奇脉时收缩压改变值为 16mmHg。B. 经积极治疗 12 小时后的脉搏氧饱和度波形记录。测得奇脉时收缩压改变值为 8mmHg。可以发现患者气流改善和奇脉好转后基础脉搏氧饱和度波形记录上的呼吸波形变异（RWV）消失

转载自 Longnecker D，Brown D，Newman M，Zapoi W. Anesthesiology. 2nd ed. New York，NY：McGraw-Hill；2012. 转载自 Ha rtert TV，Wheeler AP，Sheller JR. Use of pulse oximetry to recognize severity of airflow obstruction in obstructive ai rway disease：correlation with pulsus paradoxus. Chest，1999，115（2）：475-481.

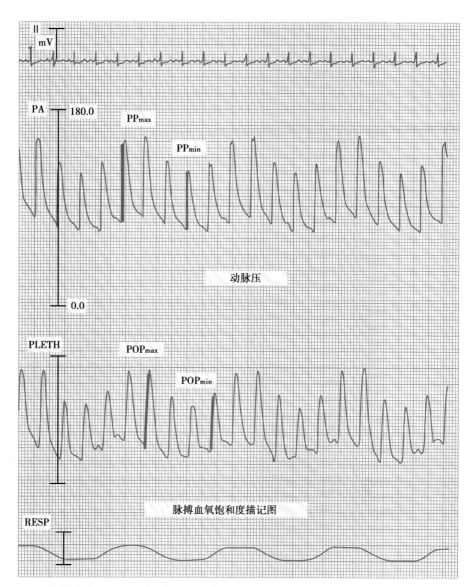

图 28-2　有创动脉血压与脉搏血氧饱和度体积描记图的比较。同步记录同一患者的 Ⅱ 导联心电图，体循环动脉血压（PA），脉搏血氧饱和度体积描记图（PLETH），呼吸信号（RESP）。mV，毫伏；POP，脉搏血氧饱和度体积描记；PP，脉压

转载自 Cannesson M，Besnard C，Durand PG，et al. Relation between respiratory variations in pulse oximetry plethysmographic waveform amplitude and arterial pulse pressure in ventilated patients. Crit Care，2005，9（S）：R562-R568.

预测液体反应性的体积描记指标包括脉搏血氧饱和度波形振幅的呼吸变异度（ΔPOP）和体积描记的变异指数（PVI）。ΔPOP 和 PVI 都通过连续分析原始脉搏血氧信号得到。ΔPOP 由以下公式计算：

$$（POP_{max} - POP_{min}）/ \left[（POP_{max} + POP_{min}）\times 0.5\right]$$

POP_{max} 和 POP_{min} 分别表示一次呼吸周期中体积描记波形振幅的最大和最小值。PVI 由以下公式计算：

$$\left[（PI_{max} - PI_{min}）/PI_{max}\right]\times 100$$

PI_{max} 和 PI_{min} 分别表示一次呼吸周期中体积描记灌注指数（PI）的最大值和最小值。PI 是脉搏血氧饱和度的脉动性与非脉动性红外线吸收值之比，其在生理上相等于体积描记曲线的波幅。

二氧化碳描记图

工作原理

二氧化碳描记图是根据对气道 CO_2 的测量并显示出来的波形。CO_2 可以通过质谱分析、拉曼光谱或红外线吸收等方法测量。多数二氧化碳分析仪是根据对 $4.26\mu m$ 的红外线的吸收进行测量。主流型二氧化碳分析仪的测量室置于气道内，偏流型二氧化碳分析仪将气体通过细管吸入置于仪器内的测量室。不同设计的仪器各有优缺点，没有孰优孰劣。

使用二氧化碳描记图时有一些潜在的技术问题，包括需要定期校正和排除某些气体如 N_2O 的干扰。积水是特别需要注意的问题，可能阻塞偏流型二氧化碳分析仪的样本管，或凝结于主流型二氧化碳分析仪的测量室。生产商已使用一些技术以克服这些问题，包括集水杯，冲洗样本管，使用可透水的样本管，加热主流型二氧化碳分析仪的测量室和自动校正。

正常二氧化碳描记图

正常二氧化碳描记图见图 28-3。在吸气相，Pco_2 是 0。呼气相初期，解剖死腔内的气体离开气道，Pco_2 仍是 0（I期）。当肺泡气体与死腔气体混合呼出时 Pco_2 快速上升（II期）。在呼气相的主体，曲线呈水平形成平台（III期），代表了肺泡内的气体，被称为肺泡平台。肺泡平台末期的 Pco_2 称为呼气末 Pco_2（$Petco_2$）。阻塞性肺疾病患者的二氧化碳描记图III期倾斜向上（图 28-4）。

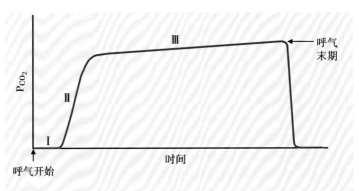

图 28-3　二氧化碳描记图的时间曲线。I. 解剖死腔；II. 解剖死腔和肺泡平台的转折；III. 肺泡平台

转载自 Longnecker D, Brown D, Newman M, Zapol W. Anesthesiology. 2nd ed. New York, NY: McGraw-Hill; 2012.

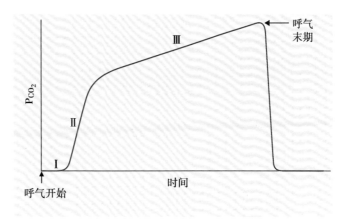

图 28-4　阻塞性肺疾病的二氧化碳描记图

转载自 Longnecker D，Brown D，Newman M，Zapol W．Anesthesiology．2nd ed．New York，NY：McGraw-Hill，2012．

呼气末 P_{CO_2}

呼气末 P_{CO_2}（$Petco_2$）可用于大致反映肺泡 P_{CO_2}（P_{ACO_2}）。P_{ACO_2} 取决于通气-血流比（$\dot{V}/\dot{Q}$）（图 28-5）。$\dot{V}/\dot{Q}$ 正常时 P_{ACO_2} 约等于动脉血 P_{CO_2}（$Paco_2$）。如果 $\dot{V}/\dot{Q}$ 降低，P_{ACO_2} 升高更接近于混合静脉血 P_{CO_2}（$P\bar{v}co_2$）。高 $\dot{V}/\dot{Q}$ 时（例如死腔），P_{ACO_2} 接近于吸入气 P_{CO_2}。$Petco_2$ 可以低至吸入气 P_{CO_2} 水平（0），高至 $P\bar{v}co_2$ 水平。CO_2 产生（例如代谢）、CO_2 运输至肺（例如循环）或肺泡通气的变化都能使 $Petco_2$ 升高或降低。但由于自身平衡而发生代偿，$Petco_2$ 不一定会改变。临床上，$Petco_2$ 是心肺自身平衡的非特异性指标，通常不代表具体的问题或异常。

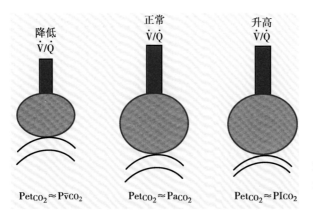

图 28-5　$Petco_2$ 与 $\dot{V}/\dot{Q}$ 之间的关系

经许可转载自 Longnecker D，Brown D，Newman M，Zapol W．Anesthesiology．2nd ed．New York，NY：McGraw-Hill，2012．

经常需计算 $Paco_2$ 与 $Petco_2$ 之间的差值［$P(a\text{-}et)co_2$］，差值一般较小（<5mmHg）。但是，在死腔增加的疾病（如高 $\dot{V}/\dot{Q}$），$Petco_2$ 可明显小于 $Paco_2$。虽然不是很常见，$Petco_2$ 偶尔可高于 $Paco_2$。

机械通气过程中的使用与限制

$Paco_2$ 与 $Petco_2$ 的关系在不同患者之间或同一患者的变异性较大。因 $P(a-et)co_2$ 通常变异性过大，不能从 $Petco_2$ 精确预测 $Paco_2$。只有在肺功能相对正常的机械通气患者，例如头部外伤患者，$Petco_2$ 才能反映 $Paco_2$。在机械通气撤机过程中 $Petco_2$ 不能作为 $Paco_2$ 的预测指标。由于使用 $Petco_2$ 预测 $Paco_2$ 通常不准确，需谨慎在成年机械通气患者中使用。

二氧化碳描记图的有用之处是鉴别食管内插管。因为正常胃内含极少量 CO_2，当气管插管进入食管内并通气时 $Petco_2$ 会接近于 0。在心脏停搏时用二氧化碳描记图确定气管插管位置可能会出现假阴性，因为极低的 $Petco_2$ 是由于肺血流减少导致的。有一种在遇到呼出气 CO_2 时能发生颜色变化的相对廉价的一次性装置也可被用于鉴别食管内插管。

$Petco_2$ 也可用于评价心肺复苏（CPR）的质量。心脏骤停时 $Petco_2$ 会下降至 0。随着 CPR 的进行，$Petco_2$ 在自主循环恢复时会立刻上升。美国心脏协会指南推荐 CPR 过程中使用二氧化碳描记图监测。$Petco_2$ 监测值低时应立即评估 CPR 的质量。CPR 时 $Petco_2$ 持续低于 10mmHg 的患者预后差。

容积二氧化碳监测

虽然传统的二氧化碳描记图是以时间为基础，但如果同步测定呼气流速，它也可以以容积为基础。以容积为基础的二氧化碳描记图（图 28-6）的纵轴为 Pco_2，横轴为容积。从以容积为基础的二氧化碳描记图上可以确定气道死腔容积（如解剖死腔）、肺泡死腔容积和呼出 CO_2 容积（如 $\dot{V}co_2$）。需注意的是，确定肺泡死腔要在呼气二氧化碳描记图的基础上结合 $Paco_2$ 分析。

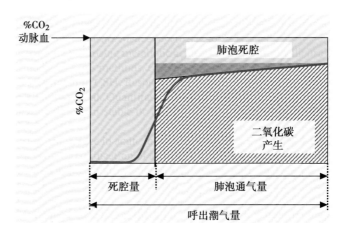

图 28-6 容积二氧化碳描记图

转载自 Longnecker D，Brown D，Newman M，Zapol W. Anesthesiology. 2nd ed. New York，NY：McGraw-Hill，2012.

经皮 P_{O_2} 和 P_{CO_2} 监测

经皮 P_{O_2}（Ptc_{O_2}）通过贴于皮肤的电极测量。为了使 Ptc_{O_2} 接近于 Pa_{O_2}，需要将电极加热至近 44℃。加热引起的 P_{O_2} 上升抵消了因皮肤耗氧和氧经皮肤弥散引起的 P_{O_2} 下降。另外，Ptc_{O_2} 通常小于 Pa_{O_2}。Ptc_{O_2} 也受灌注影响，反映了电极下皮肤处的氧供。由于准确性欠佳、费力、脉搏氧饱和度广泛使用等原因，Ptc_{O_2} 几乎不被使用。

经皮 P_{CO_2}（Ptc_{CO_2}）在 37℃ 时就与 Pa_{CO_2} 有很好的相关性。因为 Ptc_{CO_2} 始终高于 Pa_{CO_2}，制造商进行了校正使显示的 Ptc_{CO_2} 值接近于 Pa_{CO_2}。Ptc_{CO_2} 接近 Pa_{CO_2} 是一系列生理过程的结果，不能简单地将 Ptc_{CO_2} 等同于 Pa_{CO_2}。灌注减少可引起 Ptc_{CO_2} 升高。市场上有一种可被置于耳垂部，能同时测量 Sp_{O_2} 和 Ptc_{CO_2} 的小型传感器。由于担心准确性以及费时费力，经皮监测未在机械通气的成年患者中得到广泛应用。

要点回顾

- 脉搏氧饱和度通过血氧饱和度和体积描记法的原理测量 Sp_{O_2}。
- 脉搏氧饱和度的准确率在 ±（4%～5%），取决于氧合血红蛋白解离曲线。
- 脉搏氧饱和度的使用局限性包括活动干扰，碳氧血红蛋白和高铁血红蛋白干扰，血管内染料和指甲油干扰，不能分辨高氧血症。
- 机械通气患者的合理目标 Sp_{O_2} 是 88%～95%。
- 二氧化碳描记图形测量气管的 CO_2。
- Pet_{CO_2} 取决于 $\dot{V}/\dot{Q}$ 比值。
- Pet_{CO_2} 通常不能真实反映 Pa_{CO_2}。
- Pet_{CO_2} 对于鉴别食管内插管和评估 CPR 质量有意义。
- 由于技术和生理因素限制，经皮监测很少被应用。

（陆志华　译　段开亮　校）

参考文献

Barker SJ, Badal JJ. The measurement of dyshemoglobins and total hemoglobin by pulse oximetry. *Curr Opin Anaesthesiol.* 2008;21:805-810.

Barker SJ, Curry J, Redford D, Morgan S. Measurement of carboxyhemoglobin and methemoglobin by pulse oximetry: a human volunteer study. *Anesthesiology.* 2006;105:892-897.

Bendjelid K, Schütz N, Stotz M, et al. Transcutaneous P_{CO_2} monitoring in critically ill adults: clinical evaluation of a new sensor. *Crit Care Med.* 2005;33:2203-2206.

Blanch L, Romero PV, Lucangelo U. Volumetric capnography in the mechanically ventilated patient. *Minerva Anestesiol.* 2006;72:577-585.

Bolliger D, Steiner LA, Kasper J, et al. The accuracy of non-invasive carbon dioxide monitoring: a clinical evaluation of two transcutaneous systems. *Anaesthesia.* 2007;62:394-399.

Broch O, Bein B, Gruenewald M, et al. Accuracy of the pleth variability index to predict fluid responsiveness depends on the perfusion index. *Acta Anaesthesiol Scand.* 2011;55:686-693.

Cannesson M, Delannoy B, Morand A, et al. Does the Pleth variability index indicate the respiratory-induced variation in the plethysmogram and arterial pressure waveforms? *Anesth*

Analg. 2008;106:1189-1194.

Eberhard P. The design, use, and results of transcutaneous carbon dioxide analysis: current and future directions. *Anesth Analg.* 2007;105(6 Suppl):S48-S52.

Feiner JR, Bickler PE, Mannheimer PD. Accuracy of methemoglobin detection by pulse CO-oximetry during hypoxia. *Anesth Analg.* 2010;111:143-148.

Feiner JR, Severinghaus JW, Bickler PE. Dark skin decreases the accuracy of pulse oximeters at low oxygen saturation: the effects of oximeter probe type and gender. *Anesth Analg.* 2007;105(Suppl):S18-S23.

Marik PE, Cavallazzi R, Vasu T, Hirani A. Dynamic changes in arterial waveform derived variables and fluid responsiveness in mechanically ventilated patients: a systematic review of the literature. *Crit Care Med.* 2009;37:2642-2647.

McMorrow RC, Mythen MG. Pulse oximetry. *Curr Opin Crit Care* 2006;12:269-271.

Sandroni C, Cavallaro F, Marano C, et al. Accuracy of plethysmographic indices as predictors of fluid responsiveness in mechanically ventilated adults: a systematic review and meta-analysis. *Intensive Care Med.* 2012;38:1429-1437.

Seguin P, Le Rouzo A, Tanguy M, et al. Evidence for the need of bedside accuracy of pulse oximetry in an intensive care unit. *Crit Care Med.* 2000;28:703-706.

Shamir MY, Avramovich A, Smaka T. The current status of continuous noninvasive measurement of total, carboxy, and methemoglobin concentration. *Anesth Analg.* 2012;114:972-978.

Sinha P, Soni N. Comparison of volumetric capnography and mixed expired gas methods to calculate physiological dead space in mechanically ventilated ICU patients. *Intensive Care Med.* 2012;38:1712-1717.

Urbano J, Cruzado V, López-Herce J, et al. Accuracy of three transcutaneous carbon dioxide monitors in critically ill children. *Pediatr Pulmonol.* 2010;45:481-486.

Van de Louw A, Cracco C, Cerf C, et al. Accuracy of pulse oximetry in the intensive care unit. *Intensive Care Med.* 2001;27:1606-1613.

Verhovsek M, Henderson MP, Cox G, et al. Unexpectedly low pulse oximetry measurements associated with variant hemoglobins: a systematic review. *Am J Hematol.* 2010;85:882-885.

Walley KR. Use of central venous oxygen saturation to guide therapy. *Am J Respir Crit Care Med.* 2011;184:514-520.

Weaver LK, Churchill SK, Deru K, Cooney D. False positive rate of carbon monoxide saturation by pulse oximetry of emergency department patients. *Respir Care.* 2013;58(2):232-240.

Yin JY, Ho KM. Use of plethysmographic variability index derived from the Massimo pulse oximeter to predict fluid or preload responsiveness: a systematic review and meta-analysis. *Anaesthesia.* 2012;67:777-783.

第 29 章
血流动力学监测

目标

1. 讨论机械通气时心肺交互作用的重要性。
2. 列举血流动力学监测的适应证。
3. 描述血流动力学直接测量指标及派生指标的应用。
4. 描述正压通气对血流动力学测量的影响。
5. 描述脉压变异率（PPV）如何反映液体管理中的变化。

引言

有创血流动力学监测常常被用于机械通气危重症患者。由于机械通气与血流动力学之间存在相互作用，提供通气支持的临床医师了解血流动力学监测的基本原理是非常重要的。

心肺交互作用

心脏和肺共同位于胸腔，因此两者在解剖上是相连的。肺和胸腔的容积与压力随着每次呼吸而变化。这些波动通过改变心率、前负荷、后负荷、静脉回流及心脏收缩力而影响心功能。胸膜腔内压的变化能影响前负荷和后负荷；正压通气能降低前负荷和后负荷。肺血管阻力（PVR）取决于肺容积；呼气末正压（PEEP）可使功能残气量（FRC）正常，从而恢复肺容积和降低PVR。但是，如果PEEP设置过高，可使肺容积大于保持FRC的肺容积，从而增加PVR。呼吸时下移的膈肌压迫腹腔，使腹内压升高，增加腹内血管压力，从而使静脉回流的驱动压升高。升高的腹内压能部分补偿正压通气导致的右房压力升高。PEEP对静脉回流的作用较复杂，取决于腹内压及心室充盈压的改变。一侧心室功能的变化能影响另一侧心室功能，称之为心室相互依赖。由于PVR急性升高导致的右心室容量增加可通过室间隔的作用而降低LV顺应性。

血流动力学监测

周围动脉和肺动脉置管的适应证和并发症列于表29-1，血流动力学的正常值列于表29-2。

直接测量指标

留置动脉导管的常见部位是桡动脉、肱动脉、腋动脉和股动脉。由于存在侧支循环，桡动脉通常是首选血管。直接测量动脉血压可以连续显示收缩压、舒张压和平均压。

表 29-1　动脉和静脉置管的适应证及禁忌证

周围动脉置管

- 适应证：连续测量血压，频繁地血气分析

- 并发症：出血，感染，缺血（栓塞，血栓形成，痉挛）

中心静脉置管

- 适应证：输液，静脉营养，测量 CVP，中心静脉血气

- 并发症：气胸，栓塞，血栓形成，感染

肺动脉置管

- 适应证：测量 PCWP，测量心输出量，混合静脉血气

- 并发症：气胸，心律失常，栓塞，血栓形成，感染，心血管损伤

表 29-2　血流动力学直接测量指标和派生指标的正常值

直接测量指标	
中心静脉压	<6mmHg
肺毛细血管楔压	$4\sim12$mmHg
肺动脉压	
收缩压	$20\sim30$mmHg
舒张压	$6\sim15$mmHg
平均压	$10\sim20$mmHg
体循环动脉血压	
收缩压/舒张压	120/80mmHg
平均压	$80\sim100$mmHg
心输出量	$4\sim8$L/min
心率	$60\sim100$ 次/分
派生指标	
心脏指数	$2.5\sim4$L/$(\min\cdot m^2)$
每搏量	$60\sim130$ml
肺血管阻力	$110\sim250$dynes$\times s\cdot cm^{-5}$
体循环血管阻力	$900\sim1400$dynes$\times s\cdot cm^{-5}$
右心室每搏做功指数	$8\sim10$g$\cdot m/m^2$
左心室每搏做功指数	$50\sim60$g$\cdot m/m^2$

中心静脉压（CVP）从位于上腔静脉或右心房的导管测得。CVP 反映右心房压力，右房压反映右心室舒张末期压力及右心室的功能。当心功能储备及 PVR 正常时，CVP 反映前负荷。

肺动脉导管用于测量肺动脉内压力及心输出量。但是，由于有研究质疑肺

动脉导管的使用能否改善患者预后，近几年其使用明显减少。肺动脉导管的末端带有特殊气囊，能随血流移动，用于测量肺动脉压力（PAP）及肺毛细血管楔压（PCWP）。标准的肺动脉导管包括近端开口（在右心房水平，用于输液、测量 CVP，测心输出量时注射冰溶液），远端开口（位于肺动脉内），气囊（充气后测量 PCWP），热敏电阻（用于感知温度计算心输出量）。肺动脉导管也用于监测混合静脉血氧饱和度、右心室射血分数、安装临时心脏起搏器。PAP 升高提示左向右分流、左心室衰竭、二尖瓣狭窄或肺动脉高压。当气囊被充气后，导管向前漂移至肺动脉的小分支。当血流被气囊阻断时可以测得 PCWP（图 29-1）。PCWP（也称为肺动脉楔压或肺动脉阻断压）反映了左心房压力。PCWP 升高提示左心室衰竭、二尖瓣狭窄或心功能不全。

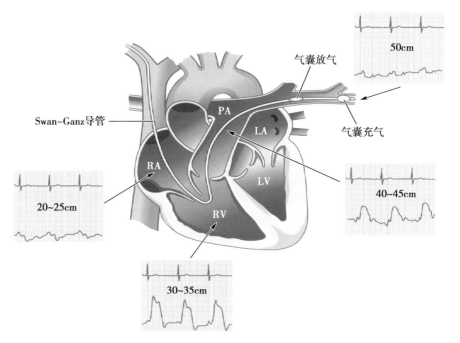

图 29-1 通过肺动脉导管记录的压力波形。随着导管从静脉穿刺点进入，记录到的第一种波形是中心静脉压力波形。导管从右心房（RA）进入右心室（RV）后收缩压明显上升。当导管尖端进入肺动脉（PA）后，在收缩支上会出现重搏切迹，舒张压的值升高且呈向下倾斜波形，对应于在右心室（RV）时的舒张压呈向上倾斜波形。随着导管进一步前移，气囊将阻塞血流，此时通过导管末端测得肺动脉楔压，表现为收缩压波形消失，再次出现静脉的 a、c、v 波形。图中数字表示肺动脉导管从右颈内静脉进入的大致深度
Mark JB 授权．Atlas of Cardiovascular Monitoring. New York，NY：Churchill Livingstone，1998：Fig. 3. 1.

热稀释法测量心输出量是通过将冰溶液注入中心循环（右心房）获得。利用下游肺动脉内的血温变化来计算心输出量。位于肺动脉导管末端附近的热敏电阻能够感知肺动脉内的血温。患者体温、注射溶液的温度和血温的变化是用于计算心输出量的参数。一种连续热稀释法心输出量测量技术无须注射液体，而是向血液内散发一定安全范围的热量，应用信号处理技术分析肺动脉内的温度变化计算得到心输出量。脉搏轮廓波形分析技术无须肺动脉导管，可以微创

连续监测心输出量。

派生指标

心输出量通常根据患者体型进行标准化，将心输出量（$\dot{Q}c$）除以体表面积（BSA）：

$$CI = \dot{Q}c/BSA$$

CI 表示心脏指数。每搏量（SV），就是心脏每次收缩时从心室排出的血容量，可以通过心输出量除以心率（f_c）计算获得：

$$SV = \dot{Q}c/f_c$$

SV 也可以根据患者体型进行标准化：

$$SVI = CI/f_c$$

SVI 表示每搏量指数。

血流动力学监测包括前负荷、后负荷和收缩力评估。它为临床医师评估心脏功能提供必要信息（图 29-2）。前负荷取决于心肌在舒张末期的伸展度（舒张末期张力）。当血容量增加或静脉张力增高时前负荷将增加。血容量减少时（如利尿治疗）前负荷将降低。CVP 是一个反映右心室前负荷的指标，PCWP 是反映左心室前负荷的指标。心力衰竭时前负荷常过高，而低血容量或脓毒症时前负荷常过低。

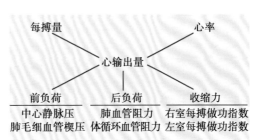

图 29-2 血流动力学测量指标及派生指标与心输出量的关系

后负荷是指心室射血时所需克服的阻力。右心室后负荷是肺血管阻力（PVR）：

$$PVR = \left[(MPAP - PCWP) \times 80 \right]/\dot{Q}c$$

MPAP 表示平均肺动脉压。PVR 可以根据患者体型进行标准化：

$$PVRI = PVR \times BSA$$

PVRI 表示肺血管阻力指数。左心室后负荷是体循环血管阻力（SVR）：

$$SVR = \left[(MAP - CVP) \times 80 \right]/\dot{Q}c$$

MAP 表示平均体循环动脉血压。SVR 可以根据患者体型进行标准化：

$$SVRI = SVR \times BSA$$

SVRI 表示体循环血管阻力指数。后负荷主要取决于血管张力；血管张力增加时后负荷增加，血管张力降低时后负荷降低。因此，扩血管药物降低后负荷，而缩血管药物增加后负荷。

收缩力是指心肌本身的收缩能力，与前负荷和后负荷无关。右心室的收缩力决定于右心室每搏做功指数（RVSWI）：

$$RVSWI = SVI \times (MPAP - CVP) \times 0.0136$$

左心室的收缩力决定于左心室每搏做功指数（LVSWI）：

$$LVSWI = SVI \times (MAP - PCWP) \times 0.0136$$

收缩力可以通过使用正性肌力药物或 β 受体阻滞剂调节。正性肌力药物增加收缩力，β 受体阻滞剂降低收缩力。

气道压力与血流动力学

呼吸周期中压力变化的效应

虽然测定的是血管内压力，但实际上跨壁压（血管腔内压力与胸膜腔压力的差值）更加重要。因此，胸膜腔压力的变化能影响跨壁压的测定。自主呼吸时，吸气相胸膜腔压力下降，呼气相胸膜腔压力上升。正压通气时，吸气相胸膜腔压力上升，呼气相胸膜腔压力下降。在呼气末，不论自主呼吸还是正压通气，胸膜腔压力相等（图 29-3）。因此，胸腔内各种压力的测定均应在呼气末进行。

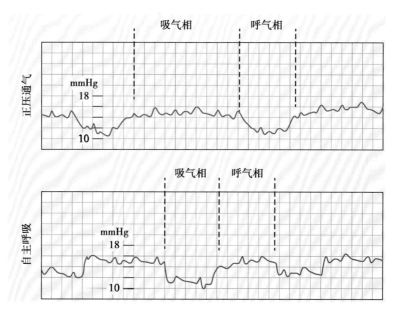

图 29-3　正压通气（上）和自主呼吸（下）时的肺动脉压力波形。注意两个波形在呼气末时的压力相等

由于 CVP 受胸膜腔压力的影响，呼吸周期中 CVP 的变化被用于评估自主呼吸或辅助通气时的患者吸气努力。吸气时 CVP 大幅下降提示患者存在高吸气负荷和高呼吸做功。被动正压通气时 CVP 大幅升高表明肺顺应性相对高于胸壁顺应性，因此大部分气道压力被传导至胸膜腔。

PEEP 对血流动力学测量的影响

正压通气也影响 PCWP 的测量。这决定于导管末端的位置或 PEEP 对胸膜腔压力的作用。如果导管末端位于肺的 1 区（无灌注的通气区），PCWP 反映了肺泡内压而不是左房压力。这种情况极少发生，除非 PAP 很低而 PEEP 高，一般情况下导管随着漂流其末端会进入肺的 3 区（灌注多于通气区）。

PEEP 压力（以及所有气道压力）被传导至胸膜腔内的程度取决于肺和胸壁的顺应性：

$$\Delta Ppl/\Delta Paw = C_L/(C_L + C_W)$$

ΔPpl 表示胸膜腔压力变化，ΔPaw 表示气道压力变化，C_L 表示肺顺应性，C_W 表示胸壁顺应性。由于正常时胸壁顺应性与肺顺应性相当，约有 1/2 的 PEEP 压力会被传导至胸膜腔。急性呼吸衰竭时，肺顺应性常下降，不到 1/2 的 PEEP 压力被传导至胸膜腔，影响了 CVP 的测量。例如，假设 C_W 为 100ml/cmH_2O，C_L 为 50ml/cmH_2O（机械通气患者常见 C_L），1/3 的 PEEP 将被传导至胸膜腔而影响 CVP。如果 PEEP 设定 12cmH_2O（9mmHg），3mmHg 将被传导至胸膜腔。如果 CVP 为 15mmHg，真正的跨壁压为 12mmHg。虽然这种影响通常较小，但当肺顺应性相对正常而胸壁顺应性降低时，影响会变大。

脉压变异率

正压通气吸气相时气道压力增加使肺容量发生变化，肺扩张至胸壁和膈后导致胸腔内压升高。这导致右心房压力的变化。右心房压力升高可短暂减少静脉回流至右心室，胸腔内血容量随之减少。经过几个心动周期，减少的血流量影响到左心室，左心室输出量也短暂减少。在无容量反应阶段时，通气过程中胸腔内血容量变化很小。通气过程中的动脉脉压变异率（PPV）能够鉴别患者是否具有容量反应性。正压通气时的 PPV 如果大于 12% 表明患者具有容量反应性（图 29-4）。PPV 评估容量反应性的一个主要不足是潮气量小于 8ml/kg 时其准确性不够，因此在实施肺保护通气时不够准确。

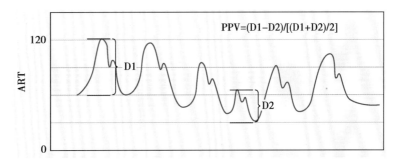

图 29-4　脉压变异率（PPV）示例。最大脉压 60mmHg；最小脉压 36mmHg。计算 PPV（24mmHg/48mmHg）为 50%。此 PPV 大于 12%，表明低血容量和补液有反应的可能性大

ARDS 的液体管理

由 ARDS 协作组进行的液体与导管治疗（FACT）研究评估了 ARDS 患者保

守性液体管理的作用。在这项研究中，1000 例患者被随机分配到两个不同治疗策略组，依据 CVP 或 PCWP 进行开放或保守的液体管理。虽然两组的 60 天病死率无显著性差异，但具有较低 CVP 的保守液体管理组的患者存活时间和无机械通气时间显著延长。而且这些患者的 7 天和 28 天器官衰竭无增加。在保守性液体管理组，液体摄入被限制，通过增加尿量以减轻肺水肿。使用白蛋白或其他胶体进行液体复苏并未显示较生理盐水复苏能改善预后。

要点回顾

- 机械通气过程中的一些心肺交互作用很重要。
- 直接的血流动力学测量指标包括动脉血压、CVP、PAP、PCWP 和心输出量。
- 派生的血流动力学指标包括 SV、PVR、SVR、右心室每搏做功和左心室每搏做功。
- 血流动力学指标用于评估心脏前负荷、后负荷和收缩力。
- 由于血管内压力随着呼吸波动，血管内压力均应在呼气末记录。
- PEEP 对血管内压力测量的影响取决于肺和胸壁顺应性。
- PPV 反映液体反应性。

（陆志华　译　郭　丰　校）

参考文献

Morgan P, Al-Subaie N, Rhodes A. Minimally invasive cardiac output monitoring. *Curr Opin Crit Care.* 2008;14:322-326.

Neamu RF, Martin GS. Fluid management in acute respiratory distress syndrome. *Curr Opin Crit Care.* 2013;19:24-30.

Pinsky MR. Heart-lung interactions during mechanical ventilation. *Curr Opin Crit Care.* 2012;18:256-260.

Schmidt GA. Cardiopulmonary interactions in acute lung injury. *Curr Opin Crit Care.* 2013;19:51-56.

Truijen J, van Lieshout JJ, Wesselink WA, Westerhof BE. Noninvasive continuous hemodynamic monitoring. *J Clin Monit Comput.* 2012;26:267-278.

Wheeler AP, Bernard GR, Thompson BT, et al. Pulmonary-artery versus central venous catheter to guide treatment of acute lung injury. *N Engl J Med.* 2006;354:2213-2224.

Wiedemann HP, Wheeler AP, Bernard GR, et al. Comparison of two fluid-management strategies in acute lung injury. *N Engl J Med.* 2006;354:2564-2575.

第 30 章
机械通气基础力学

引言

机械通气患者需要定时监测呼吸力学参数，如 PIP、Pplat 是机械通气人-机系统评估的重要内容，其他还包括气道压、容量和流量。这些参数大多可以由呼吸机自带监测功能提供。

机械通气相关力学参数评估

气道压

容量控制通气（VCV）气道压波形如图 30-1。在 VCV，压力随着容量的增加而增加。如果选择恒定流速波形，在吸气过程中压力则会持续增加。如果选择递减流速波形，则会呈现出矩形的压力波形。PIP随着气道阻力、流速、潮气量、呼吸系统顺应性和 PEEP 的变化而变化。

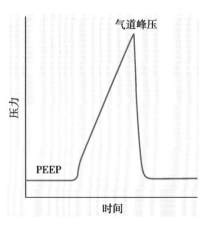

图 30-1　典型容量控制通气下气道压力波形图

在吸气末给予足够的暂停时间（0.5～2s）使近端气道压肺泡压平衡。在吸气末暂停时，气道内没有气流，近端气道压与肺泡压达到平衡时，则呈现出压力平台（图 30-2），此时测得的压力称为平台压（Pplat），反映的是肺泡的最高压力。因 Pplat 反映的是肺泡压（Palv），应将 Pplat 限制在 30cmH$_2$O 以下，且越低越好。此测量操作应在一次呼吸内完成，暂停时间不可过长以避免内源性 PEEP 的产生。

PIP 与 Pplat 之间的差值主要是由气道和人工气道的阻力产生，Pplat 与总的 PEEP 之间的差值主要是由呼吸系统的顺应性决定。Pplat 的测定需在被动通气的情况下进行，如果有主动吸气或是系统存在漏气，则测定结果不准确。

在压力控制通气（PCV），流量输出是由高到低逐渐降低的，故称为递减波。在 PCV 吸气末流速通常为 0，此时近端气道压力便与肺泡压相等（图 30-3）。如果吸气末的流速不能降到 0，则需要吸气末暂停才能得到肺泡压。如其他因素不变（如潮气量、顺应性、PEEP 等），肺泡压在 VCV 或 PCV 是相同的。为了降低 PIP，有些临床医师将 VCV 改为 PCV，这是存在争议的，因为机械通气相关性肺损伤与最大 Pav（即 Pplat）相关，而非 PIP。

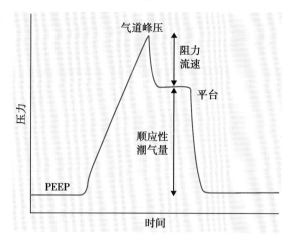

图 30-2　吸气末暂停法测定平台压

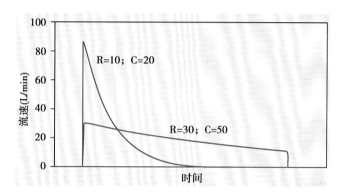

图 30-3　压力控制通气模式下的典型流速波形（低阻力低顺应性，如 ARDS；高阻力高顺应性，如 COPD）

内源性 PEEP

内源性 PEEP 通常通过呼气末暂停法测定（图 30-4），通过呼气末暂停测定内源性 PEEP 时，肺泡压与近端气道压及呼吸机管道内压力相等，此法反映的是呼吸机设置的 PEEP 和总的 PEEP 的差值。现在的呼吸机都带有呼气末暂停的功能，测定内源性 PEEP 相对容易。但如果患者有自主呼吸，或系统存在漏气（如管道泄漏、支气管胸膜瘘等）时则不宜使用此方法，而应选择食管球囊测定。

内源性 PEEP 由潮气量、呼吸系统顺应性、气道阻力和呼气时间共同决定：

$$内源性 PEEP = V_T / [\, C \times (e^{K_E / T_E} - 1) \,]$$

其中，$K_E = 1 / (R_E \times C)$，e 为自然对数，T_E 为呼气时间，R_E 为呼气相气道阻力，C 为呼吸系统顺应性。由于呼吸机设置的 PEEP 能抵消内源性 PEEP，因此最佳内源性 PEEP 测定要在没有呼吸机设置 PEEP 的情况下。内源性 PEEP 会引起肺动态过度充气、血流动力学不稳定、通气血流比失调和触发呼吸机困难

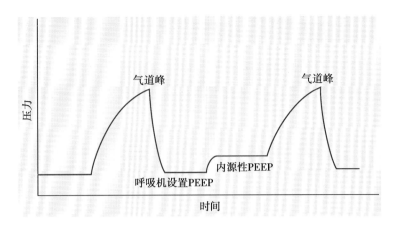

图 30-4 呼气末暂停测定内源性 PEEP

等问题。

监测内源性 PEEP 和 Pplat 能反映平均肺泡压。在病理状态下，肺部不同区域之间存在不一致性，部分肺组织实际的内源性 PEEP（或平台压）可能高于或低于测定值，这也是为什么在测定内源性 PEEP 时需要呼气末阻断的原因（图 30-5）。

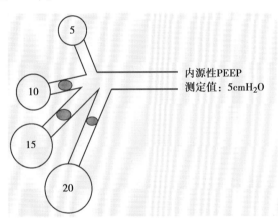

图 30-5 存在气道阻塞的内源性 PEEP。呼气末暂停测得的内源性 PEEP 仅能反映在呼气末仍然开放的肺泡内压力，在部分肺泡内源性 PEEP 可能比实际测得的要高

平均气道压

机械通气所带来的收益和损伤大多与平均气道压（$\overline{Paw}$）有关。影响 $\overline{Paw}$ 的因素包括 PIP、PEEP、吸呼比和吸气压力波形。在 PCV，压力波形为方波，则 $\overline{Paw}$ 的计算如下：

$$\overline{Paw} = (PIP - PEEP) \times (T_I/T_T) + PEEP$$

T_I 是吸气时间，T_T 是呼吸周期时间。例如，在 PIP = 25cmH$_2$O，PEEP = 10cmH$_2$O，T_I = 1s，呼吸频率 = 20 次/分（T_I/T_T = 0.33）下，$\overline{Paw}$ = 15cmH$_2$O。在恒定流速的容量控制通气下，吸气压力波形呈三角形，则 $\overline{Paw}$ 计算如下：

$$\overline{Paw} = 0.5 \times (PIP - PEEP) \times (T_I/T_T) + PEEP$$

如在 PIP = 25cmH$_2$O，PEEP = 5cmH$_2$O，T_I = 1s，呼吸频率 = 30 次/分（T_I/T_T = 0.5）下，$\overline{Paw}$ = 15cmH$_2$O。许多现代的呼吸机能通过气道压力波形的集成来计

算出 $\overline{Paw}$。因呼气相的气道阻力通常比吸气相大，故 $\overline{Paw}$ 与 $\overline{Palv}$ 不等。$\overline{Palv}$ 与 $\overline{Paw}$ 之间的关系如下：

$$\overline{Palv} - \overline{Paw} = \dot{V}_E/60 \times (R_E - R_I)$$

其中 $\overline{Palv}$ 为平均肺泡压，$\dot{V}_E$ 为分钟通气量，R_E 为呼气相气道阻力，R_I 为吸气相气道阻力。

顺应性

Pplat 与总的 PEEP 之间的差值由肺和胸廓的顺应性决定。顺应性（C）计算公式如下：

$$C = V_T/(Pplat - PEEP)$$

潮气量在这个方程中指的是输送到患者的实际潮气量，需注意的是，该值是经呼吸机管道顺应性校正的。PEEP 为总 PEEP。Pplat 是在吸气末有足够的暂停时间以平衡近端气道压和肺泡压的情况下测定。正常人的呼吸系统顺应性是 $100ml/cmH_2O$，机械通气时应大于 $50ml/cmH_2O$。机械通气患者顺应性下降的影响因素在表 30-1 中列举。

表 30-1　机械通气患者顺应性下降和气道阻力增加的相关因素

顺应性	阻力
肺部相关因素	支气管痉挛
充血性心力衰竭	分泌物
ARDS	气管插管型号过小
肺实变	黏膜水肿
肺容积降低	肺容积降低
过度扩张	
纤维化	
气管插管	
肺切除	
胸膜腔相关因素	
气胸	
胸腔积液	
胸廓相关因素	
腹部膨胀	
病理性肥胖	
胸廓畸形	

阻力

PIP 和 Pplat 的差值由吸气阻力和吸气末流速决定。在恒定流速容量控制通气时，吸气阻力计算如下：$R_I = (PIP - Pplat)/\dot{V}_I$，其中 $\dot{V}_I$ 是吸气流速。呼气相气道阻力通过肺的时间常数（τ）计算：$R_E = τ/C$（图 30-6）。呼气相气道阻力也能通过如下公式计算：$R_E = (Pplat - PEEP)/\dot{V}_E$，其中 $\dot{V}_E$ 是呼气峰流速。机械通气引起阻力增加的原因见表 30-1。因吸气相气道直径是增加的，故吸气阻力比呼气阻力小。正常气道的阻力是 $1 \sim 2 cmH_2O/(L \cdot s)$，气管插管患者小于 $10 cmH_2O/(L \cdot s)$。

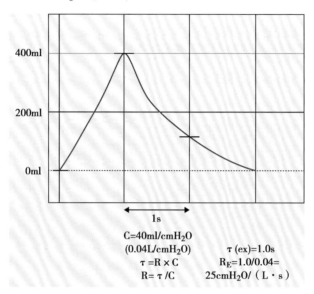

$C=40ml/cmH_2O$
$(0.04L/cmH_2O)$
$\tau = R \times C$
$R = \tau /C$

$\tau (ex)=1.0s$
$R_E=1.0/0.04=$
$25cmH_2O/(L \cdot s)$

图 30-6 利用潮气量波形测定时间常数（τ），并计算呼气相气道阻力

最小二乘拟合法

最小二乘拟合法用于动态评估呼吸力学参数而无需监测 Pplat，其计算方程如下：

$$Pvent + Pmus = V/C + \dot{V}R + PEEP + 内源性 PEEP$$

如果患者的呼吸肌完全放松（呼吸肌肌力 Pmus = 0）情况下，测定吸气相 Pvent（气道压）、容量和流速，就可以根据以上公式计算出阻力、顺应性和内源性 PEEP。这也是呼吸机在没有流速中断的情况下显示每次呼吸的阻力和顺应性的方法。因该测量方法是假定呼吸肌完全放松，所以在自主呼吸模式下测得的就显得很不精确了。如果阻力、顺应性和内源性 PEEP 已知，便可以计算出 Pmus。

呼吸做功

吸气相做功可用呼吸机恒定流速被动通气下的各参数进行计算：

$$W = (PIP - 0.5 \times Pplat)/100 \times V_T$$

其中 W 为功。例如，在 $PIP = 30 cmH_2O$，$Pplat = 25 cmH_2O$，潮气量 $= 0.4L$ 下，$W = 0.07$ 或 $0.18 kg \cdot m/L$。呼吸功的单位是千克·米（$kg \cdot m$）或焦耳（J），其中 $0.1 kg \cdot m = 1J$。呼吸做功通常会标准化到潮气量下（J/L）。正常的呼吸做功约等于 0.5J/L。呼吸做功会随着阻力的增加、顺应性的下降或潮气量的增加而增加。临床医师不经常计算呼吸做功，但是要知道呼吸做功高的患者呼吸机撤离往往比较困难。

呼吸功率反映的是呼吸做功的效率，因其反映的是一段时间内的呼吸做功，比单次的呼吸功更能反映呼吸肌的负荷（正常人的呼吸功率是 4 ~ 8J/min）。传统的评估自主呼吸患者呼吸做功需要放置食管球囊，但采用人工神经网络的方法可以无创监测患者呼吸做功而不需要安置食管球囊。

要点回顾

- 在容量控制通气，PIP 由潮气量、吸气流速、阻力、顺应性和 PEEP 决定。
- 最大肺泡压可采用吸气末呼吸阻断的方法测得。
- Pplat 应保持在 30cmH$_2$O 以下，且越低越好。
- 内源性 PEEP 可采用呼气末阻断的方法测得。
- $\overline{Paw}$ 通过 PIP、PEEP 和吸呼比计算得到。
- 顺应性通过潮气量、平台压和 PEEP 计算得到。
- 吸气阻力通过 PIP、平台压和吸气流速计算得到。
- 呼吸做功因气道阻力、潮气量的增加和顺应性的降低而增加。

（段　均　译　王吉梅　校）

参考文献

Banner MJ, Euliano NR, Brennan V, et al. Power of breathing determined noninvasively with use of an artificial neural network in patients with respiratory failure. *Crit Care Med.* 2006;34:1052-1059.

Bekos V, Marini JJ. Monitoring the mechanically ventilated patient. *Crit Care Clin.* 2007;23:575-611.

Blanch L, Bernabé F, Lucangelo U. Measurement of air trapping, intrinsic positive end-expiratory pressure, and dynamic hyperinflation in mechanically ventilated patients. *Respir Care.* 2005;50:110-124.

Blankman P, Gommers D. Lung monitoring at the bedside in mechanically ventilated patients. *Curr Opin Crit Care.* 2012;18:261-266.

Henderson WR, Sheel AW. Pulmonary mechanics during mechanical ventilation. *Respir Physiol Neurobiol.* 2012;180:162-172.

Lucangelo U, Bernabè F, Blanch L. Lung mechanics at the bedside: make it simple. *Curr Opin Crit Care.* 2007;13:64-72.

Lucangelo U, Bernabé F, Blanch L. Respiratory mechanics derived from signals in the ventilator circuit. *Respir Care.* 2005;50:55-67.

Stenqvist O. Practical assessment of respiratory mechanics. *Br J Anaesth.* 2003;91:92-105.

Zanella A, Bellani G, Pesenti A. Airway pressure and flow monitoring. *Curr Opin Crit Care.* 2010;16:255-260.

第 31 章
机械通气高级力学

> **目标**
>
> 1. 描绘压力和容量控制通气下正常的压力、流速和容积波形。
> 2. 描绘压力和容量控制通气下异常的压力、流速和容积波形。
> 3. 讨论流速-容量和压力-容量环在机械通气中的应用。
> 4. 讨论应力指数在机械通气中的应用。
> 5. 描述通过食管压测定胸膜腔内压在机械通气中的应用。
> 6. 讨论腹腔内压测定在机械通气中的应用。
> 7. 机械通气中肺容积的测定。

引言

应用显示在呼吸机上的压力和容积参数评估机械通气病人的呼吸力学意义重大，通常还能从压力、容量和流速波形上获得一些额外的信息。这一章主要讨论呼吸机显示的波形、压力-容积曲线、食管压、腹内压和呼气末肺容积的监测。

标量

压力

有些呼吸机直接在近患者气道端监测压力；而有些呼吸机通过在吸气相监测呼气支管路内压力来估算吸气压力，在呼气相监测吸气支管路内压力来估算呼气压力。

患者触发呼吸时，气道压力下降低于基线值便可触发呼吸机送气。在触发呼吸机送气的初始阶段，患者的吸气努力仍然会继续进行，并在监测气道中表现出勺状的压力波形（图 31-1）。这种情况下要考虑增加容量控制通气的气体流量，或压力控制和压力支持通气的压力上升时间，以更好地满足患者的流速需要。患者吸气触发时所产生的负压深度和维持时长能反映呼吸机的响应快慢和患者吸气的努力程度。

图 31-2 显示的是典型的气道压力波形。呼气相压力与设置的呼气末正压（PEEP）相等。在吸气相，气道压力波形由呼吸机设置的流速和患者的吸气努力共同决定。在恒定流速的容量控制通气下，气道压力随着吸气时间线性增加。在压力控制或压力支持通气下，气道压力在吸气相时近似方波，同时压力波形也受到呼吸机设置的压力上升时间的影响。

流速

目前市场上有少量呼吸机在近患者端测定气体流速，但大多数呼吸机是在吸气支或是呼气支的呼吸机端测定。在气道近端监测流速不受诸如管道漏气、呼吸机管道容量压缩等因素影响。

图 31-3 是典型的气道流速波形。在容量控制通气，吸气流速波形由呼吸机

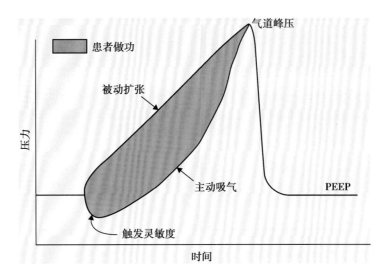

图 31-1 正压通气中主动吸气时产生勺状的压力波形

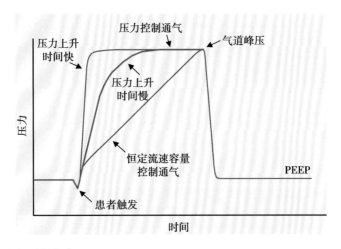

图 31-2 机械通气压力波形

设定的流速决定；在压力控制通气，吸气流速在患者呼吸力学机制的影响下逐渐降低。如果在容量控制通气下设置吸气末暂停，或者是在压力控制通气下给予较长的吸气时间，就会在吸气末出现一段流速为 0 的时期。

呼气流速波形的形状由呼吸力学、主动呼气和未能触发的吸气努力共同决定。呼气通常是一个被动的过程，在阻力和顺应性正常的情况下，呼气流速很快就达到一个峰值，然后在整个呼气相逐渐下降直至 0。在呼气末仍然有流速存在，提示有内源性 PEEP 的存在，但不能确定内源性 PEEP 的大小。如果患者存在无效的吸气触发（在存在内源性 PEEP 的情况下常见），则每次无效触发都可在呼气流速波形上呈现出向上的凸起（图 31-4）。

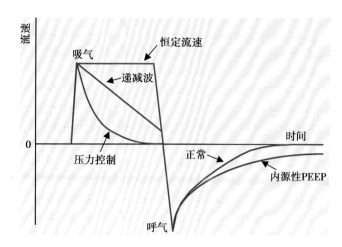

图 31-3　机械通气流速波形

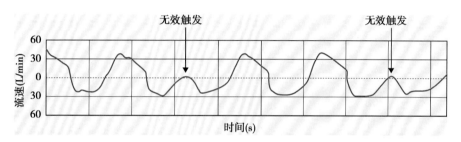

图 31-4　存在内源性 PEEP 时无效触发时的流速波形。标记处为出现在呼气相流速波形上的无效触发

容量

大多数的呼吸机监测系统并不直接测定容量，而是通过流速积分得到容量（$\int \dot{V} dt$），容量波形则依赖于呼吸机设置的流速形式。在恒定吸气流速时，吸气相容量的输出是恒定的，在压力控制通气时，在吸气相的早期会输送大部分的容量。在远端存在漏气时（如气管插管周围漏气、支气管胸膜瘘）就会在吸入和呼出的潮气量波形上呈现一个差值（图 31-5）。

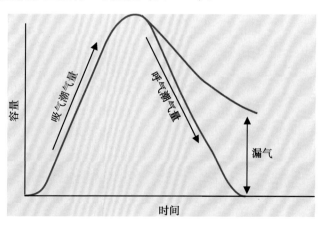

图 31-5　机械通气容量波形图，该图可评估气道漏气

环

　　压力、流速和容积不仅仅能显示在时间轴上，还可显示成流速-容量和压力-容量环。这有点类似于肺功能试验所获得的信息，但有两点不同：①机械通气中的环是在平静呼吸下获得的，而肺功能检查时的环是测定肺活量时获得的；②机械通气中获得的环是被动的，而在肺功能检查时获得的环是主动用力吸呼气产生的。

流速-容量环

　　流速-容量环显示的是流速与容量的函数关系。坐标横轴上方为吸气过程而下方则是呼气过程（图31-6）。在容量控制通气下吸气过程流速-容量环的形状由呼吸机设置的流速决定；而呼气相流速-容量环的形状则由患者呼吸力学决定。呼气相的流速-容量环在阻塞性肺部疾病中有特征性的凸起。在可逆性气道阻塞的患者中，如果呼气流速-容量环的形状在使用支气管扩张剂后改变，说明呼气流速得到改善。

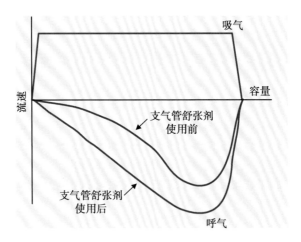

图31-6　流速-容量环和使用支气管舒张剂前后的变化

压力-容量环

　　压力-容量环显示的是容量与压力的函数关系。压力-容量环的斜率代表的是呼吸系统的顺应性。根据吸气相的压力-容量环上的拐点设置 PEEP 水平是一种设置 PEEP 的方法（图31-7）。低位拐点对应的压力代表的是大量肺泡开放时所需要的压力，肺泡的开放会发生在整个吸气相。高位拐点则表示肺泡过度膨胀的点，但临床上更多地认为其也是肺复张结束的点。

　　最常用的描绘压力-容量环的方法是采用大容积的注射器（图31-8）给予恒定的吸气气流（<10L/min）并在不同容积下测定平台压的方法实现。在非恒定流量通气（如压力控制通气）和高吸入流速的情况下评估压力-容积环意义则有待商榷（图31-9）。

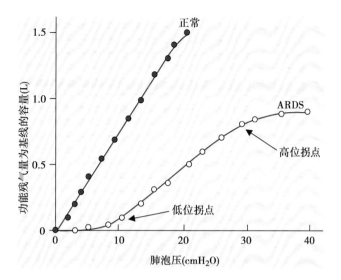

图 31-7　被动通气下吸气相的压力-容积环。ARDS 患者的压力-容积环会呈现出低位拐点和高位拐点

摘自 Bigatello LM, Hurford WE, Pesenti A. Ventilatory management of severe acute respiratory failure for Y2K. Anesthesiology, 1999, 91（6）: 1567-1570.

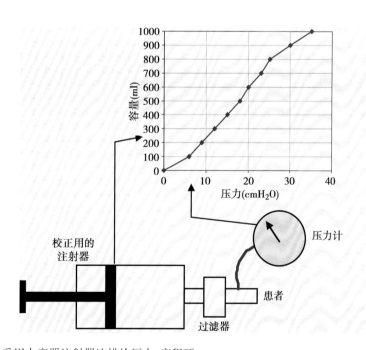

图 31-8　采用大容器注射器法描绘压力-容积环

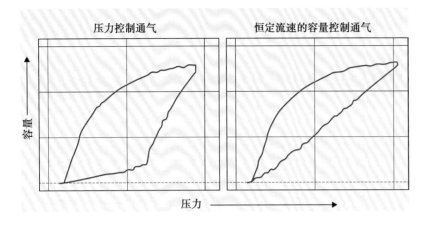

图 31-9 呼吸机上描绘的动态的压力-容积环。两者的区别仅仅是从压力控制通气切换成容量控制通气。这也提示动态的压力-容积环不能用于拐点的测定

使用压力-容量环可指导 ARDS 患者呼吸机参数设置和调节，但很多因素会妨碍压力-容量环的描记准确性，如描记时需要镇静患者，必要时还需肌肉松弛以提高描记准确性。而且，低位拐点的识别比较困难，常常需要采用数学方法模拟曲线，以发现最合适的低位拐点。上述种种都影响了其在临床的实用性。食管压监测可将胸廓对肺的影响区分开来。尽管大多情况下人们更关注压力-容量环的吸气支，但有时呼气支能提供更多有用信息。压力-容量环是把肺当成一个单腔模型描绘的，但是 ARDS 患者肺部情况却是不均一的，了解这一点有利于解释为什么肺泡复张会发生在整个吸气相。

PEEP 设定也可采用肺开放（如持续气道正压 40cmH$_2$O 维持 40s 或者在压力控制通气下采用 PEEP 20～25cmH$_2$O、驱动压 15～20cmH$_2$O 维持 1～3 分钟）后逐渐降低 PEEP 的方法进行（从一个较高的 PEEP 水平开始逐渐下调，并同时观察是否出现肺泡塌陷）。这个方法是意图是把肺通气从压力-容量环的吸气支切换到了呼气支，如图 31-10，在相同 PEEP 的情况下，该方法能增加更多的肺容量。此方法从理论上讲是比较有优势的，但能否改善患者的预后尚不清楚。

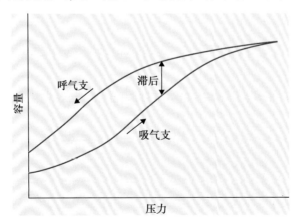

图 31-10 压力-容积环吸气支、呼气支和滞后效应

PEEP 主导的肺复张是通过压力-容量环和在不同 PEEP 水平时测定呼气末肺容积的方法实现的。一定气道压力下的肺复张可定义为在不同 PEEP 水平下的呼气末肺容积之间的差值（图 31-11）。有数款现代呼吸机带有描绘压力-容量环的功能，可在不同 PEEP 水平下给予低吸气流速以评估肺泡复张程度并寻

找拐点，用以确定合适的 PEEP 水平。

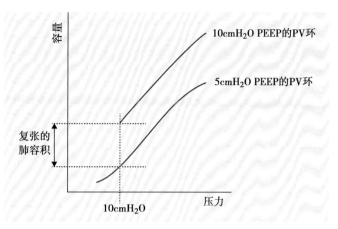

图 31-11　用压力-容积环法测量不同 PEEP 水平下肺复张的容积

应力指数

应力指数指的是恒定流速容量控制通气下的压力时间曲线的形态。在恒定吸气流速下，气道压力被拟合成一条指数函数形式的曲线，而该曲线的形状便被用于描述应力指数。当应力指数 =1 时，该曲线为直线；当应力指数 <1 时，顺应性逐渐增加，曲线向下凹陷；当应力指数 >1 时，顺应性逐渐降低，曲线向上凸起。因此，当曲线随着压力的上升呈线性增加时表明大量的肺泡复张而没有出现过度膨胀（即应力指数 =1）。肺充盈而顺应性下降（曲线向上凸起，应力指数 >1）时，便提示存在过度膨胀，应降低 PEEP 或是降低潮气量。如果随着肺的充盈而顺应性增加（曲线向下凹陷，应力指数 <1），则提示部分肺泡开放，仍有可复张肺泡存在，应增加 PEEP（图 31-12）。应力指数是几种 ARDS 患者设置 PEEP 方法中的一种（表 31-1）。然而，与压力-容量环类似，应力指数也把肺处理成一个单腔模型，我们关注到 ARDS 患者肺的不均一性。

表 31-1　ARDS 患者 PEEP 设置指导流程

气体交换
氧合（PEEP/F_{IO_2} 表）
死腔量
呼吸力学
顺应性
压力-容量环
应力指数
跨肺压
影像学
CT
电阻抗成像
超声

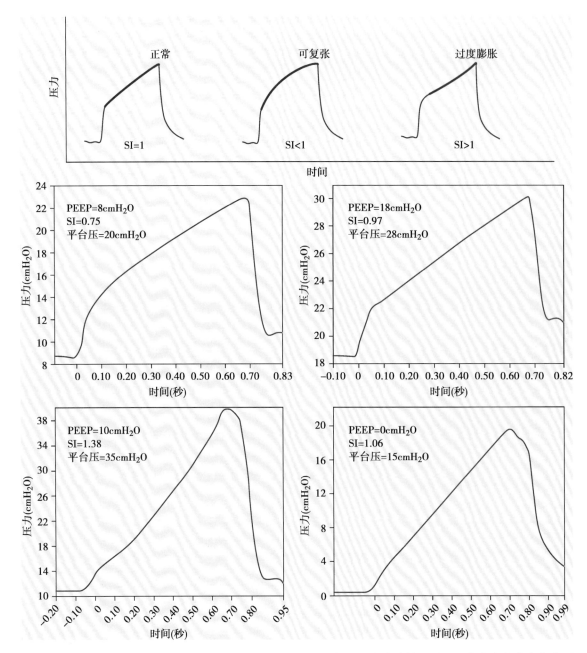

图 31-12　顶部图片反映的是正常的应力指数（SI）图形、可复张的应力指数图形和过度膨胀的应力指数图形。中间图片反映的是 ARDS 患者病程早期的应力指数图形，该患者随着 PEEP 的增加应力指数得到改善
获得 Hess DR 复制授权. Approaches to conventional mechanical ventilation of the patient with acute respiratory distress syndrome. Respir Care，2011，56（10）：1555-1572.
底部图片反映的是 ARDS 患者病程后期的应力指数图形，随着 PEEP 的降低该患者的应力指数得到改善
获得 Hess DR 复制授权。Approaches to conventional mechanical ventilation of the patient with acute respiratory distress syndrome. Respir Care，2011，56（10）：1555-1572.

食道压

　　食道压反映的是胸膜腔内压力。危重症患者大多采取仰卧位，纵隔内脏器重力会导致测得的食道压高于患者胸膜腔内压，尽管测定存在不准确性，但测定食道压仍是当前反映胸膜腔压力的最佳方法。食管球囊的正确位置是在食管下 1/3，测量时需往球囊内注入 0.5~1ml 的气体。

　　在自主呼吸的患者，食管球囊置管的位置可通过 Baydur 法进行评估，即在气道阻断时评估气道压和食道压。气管插管患者，该操作是通过阻断气道（吸气末和呼气末暂停）同时按压胸部或腹部来进行的。如果置管位置合适，在气道阻断后食管和气道的压力变化值是相等的。置管球囊位置是否恰当可通过在食管压力波形上能否观察到心脏的振动波形为标准。

PEEP 滴定

　　ARDS 患者胸廓的顺应性往往下降，这会导致胸膜腔压力增加，而胸膜腔的压力高于肺泡压是导致肺泡塌陷的一个潜在因素，因此 PEEP 应维持在高于胸内压的水平。应用食管球囊置管法监测跨肺压，可用于指导 PEEP 的调节，使 PEEP 设置更精确。食管球囊置管也可用于应力和应变的评估。临床上，与应力相对应的是跨肺压（ΔP_L），与应变相对应的是容量的改变量（ΔV）与功能残气量（FRC）的关系：

$$\Delta P_L(应力) = 肺弹性阻力 \times \Delta V / FRC(应变)$$

　　ΔV 是在静息状态下功能残气位时增加 PEEP 和潮气量后容积的改变量，肺的弹性阻力相对恒定在 13.5cmH$_2$O 左右。当应变的阈值超过 2 时就会引起肺损伤，此时应力对应的跨肺压阈值大约是 27cmH$_2$O，这与推荐的 ARDS 患者的跨肺压小于 30cmH$_2$O 相吻合。在胸腔压增加而跨肺压降低的患者，高的平台压也许是安全的，这也是胸廓顺应性低的患者需要监测食道压（间接反映胸内压）的原因之一。如图 31-13 的案例，PEEP 设置 18cmH$_2$O，吸气末的跨肺压（应力）是 12cmH$_2$O，应变是 1。在该案例中，尽管平台压超过 30cmH$_2$O，但应力是 12cmH$_2$O、应变是 1 都在安全范围内。

患者做功与呼吸机做功

　　患者做功常发生在机械通气过程中，尤其是在患者触发通气的模式下。机械通气过程中患者做功也许会很高，而且用传统的辅助呼吸肌收缩、不同步呼吸等方法评定患者做功是比较困难的。现在我们可以通过监测食管压、近端气道压和流速来估计呼吸机做功和患者做功。呼吸机做功和患者做功之和称为总呼吸功，有些床旁监测设备可计算并实时显示每次吸做功。正常的呼吸做功是 0.5J/L。呼吸做功过高 [>1.5J/L 或 >15J/（L·min）] 会导致呼吸肌疲劳和撤离呼吸机失败。患者做功也可通过测定吸气相的食管压下降来评估（图 31-14）。

自主呼吸下的内源性 PEEP

　　在被动通气时，内源性 PEEP 可通过呼气末阻断的方法进行评估，而在主动

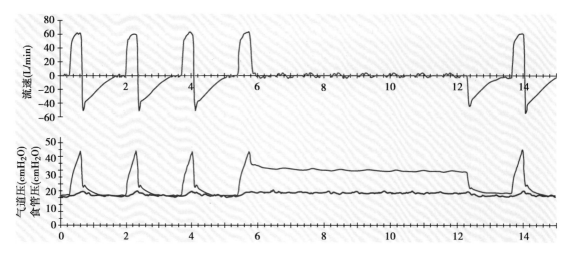

图 31-13　重度 ARDS 患者案例：PEEP 设置为与食管压相匹配的 18cmH_2O，平台压是 32cmH_2O，食道压是 20cmH_2O，故吸气末的跨肺压（应力）是 12cmH_2O

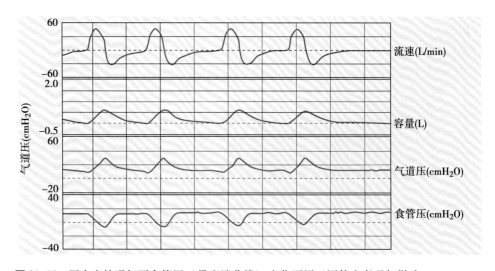

图 31-14　压力支持通气下食管压（最底端曲线）变化可用于评估患者吸气做功

吸气时便需要食管球囊进行内源性 PEEP 的评估。患者吸气时，只有当胸膜腔的压力与内源性 PEEP 相等时才能在近端气道产生气流。因此，内源性 PEEP 可通过监测近端气道产生吸气流速时的胸膜腔压力变化进行定量评估（图 31-15）。由于内源性 PEEP 会增加有自主呼吸患者的呼吸负荷，应采取相应的措施（如应用外源性 PEEP，支气管舒张剂等）来降低内源性 PEEP。

胸膜腔内压力的传导

在被动通气时也可监测食道压以估计气道压传递到胸膜腔的压力大小，而被动吸气产生胸膜腔压力的大小取决于潮气量和胸廓顺应性（图 31-16）。如果

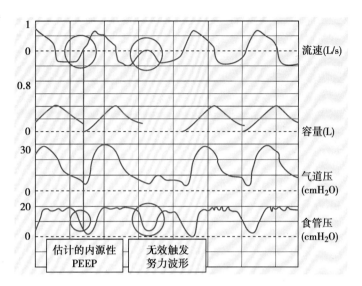

图 31-15 存在内源性 PEEP 情况下的气道压、流速、容积和食管压波形。标记处分别为触发通气时下降的食道压，无效触发，未降到 0 的呼气末流速

肺泡被动扩张，胸廓顺应性可通过输入的潮气量比上胸膜腔压力的变化值进行计算。如果没有食管球囊，则可通过观察随着呼吸变化的中心静脉压来估计胸膜腔压力的变化。坎贝尔图可用于计算在不同胸廓顺应性、肺顺应性和气道阻力情况下的呼吸做功（图 31-17）。

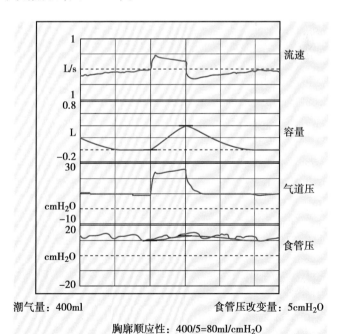

潮气量：400ml　　　　　　　　食管压改变量：5cmH₂O

胸廓顺应性：400/5=80ml/cmH₂O

图 31-16 监测食道压计算胸廓顺应性

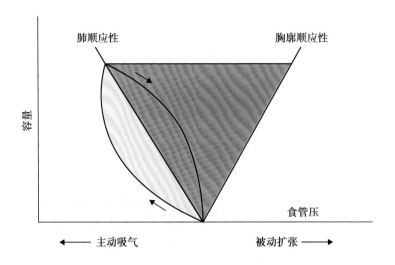

图 31-17　坎贝尔图。自主呼吸时压力-容积环的斜率代表的是肺顺应性，被动正压通气下食管压-容积环的斜率代表的是胸廓顺应性，肺顺应性和胸廓顺应性两条曲线之间的面积差反映的是克服弹性阻力做功（阴影部分），肺顺应性和吸气支压力-容积曲线之间的面积差反映的是克服气道阻力做功（阴影部分）。总的自主呼吸做功为克服弹力阻力和气道阻力做功之和

腹腔内压

胃内压

　　腹腔内压监测可通过胃内放置球囊进行，球囊内压代表的是胃内的压力，可反映腹腔内压的大小。在自主呼吸时，可同步监测胃内压和食道内压，胃内压和食道压两者之间的差值定义为跨膈压（Pdi），能反映膈肌肌力的大小，因此 Pdi 常用于评估膈肌肌力强度。在吸气相胃内压下降也可由膈肌麻痹引起（图 31-18）。

膀胱压

　　放置弗利导管监测膀胱压是测定腹腔内压的另外一种方法，该法最常用于腹腔间隔室综合征的患者。在机械通气患者监测膀胱压可用于评估腹内压对胸廓顺应性的影响。

肺容积

　　在机械通气中可通过逐渐改变吸入氧浓度的氮气稀释法测定呼气末肺容积（EELV），测定方法为每连续呼吸 20 次测定 2 次，吸入氧浓度调节为每次0.1，在吸入氧浓度范围是 0.4~0.65 时测得的 EELV 最为精确。在每次改变吸入氧浓度前，患者应处于稳定状态，且当前氧浓度已持续至少 5min。由此

可见，通过监测 EELV 来指导 PEEP 滴定是合理的。然而，PEEP 产生的 EE-LV 改变不仅可反映肺泡的开放与陷闭，同时也可反映已开放肺泡的吸气和呼气的变化。

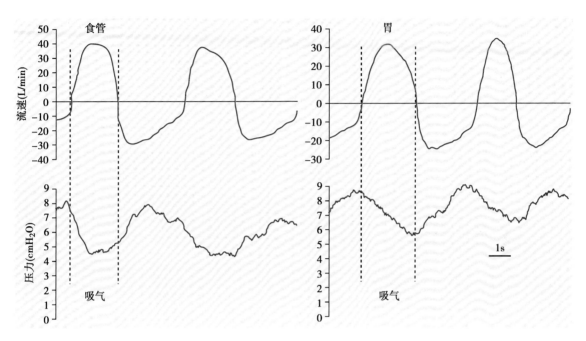

图 31-18　食道压（左）胃内压（右）。正方向流速代表吸气，负方向流速代表呼气。吸气相时胃内压和食道压同时下降表明存在膈肌麻痹

摘自 Lecamwasam HS，Hess D，Brown R，et al. Diaphragmatic paralysis after endovascular stent grafting of a thoracoabdominal aortic aneurysm. Anesthesiology，2005，103（3）：690-692.

要点回顾

- 观察气道压力波形可以得到许多有用信息。
- 呼气末流速不能回到零提示存在内源性 PEEP。
- 当存在大量漏气时（气囊周围或是支气管胸膜瘘），呼气量小于吸气量。
- 流速-容量环可用于评价支气管舒张剂的疗效。
- 压力-容量环可用于指导 PEEP 设置和评估肺泡充气。
- 应力指数可用于评估肺泡周期性的扩张和过度充气。
- 食道压可间接反映胸内压。
- 食道压可用于评估 PEEP 设置、患者做功、存在自主呼吸时的内源性 PEEP 和胸廓顺应性。
- 监测腹内压可了解跨膈压和腹内压对胸廓顺应性的影响。

（段　均　译　王吉梅　校）

参考文献

Albaiceta GM, Blanch L, Lucangelo U. Static pressure-volume curves of the respiratory system: were they just a passing fad? *Curr Opin Crit Care*. 2008;14:80-86.

Benditt, JO. Esophageal and gastric pressure measurements. *Respir Care*. 2005;50:68-77.

Blanch L, López-Aguilar J, Villagrá A. Bedside evaluation of pressure-volume curves in patients with acute respiratory distress syndrome. *Curr Opin Crit Care*. 2007;13:332-337.

Branson RD, Johannigman JA. Innovations in mechanical ventilation. *Respir Care*. 2009;54: 933-947.

Dellamonica J, Lerolle N, Sargentini C, et al. PEEP-induced changes in lung volume in acute respiratory distress syndrome: two methods to estimate alveolar recruitment. *Intensive Care Med*. 2011;37:1595-1604.

Grasso S, Stripoli T, De Michele M, et al. ARDS net ventilatory protocol and alveolar hyperinflation: role of positive end-expiratory pressure. *Am J Respir Crit Care Med*. 2007;176:761-767.

Harris RS. Pressure-volume curves of the respiratory system. *Respir Care*. 2005;50:78-99.

Harris RS, Hess DR, Venegas JG. An objective analysis of the pressure-volume curve in the acute respiratory distress syndrome. *Am J Respir Crit Care Med*. 2000;161:432-439.

Hess DR. Approaches to conventional mechanical ventilation of the patient with acute respiratory distress syndrome. *Respir Care*. 2011;56:1555-1572.

Hess DR, Bigatello LM. The chest wall in acute lung injury/acute respiratory distress syndrome. *Curr Open Crit Care*. 2008;14:94-102.

Hickling KG. Best compliance during a decremental, but not incremental, positive end-expiratory pressure trial is related to open-lung positive end-expiratory pressure: a mathematical model of acute respiratory distress syndrome lungs. *Am J Respir Crit Care Med*. 2001;163:69-78.

Lecamwasam HS, Hess D, Brown R, Kwolek CJ, Bigatello LM. Diaphragmatic paralysis after endovascular stent grafting of a thoracoabdominal aortic aneurysm. *Anesthesiology*. 2005;102:690-692.

Loring SH, O'Donnell CR, Behazin N, et al. Esophageal pressures in acute lung injury: do they represent artifact or useful information about transpulmonary pressure, chest wall mechanics, and lung stress? *J Appl Physiol*. 2010;108:515-522.

Lu Q, Constantin JM, Nieszkowska A, et al. Measurement of alveolar derecruitment in patients with acute lung injury: computerized tomography versus pressure-volume curve. *Crit Care*. 2006;10:R95.

Lucangelo U, Bernabé F, Blanch L. Respiratory mechanics derived from signals in the ventilator circuit. *Respir Care*. 2005;50:55-67.

Olegard C, Sondergaard S, Houltz E, et al. Estimation of functional residual capacity at the bedside using standard monitoring equipment: a modified nitrogen washout/washin technique requiring a small change of the inspired oxygen fraction. *Anesth Analg*. 2005;101: 206-212.

Rouby JJ, Arbelot C, Brisson H, Lu Q, Bouhemad B. Measurement of alveolar recruitment at the bedside: the beginning of a new era in respiratory monitoring? *Respir Care*. 2013;58: 539-542.

Stenqvist O. Practical assessment of respiratory mechanics. *Br J Anesthesiol*. 2003;91:92-105.

Talmor D, Sarge T, Malhotra A, et al. Mechanical ventilation guided by esophageal pressure in acute lung injury. *New Engl J Med*. 2008;359:2095-2104.

Terragni PP, Filippini C, Slutsky AS, et al. Accuracy of plateau pressure and stress index to identify injurious ventilation in patients with acute respiratory distress syndrome. *Anesthesiology*. 2013;119:880-889.

第 32 章
营 养 评 估

目标

1. 描述通气与代谢的关系。
2. 讨论营养不良对呼吸功能的影响。
3. 讨论热量摄入过多对呼吸功能的影响。
4. 机械通气患者的营养状态指标。
5. 比较开环和闭环间接热量测定。
6. 讨论机械通气患者间接热量测定的相关事项。
7. 比较肠内和肠外营养支持。

引言

机械通气过程中的营养评估与营养支持至关重要（图 32-1）。热量摄入不足可引起呼吸肌分解代谢与肌无力；热量摄入过多，特别是碳水化合物，可增加代谢率，导致呼吸肌乏力或 CO_2 产生（$\dot{V}_{CO_2}$）增加引起高碳酸血症。机械通气患者的营养状态评估与营养支持治疗需要包括医师、营养师、呼吸师和护士的团队协作。

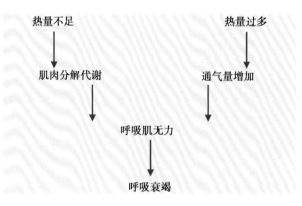

图 32-1 营养与呼吸的关系。过多或过少的热量摄入都能导致呼吸衰竭

氧耗、二氧化碳生成和能量消耗

能量代谢、氧耗量（$\dot{V}_{O_2}$）和 $\dot{V}_{CO_2}$ 之间的相互关系取决于被代谢的底物。$\dot{V}_{CO_2}$ 除以 $\dot{V}_{O_2}$ 称之为呼吸商（R）。碳水化合物代谢的 R 为 1，脂肪代谢的 R 为 0.7，蛋白质代谢的 R 为 0.8，脂肪合成的 R 为 8.7，酮体生成的 R 为 0.25。正常的全身 R 在 0.7 ~ 1。代谢均衡时，R 为 0.8，碳水化合物代谢增加可使 R 向 1 上升，脂肪代谢增加可使 R 向 0.7 下降。伴随脂肪合成时全身 R 可能会大于 1，但很少超过 1.2。伴随酮体生成时全身 R 可能小于 0.7，但一般不低于 0.65。

心肺系统的主要功能是为能量代谢提供必需的 O_2，同时清除产生的 CO_2。

代谢率增加时 $\dot{V}_{O_2}$ 和 $\dot{V}_{CO_2}$ 也增加，通气需求增加，形成了呼吸（$\dot{V}_{O_2}$ 和 $\dot{V}_{CO_2}$）与能量消耗（卡路里）之间的关系。热卡摄入过多时，特别是碳水化合物，会导致 $\dot{V}_{CO_2}$ 增加。

饥饿效应

如果机械通气患者的营养支持不足，饥饿可能会导致一系列反应。饥饿产生的最初反应是糖和脂肪代谢增加，糖原分解为脑组织代谢提供必需的葡萄糖，而禁食 4~5 天后糖原储备将被耗竭。脂肪组织的甘油三酯分解产生酮体，也能被脑细胞代谢利用。肌肉和内脏蛋白分解还能产生糖异生。在禁食第 3 天，酮体生成和糖异生达到最高峰。饥饿时新陈代谢率会降低，以对冲营养储备耗竭的速度。饥饿对呼吸功能产生多方面作用，其中最严重的是分解代谢导致的呼吸肌萎缩（表 32-1）。

表 32-1　饥饿对呼吸功能的影响

- 呼吸肌功能：肌蛋白分解导致呼吸肌无力。这将导致自主呼吸患者的呼吸肌疲劳和机械通气患者撤机困难
- 表面活性物质生成：饥饿导致肺表面活性物质生成减少，降低肺顺应性，增加呼吸做功
- 呼吸驱动：饥饿导致呼吸中枢对缺氧的反应性降低
- 肺防御机制：饥饿引起免疫功能受损，饥饿的常见死因是肺炎
- 胶体渗透压：饥饿导致循环白蛋白减少，血浆胶体渗透压降低，肺水增加，引起肺水肿
- 气道上皮：营养不良使长期气管插管患者发生喉部溃疡

营养评估

根据身高与体重，可以通过 Harris-Benedict 公式估算基础能量消耗（BEE）：

$$BEE = 66 + 13.7 \times W + 5 \times H - 6.8 \times A（男性）$$
$$BEE = 65.5 + 9.66 \times W + 1.8 \times H - 4.7 \times A（女性）$$

W 表示体重（kg），H 表示身高（cm），A 表示年龄（岁）。从 Harris-Benedict 公式估算得到的每天所需热量，需要根据患者的活动因子和损伤应激因子进行增加。卧床患者的活动因子为 20%，活动患者为 30%。一般创伤的损伤应激因子为 10%~30%，脓毒血症为 25%~60%，烧伤为 50%~110%。

Ireton-Jones 公式根据肥胖和机械通气进行调整。对于肥胖患者：

$$REE = [(606 \times G) + (9 \times W) - (12 \times A)] + (400 \times V) + 1444$$

G 表示性别（男 =1，女 =0），W 表示实际体重（kg），A 表示年龄（岁），V 表示呼吸机（是 =1，否 =0）。对于机械通气患者：

$$REE = 1925 - (10 \times A) + (5 \times W) + (281 \times G) + (292 \times T) + (851 \times B)$$

T 表示创伤（是 =1，否 =0），B 表示烧伤（是 =1，否 =0）。当没有其他数据时，所需热量也可以通过千克体重来估算（通常 25~35kcal/kg）。

生化指标对于评估营养状态也很有意义（表32-2）。白蛋白水平与营养不良的程度相关，白蛋白降低时发病与死亡的风险均升高。白蛋白的半衰期大约20天，其水平反映了慢性而不是急性的蛋白消耗，所以白蛋白不是重症患者蛋白状态的特异性指标，由于转铁蛋白的半衰期为8~10天，因此它比白蛋白更能反映营养状态的急性变化。甲状腺素结合前白蛋白（甲状腺素运载蛋白）是反映内脏蛋白状态，特别是急性蛋白质-热量营养不良阶段的敏感指标。前白蛋白作为营养状态指标的优点是其半衰期只有2~3天。视黄醇结合蛋白的半衰期为12小时，对营养状态的变化非常敏感，但由于视黄醇结合蛋白可以被肾小球滤过和肾脏代谢，限制了其在肾衰竭患者中的使用。淋巴细胞总计数是非重症患者营养状态筛查的有用指标，它与白蛋白结合可预测外科术后死亡率和发病率。

表32-2　评估营养状态的生化指标正常值

指标	正常值	异常
白蛋白	3.5~5g/dl	<2.5g/dl
转铁蛋白	200~400mg/dl	<100mg/dl
前白蛋白	10~20mg/dl	≤10mg/dl
视黄醇结合蛋白	3~6μg/dl	≤3μg/dl
淋巴细胞总计数	2000~3500/mm³	≤1200/mm³
氮平衡	正平衡	负平衡

氮平衡决定了维持氮均衡所需的氮（蛋白），反映了合成代谢/分解代谢和蛋白质分布。公式如下：

$$氮平衡 = 氮摄入 - 氮排出 = 蛋白摄入/6.25 - (UUN + 4)$$

UUN表示尿尿素氮。计算氮平衡需要精确收集24小时尿，精确评估蛋白质摄入，以及肌酐清除率大于50ml/min。正常情况下氮平衡为正平衡，当热量和（或）蛋白摄入不足以及代谢性应激时可以呈负平衡。

间接热量测定

间接热量测定是通过测定 $\dot{V}_{O_2}$ 和/或 $\dot{V}_{CO_2}$，经 Weir 方法计算能量消耗（kcal/d）：

$$能量消耗 = \dot{V}_{O_2} \times 3.941 + \dot{V}_{CO_2} \times 1.11 \times 1440$$

间接热量测定也能计算 R。间接热量计以开放或封闭方式工作。

开放式

开放式测量是通过测定吸入及呼出气的气体浓度来计算 $\dot{V}_{O_2}$ 和 $\dot{V}_{CO_2}$。开放式热量计（代谢车）的主要部件是气体分析仪（O_2 和 CO_2）、容积测量装置和混合室。气体分析仪必须能测量气体浓度的细微变化，容积测量装置必须能精确测量 $0.05 \sim 1L$ 的容积变化。患者的呼出气被导入混合室，位于混合室出口的真空泵吸出少量气体标本用于分析 O_2 和 CO_2，经分析后的气体被送回混合室，然后所有气体经过容积测量装置排出。与此同时，气体分析仪也测量吸入气的氧浓度。最后经微处理器进行必要的运算。使用开放式间接热量计时必须对细节谨小慎微才能得到有效的结果，使用注意事项如表 32-3。

表 32-3　使用开放式间接热量计时的注意点

- F_{IO_2} 必须稳定（ $\pm 0.005\%$ ）。呼吸机需使用空氧混合器以避免因气体混合系统不稳定导致的 F_{IO_2} 波动

- F_{IO_2} 必须 $\leqslant 0.60$。高 F_{IO_2} 时开放式热量计测量 $\dot{V}_{O_2}$ 不准确

- 整个系统必须杜绝漏气，这在无气囊的人工气道、支气管胸膜瘘、装有侧流二氧化碳分析仪时不能实现。进行肾脏血液透析患者也可能产生错误结果

- 吸入气与呼出气必须完全分开。这在具有持续偏流功能的呼吸机上难于实现

封闭式

封闭式热量计的主要部件是容积式肺量计、混合室、CO_2 分析仪和 CO_2 吸收器。装有已知容积氧气的肺量计与患者连接。当患者通过肺量计重复呼吸时，O_2 被消耗而 CO_2 增加，因此需要 CO_2 吸收器在气体送回肺量计前将 CO_2 从系统中去除。系统中减少的容积就等于 $\dot{V}_{O_2}$。患者呼出气被导入混合室，从中抽取气体标本用于分析 $F\bar{E}_{CO_2}$。呼出气从混合室经过 CO_2 吸收器后进入肺量计。通过电子监测肺量计的容积变化测量潮气量。微处理器计算不同呼气末容量的差值得出 $\dot{V}_{O_2}$。对于机械通气患者，需要在热量计的吸气支上安装一个箱内球装置。呼吸机对风箱加压而使患者通气。测量的时间受 F_{IO_2} 和肺量计的容量限制，当肺量计的容量下降到一个警戒水平时，需要中断测量进行肺量计重新充气。

封闭式热量计系统漏气将导致 $\dot{V}_{O_2}$ 测量值错误性增高（如无气囊的人工气道、支气管胸膜瘘、装有侧流二氧化碳分析仪）。这项技术的其他不足包括系统的可压缩容积增加和触发灵敏度下降。闭环热量计较开环热量计的优势是可以在高 F_{IO_2}（最高至 1.0）时测量。

其他方法

对于留置有肺动脉导管的患者，可以通过动脉氧含量（Ca_{O_2}）、混合静脉氧含量（$C\bar{v}_{O_2}$）和心排量（$\dot{Q}c$）来计算 $\dot{V}_{O_2}$：

$$\dot{V}_{O_2} = \dot{Q}c \times (Ca_{O_2} - C\bar{v}_{O_2})$$

因此，可以从 $\dot{V}_{O_2}$ 计算代谢率：

$$REE = \dot{V}_{O_2} \times 4.83 \times 1440$$

代谢率也可以从 $\dot{V}_{CO_2}$ 计算，和容积二氧化碳仪一起使用：

$$REE = \dot{V}_{CO_2} \times 5.52 \times 1440$$

$\dot{V}_{O_2}$ 的正常值是 250ml/min，$\dot{V}_{CO_2}$ 的正常值 200ml/min $[2.6ml/(kg \cdot min)]$。

间接热量计测量的一般原则

由于间接热量计测量费用高且费时费力，应该有选择地应用于患者，其适应证如表 32-4。使用间接热量计测量静息能量消耗（REE），必须考虑到每次测量持续时间和估算 24 小时所需的测量次数。理想状态下，24 小时连续间接热量计测量能提供最准确的 REE 估值。对于多数重症患者，持续数天每天 15 ~ 30 分钟的测量无法实现。但减少测量持续时间和降低测量频度又使 REE 估测的可靠性降低。在进行间接热量计测量时，患者应处于静息、未被打扰、无活动、仰卧位、清醒（除非昏迷患者）状态。要求测量间接热量计前 90 分钟呼吸机参数无变动，60 分钟内没有可能导致 $\dot{V}_{O_2}$ 变化的治疗改变，2 小时内的血流动力学稳定。由于 REE 是在静息状态下测得，应根据患者活动量相应增加热卡供给。REE 在不同时间段可能会有很大波动。

表 32-4 间接肺量计的适应证

- 具有严重营养性应激因素的患者（创伤、脓毒血症、烧伤等）
- 呼吸机撤机困难的患者
- 热量需求不明确的儿科患者
- 热量需求不明确的肥胖患者
- 热量需求不明确的营养不良患者
- 对营养支持反应不佳的患者

机械通气患者的营养支持

患者的胃肠道（GI）功能存在时就应考虑进行肠内营养。营养物质经门静脉系统吸收进入肝脏可以得到更好的利用，提高免疫功能。肠道内的营养物质能够预防小肠萎缩、维持胃肠道黏膜的吸收功能。肠内营养还能维持正常的肠道菌群和胃内 pH，防止小肠内细菌过度生长而引起肺炎。肠内营养的合理使用比肠外营养更经济且安全。

营养支持的首选途径是口服，但对于绝大多数机械通气患者这是不现实的，机械通气患者最初常使用鼻胃管或口胃管。大多情况下，这只适于短期喂养，当患者出现严重反流、胃排空障碍或高误吸风险时则禁止使用。进行连续十二指肠或空肠营养需要将营养管置入小肠，人们通常认为远于胃的喂养能降低误吸风险。由于肠内营养时的误吸风险，常需将患者置于半卧位（床头抬高 30°）。在接受机械通气及早期肠内营养的患者，常规监测胃残余量与否并未增加呼吸机相关性肺炎的发生。即使是被称为滋养性营养（小于目标热卡 15% 的营养方式）的很小剂量的肠内营养，也对保护肠黏膜上皮具有有益作用。ARDS网对接受机械通气最初 6 天的急性肺损伤患者进行的一项研究发现，滋养性营养与全量肠内营养相比对临床预后无显著差异。

距离胃越远的肠道喂养，与喂养相关的误吸发生越少。因此，理想的幽门后置管应经过屈氏韧带，或进入十二指肠的第四段。Dobhoff 导管是一种小口径、易弯曲的鼻胃营养管，借助导丝进行置入，末端的配重帮助其进入合适位置。

如果需要长期人工喂养，可以在外科手术、内镜、放射或腔镜技术下进行经皮胃或小肠内置管。经皮内镜胃造瘘（PEG）管是在内镜下放置的，这种管子通常比鼻胃管或鼻肠管更加舒适。

当患者的消化道无功能、刺激消化道或胰腺后可能加重病情时，必须实施不经过胃肠道的肠外营养。肠外营养需要有中心静脉或外周静脉置管。优先选择中心静脉通路，因为输注的营养液通常大于 $600 \sim 900 mOsm/L$，液体量及输注持续时间可不受限制。肠外营养不刺激消化道，但可能引起肠道萎缩、黏膜受损、肠道屏障功能削弱和肺炎风险增加。一项随机对照研究发现，入 ICU 第 4 ~ 8 天以肠外营养补充肠内营养的热卡不足可使临床获益，能减少院内感染发生的风险、抗生素使用天数和机械通气时间。但另一项随机对照研究却发现，早期肠外营养没有益处。

对机械通气患者进行营养支持的目标是保持净体重、维持免疫功能和防止代谢并发症。早期肠内营养支持是一种积极主动的措施，能够减轻疾病严重性、减少并发症、缩短 ICU 住院时间和改善预后。现在有多种营养添加剂可以购得。但 ω-3 和抗氧化类添加剂并不能改善机械通气患者的临床预后。机械通气患者血糖控制非常重要，但从改善患者预后考虑目前证据不支持强化血糖控制且伴有发生低血糖的高风险。重症医学会适用于机械通气患者的营养支持指南列于表 32-5。

表 32-5 机械通气患者营养支持指南

- 入院后 24 ~ 48 小时内开始肠内营养
- 对于重症患者肠内营养途径优先于肠外营养
- 对于重症患者，有无肠鸣音和肛门排气排便均不是开始肠内营养的必要条件
- 经胃或小肠喂养都是可以的
- 如果重症患者存在高误吸风险或胃内喂养不耐受，应留置于小肠的营养管进行喂养
- 如果经肠内营养 7 ~ 10 天后仍不能达到目标热量需求，应考虑开始肠外营养补充
- 对于肥胖的重症患者，建议允许性低摄入或低热卡肠内营养
- 以下措施可以降低误吸风险：床头抬高 30° ~ 45°；持续肠内营养输注；使用药物促进肠蠕动；放置幽门后营养管
- 重症患者不应使用蓝色染色食物和葡萄糖氧化酶条作为鉴别误吸的替代标记
- 不建议常规使用为了调整呼吸商减少 $\dot{V}_{CO_2}$ 而设计的专用高脂低碳水化合物配方

要点回顾

- 代谢（能量消耗）、$\dot{V}_{O_2}$、$\dot{V}_{CO_2}$ 之间存在相互关系。

- R 取决于被代谢的底物。

- 热量摄入过少可引起肌肉分解代谢而导致呼吸肌疲劳；热量摄入过多可引起通气需求增加而使呼吸肌疲劳。

- 营养评估的方法包括人体测量数据、Harris-Benedict 方程、生化指标和间接热量测定。

- 间接热量测定通过测量 $\dot{V}_{O_2}$ 和 $\dot{V}_{CO_2}$ 来计算能量消耗。

- 间接热量测定可以使用开放式或封闭式装置进行测量。

- 热卡需求可以单由 $\dot{V}_{O_2}$、$\dot{V}_{CO_2}$ 或两者共同确定。

- 肠内营养支持优于肠外营养。

（陆志华　译　郭　丰　校）

参考文献

Casaer MP, Mesotten D, Hermans G, et al. Early versus late parenteral nutrition in critically ill adults. *N Engl J Med.* 2011;365:506-517.

Dummler R, Zittermann A, Schafer M, et al. Postoperative assessment of daily energy expenditure. Comparison of two methods. *Anaesthesist.* 2013;62:20-26.

Flancbaum L, Choban PS, Sambucco S, et al. Comparison of indirect calorimetry, the Fick method, and prediction equations in estimating the energy requirements of critically ill patients. *Am J Clin Nutr.* 1999;69:461-466.

Heidegger CP, Berger MM, Graf S, et al. Optimization of energy provision with supplemental parenteral nutrition in critically ill patients: a randomized controlled clinical trial. *Lancet.* 2013;381:385-393.

Heyland DK, Cahill N, Day AG. Optimal amount of calories for critically ill patients: depends on how you slice the cake! *Crit Care Med.* 2011;39:2619-2626.

Huang YC, Yen CE, Cheng CH, et al. Nutritional status of mechanically ventilated critically ill patients: comparison of different types of nutritional support. *Clin Nutr.* 2000;19:101-107.

Joosten KF. Why indirect calorimetry in critically ill patients: what do we want to measure? *Intensive Care Med.* 2001;27:1107-1109.

Martindale RG, McClave SA, Vanek VW, et al. Guidelines for the provision and assessment of nutrition support therapy in the adult critically ill patient: Society of Critical Care Medicine and American Society for Parenteral and Enteral Nutrition: Executive Summary. *Crit Care Med.* 2009;37:1757-1761.

McArthur CD. Prediction equations to determine caloric requirements in critically ill patients. *Respir Care.* 2009;54,453-454.

McClave SA, Martindale RG, Vanek VW, et al. Guidelines for the provision and assessment of nutrition support therapy in the adult critically ill patient. *J Parenter Enteral Nutr.* 2009;33:277-316.

Petros S, Engelmann L. Validity of an abbreviated indirect calorimetry protocol for measurement of resting energy expenditure in mechanically ventilated and spontaneously breathing critically ill patients. *Intensive Care Med.* 2001;27:1164-1168.

Pirat A, Tucker AM, Taylor KA, et al. Comparison of measured versus predicted energy requirements in critically ill cancer patients. *Respir Care.* 2009;54:487-494.

Reignier J, Mercier E, Le Gouge A, et al. Effect of not monitoring residual gastric volume on risk of ventilator-associated pneumonia in adults receiving mechanical ventilation and early enteral feeding: a randomized controlled trial. *JAMA.* 2013;309:249-256.

Rice TW, Wheeler AP, Thompson BT, et al. Enteral omega-3 fatty acid, gamma-linolenic acid, and antioxidant supplementation in acute lung injury. *JAMA*. 2011;306:1574-1581.

Schulman RC, Mechanick JI. Metabolic and nutrition support in the chronic critical illness syndrome. *Respir Care*. 2012;57:958-978.

The National Heart, Lung, and Blood Institute Acute Respiratory Distress Syndrome (ARDS) Clinical Trials Network. Initial Trophic vs Full Enteral Feeding in Patients With Acute Lung Injury. The EDEN Randomized Trial. *JAMA*. 2012;307:795-803.

Walker RN, Heuberger RA. Predictive equations for energy needs for the critically ill. *Respir Care*. 2009;54:509-521.

第四篇
机械通气相关议题

第 33 章
气 道 管 理

目标

1. 列举人工气道的适应证。
2. 列举人工气道的并发症。
3. 能对拔管和堵管进行正确的评估。
4. 掌握气管插管和气管切开优缺点。
5. 了解发音阀的作用。

引言

尽管无创机械通气的应用日趋广泛，但仍然有很多患者需要经气管插管或气管切开进行有创机械通气，因此机械通气时的气道管理非常重要。

人工气道的适应证

1. 有创通气辅助。
2. 需要进行气道分泌物的清除。
3. 解除上气道梗阻。
4. 预防误吸。

上述情况均属相对适应证，因为通气辅助和气道分泌物清除同样可以采用无创的方法。而人工气道可以减少大量误吸的发生，但微量误吸仍然难于避免。

经口或经鼻气管插管

经鼻气管插管的优势在于耐受性好（特别对于清醒患者），便于清洁口腔，免于对颈椎损伤的患者行经口气管插管，并且降低了患者自行拔管的风险。但是经鼻气管插管存在诸多缺点，不仅气管插管的直径小，并且长度大，故其增加了气道的阻力，吸痰和纤维支气管镜检查时阻力增大，鼻窦炎、中耳炎的危险增加。因此，经口气管插管是目前插管患者的首选途径。

人工气道的并发症

人工气道的常见并发症如表33-1，最严重的是气管导管的误植入可危及生命。尽管部分自行拔管的患者不需要再插管，但非计划性拔管再插管患者的发生率与死亡率有较高的相关性，预防非计划性拔管的措施包括妥善固定插管（推荐环绕头部的固定方法），必要时应用物理和化学约束，需及时发现、纠正人工气道的移位。气管插管可误置入食管或主支气管中，以右主支气管多见，管路的误入可发生在插管过程中，也可在管路置入之后。此外，患者颈部的前曲或后伸也可能造成气管插管末端向头端或气道深部有数厘米的移动。

表 33-1 人工气道的并发症

- 气管插管误置入
  - 置入食管
  - 置入主支气管
- 非计划性拔管
- 气道损伤
  - 喉部损伤
  - 气管损伤
- 气囊漏气
- 误吸和肺炎
- 上气道功能丧失
- 吸气阻力增大
- 分泌物清除能力下降

　　适宜的插管深度一经确定，即应记录嘴唇或鼻孔处气管插管刻度，并需定时检查。对于初行经口气管插管的患者，深度为女性 21cm（测于门齿处），男性 23cm。置入气管插管后应行 X 线检查作为定位基础数据，听诊器听诊也能评估正确位置。在置入气管插管后即应施行一系列的评估（表 33-2）。

表 33-2 判断气管插管位置的方法

- 听诊：听上腹部和胸部，以区分在气管内或食管内；听诊左、右胸部以区分气管插管在气管内还是主支气管内
- 望诊：气管插管在气道内时应呈现胸部对称的起伏；气管插管内壁可见雾气。
- CO_2 的监测：呼出气的二氧化碳分压测不到或小于 $5cmH_2O$ 说明气管插管在食管内；也可用二氧化碳监测器
- 纤维支气管镜：应用此技术可以直观地了解气管插管的位置，且在困难气道的气管插管置入时帮助顺利置管
- 导光棒：沿气管插管插入时在胸骨上切迹见到光透说明插管在气管内
- 食管探测装置：这是一挤压球，连接于气管插管近端，如插管在气管内则挤压球快速重新充气
- 胸部 X 线：气管插管末端应在气管分叉之上，且居中，并与主动脉弓在同一水平

　　气管插管的存在是对气道的损伤。喉部和气管的管壁尤其容易损伤，而且在拔管前不易被识别。喉部的损伤包括水肿、声带麻痹、声门狭窄和肉芽组织形成。气道的损伤包括气道狭窄、气管软化、气管-食管瘘或气道-无名动脉瘘。气道的损伤主要来自于气管插管气囊对黏膜的压迫。可以通过避免气囊的过度充气来降低对气管壁的损伤，气囊的压力应低于 $30cmH_2O$。同时，为降低隐形

吸入的危险，气囊的压力应在 20cmH$_2$O 以上。因此，应对气囊内的压力予以定时监测，保持在 20~30cmH$_2$O。

气囊漏气是经常发生的。漏气的原因包括气囊破裂、气囊充气小管断裂、指示囊阀门故障等。气囊充气困难可致患者的通气不足并需要更换插管。在危重症患者的气管插管的更换应使用半刚性的插管置换器。专业的插管置换器是中空的并允许给氧。

人工气道的建立破坏了正常的上气道和吸入气体的加温、加湿和过滤功能。人工气道还可导致功能残气量降低，尽管有人认为 3~5cmH$_2$O "生理性 PEEP" 有助于维持人工气道患者的功能残气量，但 "生理性 PEEP" 一词未能在临床试验中找到依据。此外，对于 COPD 患者，人工气道建立后患者不能进行缩唇呼吸。

气体在人工气道中流动的阻力大于正常气道，因此临床上在机械通气撤离过程中，常在自主呼吸试验时应用低水平的压力支持或导管补偿模式来克服人工气道的阻力，但也有人认为对于插管型号合适的患者，在其自主呼吸稳定后，人工气道的阻力可以忽略，当然，对于使用较窄的气管插管患者应使用导管补偿或压力支持，自主呼吸试验时间不宜过长。

人工气道的拔除

拔管前评估

在患者不需要通气支持时即可考虑拔除人工气道，但部分因上气道梗阻、痰液清除障碍和有误吸风险而可能导致下呼吸道感染患者则需要保留人工气道。临床上，咳嗽能力弱的患者的拔管失败率是咳嗽能力正常患者的 5 倍，分泌物多的患者拔管失败率是正常患者的 3 倍，不能完成下列四项简单动作（睁眼、遵嘱动眼、握手、伸舌）的患者的拔管失败率为正常患者的 4 倍。同时具备上述两项危险因素的患者拔管失败率为没有危险因素的患者的 7 倍。

拔管前应排除患者上气道水肿和炎症。可在正压通气气囊抽空状态下测量气管插管周围的漏气量来评估（漏气试验）。虽然拔管后出现上气道阻塞的患者漏气试验为阴性，但部分成功拔管患者也有可能漏气试验为阴性。

拔管并发症

常见的拔管并发症列于表 33-3。统计数字显示，拔管失败率为 10%~25%，应用无创机械通气可降低拔管失败患者的重插管率。拔管后声音嘶哑较为常见，通常是暂时性的。拔管后由于上气道水肿出现喘鸣时，可采用冷雾疗法、消旋肾上腺素雾气治疗、激素治疗和应用氦气。对于急性可逆的水肿，上述方法可能改善较为迅速且疗效较好。而对于不可逆的拔管后梗阻（如声带麻痹），必须重新行气管插管或气管切开。

表 33-3　拔管的并发症

声音嘶哑

喉头水肿

喉部痉挛

哮鸣音

声带麻痹

声门狭窄

肉芽组织形成

气管切开术

气管切开时机

与气管插管一样，气管切开也是利弊并存（表 33-4）。对于气管切开的时机，目前没有很明确的证据和共识，经皮气管切开术是目前较为简单的床旁操作。尽管许多患者可耐受气管插管数周，但延长插管时间可造成声带的损伤。气管切开适合于需要长期通气支持或需要长期气道保护（神经系统疾病的患者）或多次撤机不成功的患者。气管切开有利于有些患者的机械通气撤离，这可能是由于气管切开后气道阻力减小，死腔量减少，有利于气道分泌物清除，患者舒适度增加。但是气管切开会增加气管狭窄的风险。

表 33-4　气管插管和气管切开在长期机械通气时的优势比较

经喉气管插管	气管切开
操作简便、用时短	脱出后重复置入比较容易
避免外科流程	喉部损伤小
初始置入时的费用低	气道分泌物清除效果佳
	管路堵塞风险小
	口咽部损伤小
	患者舒适度高
	口腔卫生状况良好
	说话、发音比较容易
	声门功能得到保护
	允许吞咽，可以经口进食
	通气阻力降低
	管路死腔小
	自主呼吸所需的呼吸做功低
	容易撤机

气管切开套管类型

不同厂家可提供不同型号、不同类型的气管切开管。气切导管的型号根据内径、外径、长度和弧度进行分类。不恰当的气切导管可能导致气管内导管末端堵塞及周围肉芽组织形成，因此选择合适型号、种类的气切导管尤为重要。弧形并可以调整弯曲度的气切导管可以增进与气管之间的贴合度。近端延长的导管适合于颈部比较粗大的患者，而远端延长的导管则适合于气管内存在异常的患者。带有螺旋丝的气切管可以增加套管的灵活度，边缘可调的气切套管可进行床旁调整，以延长套管并增加置入的长度。部分气切导管还有内套管设计，内套管可取出并进行清洗。气切导管的气囊也有多种形状和材质可供选择。在气囊上方导管背侧有一小孔的气切导管可以使患者在拔除内套管后经上气道进行呼吸。有些气管切开导管气囊上方带有吸引口，具备声门下吸引功能。

带管发音

气管切开机械通气患者气囊放气后气体从上气道经过可以发出声音，增加PEEP 水平（可增加呼气相漏气量）、延长吸气时间、增加潮气量（以补偿因漏气带来的容量丢失）有利于提高发音质量。对于发音良好的患者，使用发音阀可以提高上气道阻塞时的安全性。

发音阀的应用使得患者经气管切开管吸气而经上气道进行呼气，广泛用于不需要使用正压通气的气管切开患者。要确保使用发音阀患者能经上气道充分呼出气体，可在置入发音阀后测量气管压力进行评估，若呼气时压力 >10cmH$_2$O，则提示气切导管过小或上气道存在阻塞的问题。

对于不能耐受气囊放气的患者，可以考虑应用能发声的气管切开套管。气体可以通过气囊上部再经过声带来进行发音。无论是否应用发音阀，能进行气囊放气总是比应用可以发音的气管切开管效果好。

拔除气管切开管

当患者无须进行机械通气后，意识水平、咳嗽能力、分泌物的量和机体氧合状态是预计拔管成功的决定性因素。拔管前的评估应有序进行，首先患者应该可以耐受气囊放气，继而可以耐受发音阀或堵管，如果可以耐受连续堵管24~72h，则有较大的拔管成功率。气管切开管拔管失败的定义是在拔管 48~96h 内患者需要重新置入人工气道。

气道管理其他用物

其他类型的人工气道包括食管封闭导管、咽通气道、食管-气管联合管等，这些器材在心肺复苏阶段不建议使用。喉罩是声门上人工气道，它的置入可在没有喉镜的情况下进行，边缘的充气结构可以提供低压气道封闭。喉罩的应用适合于气管插管不能应用的情况下短暂的过渡，机械通气应越早更换成气管插管越好。可视的喉镜可大大地提高气管插管的成功率，可视喉镜由三部分构成：导丝、导引通道和改良的喉镜可视镜头。

要点回顾

- 建立人工气道的目的是提供通气支持、清除气道分泌物、解除气道梗阻和防止误吸。
- 经口气管插管较经鼻插管常用，并且经口插管的内径较大，较少发生气管插管扭曲。
- 人工气道的并发症包括误置入、气道损伤、气囊漏气、肺炎、上气道和声门功能的剥夺、气道分泌物清除能力下降和误吸。
- 气管插管置入的评估包括听诊、观察胸廓起伏、二氧化碳监测、纤维支气管镜和 X 线检查。
- 拔管的并发症包括声音嘶哑、喘鸣、喉头水肿、喉部痉挛、声带麻痹、声门塌陷和肉芽组织形成。
- 许多患者可以插管数周而无严重并发症。
- 气管切开导管应与气管吻合良好。
- 对于气管切开行机械通气的患者，可通过放气囊来辅助发音，但同时要调整机械通气参数的设定以平衡通气和漏气。
- 发音阀通过上气道来呼气以使患者发音。
- 当患者不再需要通气支持时，意识水平、有效咳嗽、咳痰能力、氧合状况是拔管成功的决定性因素。
- 在不能进行气管插管的情况下喉罩可作为替代选择。

（齐小玖　译　段开亮　校）

参考文献

Bittner EA, Schmidt UH. The ventilator liberation process: update on technique, timing, and termination of tracheostomy. *Respir Care.* 2012;57:1626-1634.

Durbin CG. Early complications of tracheostomy. *Respir Care.* 2005;50:511-515.

Durbin CG. Indications for and timing of tracheostomy. *Respir Care.* 2005;50:483-487.

Durbin CG. Techniques for performing tracheostomy. *Respir Care.* 2005;50:488-496.

Durbin CG. Tracheostomy: why, when, and how? *Respir Care.* 2010;55:1056-1068.

Durbin CG, Perkins MP, Moores LK. Should tracheostomy be performed as early as 72 hours in patients requiring prolonged mechanical ventilation? *Respir Care.* 2010;5:76-87.

Epstein SK. Decision to extubate. *Intensive Care Med.* 2002; 28:535-546.

Epstein SK. Extubation. *Respir Care.* 2002; 47:483-495.

Epstein SK, Nevins ML, Chung J. Effect of unplanned extubation on outcome of mechanical ventilation. *Am J Respir Crit Care Med.* 2000; 161:1912-1916.

Fisher DF, Kondili D, Williams J, et al. Tracheostomy tube change before day 7 is associated with earlier use of speaking valve and earlier oral intake. *Respir Care.* 2013;58:257-263.

Hess DR. Facilitating speech in the patient with a tracheostomy. *Respir Care.* 2005;50:519-525.

Hess DR. Tracheostomy tubes and related appliances. *Respir Care.* 2005;50, 497-510.

Hoit JD, Banzett RB, Lohmeier HL, et al. Clinical ventilator adjustments that improve speech. *Chest.* 2003;124:1512-1521.

Hurford WE. The video revolution: a new view of laryngoscopy. *Respir Care.* 2010;55:1036-1045.

Jaeger JM, Littlewood KA, Durbin CG. The role of tracheostomy in weaning from mechanical ventilation. *Respir Care.* 2002; 47:469-482.

O'Connor HH, White AC. Tracheostomy decannulation. *Respir Care.* 2010;55:1076-1081.

Schmidt U, Hess D, Kwo J, et al. Tracheostomy tube malposition in patients admitted to a respiratory acute care unit following prolonged ventilation. *Chest.* 2008;134:288-294.

Stelfox HT, Crimi C, Berra, L, et al. Determinants of tracheostomy decannulation: an international survey. *Crit Care.* 2008;12:R26.

Stelfox HT, Hess DR, Schmidt UH. A North American survey of respiratory therapist and physician tracheostomy decannulation practices. *Respir Care*. 2009;54:1658-1664.

Terragni PP, Antonelli M, Fumagalli R, et al. Early vs late tracheotomy for prevention of pneumonia in mechanically ventilated adult ICU patients: a randomized controlled trial. *JAMA*. 2010;303(15):1483-1489.

White AC, Kher S, O'Connor HH. When to change a tracheostomy tube. *Respir Care*. 2010;55:1069-1075.

Young D, Harrison DA, Cuthbertson BH, Rowan K; TracMan Collaborators. Effect of early vs late tracheostomy placement on survival in patients receiving mechanical ventilation: the TracMan randomized trial. JAMA. 2013;309:2121-2129.

第 34 章
呼吸道廓清

> **目标**
>
> 1. 描述机械通气患者呼吸道廓清的方法。
> 2. 列举气道内吸痰的并发症。
> 3. 列举机械通气患者减少吸痰相关性并发症的方法。
> 4. 描述侧卧位和俯卧位对氧合的影响。

引言

气道廓清对机械通气患者十分重要。其方法包括：吸痰、生理盐水滴注、支气管镜检查、体位引流以及变换体位。不能充分地处理好患者的气道卫生会影响机械通气患者的疗效。

气道廓清

对于人工气道患者，气道廓清功能下降是由于黏液纤毛运动下降以及不能有效咳嗽。气道纤毛运动受损是由于人工气道的存在，吸痰引起的气道黏膜损伤、吸入气未充分湿化、高浓度氧、药物（例如麻醉剂）以及潜在的肺部疾病。有效咳嗽受损是由于人工气道的存在以及低迷的意识状态。对于气管插管患者，常用于清除分泌物的方法包括：吸痰，伴随或不伴随叩击/震颤的体位引流，体位变换以及支气管镜的应用。

膨肺治疗

用手动呼吸器进行膨肺被广泛地用于气管置管患者的气道分泌物的清除。然而，这项技术对于气道分泌物清除的有效性还有待于高级别证据的支持。此外，在膨肺治疗期间，高气道压力的产生，可能增加肺损伤以及影响血流动力学的稳定性。

吸痰

吸痰是气道管理的重要手段，但气管内吸痰存在诸多并发症（表34-1）。用合适的操作技巧可以很大程度地避免吸痰相关的并发症（表34-2）。其他辅助气道内吸痰的方法包括：用尖端弯曲的导管、患者的头偏向一侧（例如，把患者的头偏向右侧有利于清除左侧气道内分泌物），以及侧卧位。这些技术中，弯曲的尖端导管的应用最为有效。

密闭式吸痰管是一支有外壳保护的导管，连接在呼吸机管路和人工气道之间，从而成为呼吸器管路的一部分。密闭式吸痰管不易受环境污染，并且在吸痰时患者不必断开呼吸机。密闭式吸痰能防止吸痰过程中肺萎缩，并保护临床医师在吸痰过程中不被污染。由于密闭式吸痰管可重复利用并且不必定期更换，它的应用成本也有一定程度地降低。

表 34-1　吸痰的并发症

- 缺氧
- 肺不张
- 气道损伤
- 污染
- 心律失常
- 选择性的右支气管中的分泌物清除
- 颅内压升高
- 咳嗽和支气管痉挛

表 34-2　避免吸痰并发症的技巧

- 给予100%氧浓度
- 应用密闭式吸痰管
- 应用尺寸合适的导管
- 用最小的负压来清除分泌物
- 动作轻柔
- 限制每次的吸痰时间
- 仅在导管撤出时提供负压吸痰

气道生理盐水滴注

在过去，为了促进气道内分泌物的移动常规在吸痰过程中滴注盐水。然而，有人发现灌注盐水的量往往比随后的吸痰中清除的盐水的量多，这可能会增加分泌物的量并且加重气道的阻塞。生理盐水的滴注也可能会刺激气道，诱发咳嗽以及支气管痉挛。目前认为，生理盐水滴注或许对分泌物黏稠的患者有用，但不应该作为常规手段。在生理盐水的滴注过程中，要时时注意避免气道污染的发生。

黏液清除器

黏液清除器是一个同心的充气导管，用来移除气管导管内壁的黏液和分泌物。黏液清除器先被送入气管插管远端，然后充气，随后再回抽。这个方法可用于可疑人工气道分泌物积聚时，图34-1显示的是气管插管痰液积聚患者黏液清除器使用前后流速-容积环的变化。

体位引流治疗

体位引流治疗（伴随或不伴随叩击和震颤），是利用重力、体位改变、叩击、震颤以及咳嗽来提高气道内分泌物的移动性。对于人工气道患者，在肺不张和肺萎缩的治疗上，这项治疗的疗效等同于支气管镜检查。然而，对于没有

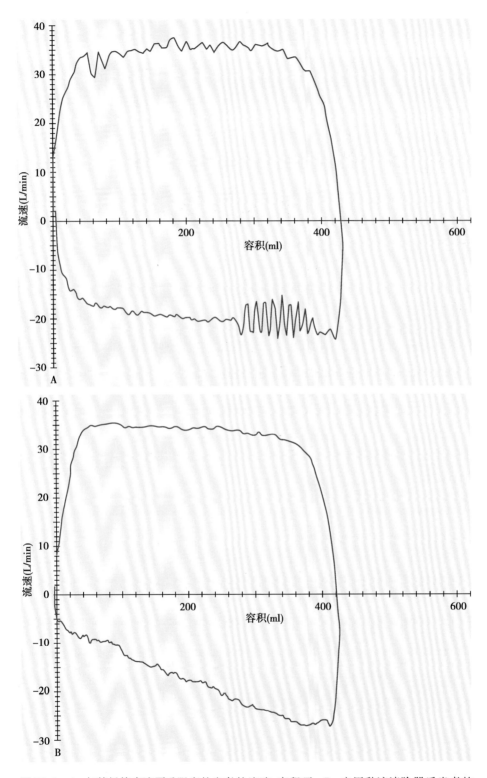

图 34-1 A. 气管插管痰液严重阻塞的患者的流速-容积环；B. 应用黏液清除器后患者的流速-容积环

分泌物潴留的患者，没有证据证实体位引流治疗的预防性应用。体位引流对于少痰或无痰的急性插管患者的益处不大。这项治疗需要充足的人力并且价格高。体位引流的并发症包括：低氧血症、高碳酸血症、颅内压升高、急性低血压、肺出血、疼痛、呕吐以及误吸，支气管痉挛和心律不齐。

呼吸机波形分析

向主气道的气流移动是气道内黏液移动的主要动力。呼气时气道回缩使得气道内气体的速度和对气道的剪切力增加，伴随每次呼吸，产生了朝向大气道的气体流动。在机械通气的过程中，呼气峰流量值大于吸气峰流量以协助黏液运送到气道的开口（图34-2）。尽管一个较低的吸气气流可以促进气道分泌物的清除，但也存在出现气流不同步和产生内源性 PEEP 的潜在可能。

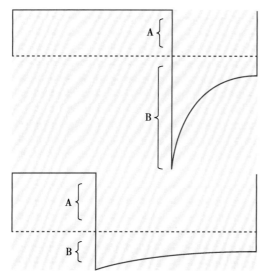

图34-2 判断呼气-吸气流速差异和比值。上图给出了呼气大于吸气流速的图例（例如，B－A＞0）以及呼气-吸气流速比（B/A＞1），这个差异有助于黏液的排出。此处内源性 PEEP 的产生源自于呼吸机参数的设置。下图显示呼气流速低于吸气流速，B－A＜0 或 B/A＜1，这个差异会加重黏液滞留患者增加呼气阻力。此处内源性 PEEP 的产生源自于气道阻力，如在慢性阻塞性肺疾病

咳嗽辅助

咳嗽辅助是利用助咳机（MIE）来模仿咳嗽的过程，吸气利用正压使肺部膨胀，紧接着一个负压把气体抽出，这项治疗包括几个周期的 MIE 重复，直到分泌物被清除。每一个周期是 1～2s 的吸气正压（25～35cmH$_2$O）后紧跟着一个 2～4s 的呼气的负压（30～40cmH$_2$O）。MIE 可通过口鼻面罩或人工气道一起使用。结合腹部挤压的手法，可增加呼气气流以促进分泌物的排出。这个过程已被证实对神经肌肉疾病的患者有较大帮助。对于未行气管插管的患有球部麻痹的患者，在呼气负压时段，由于上呼吸道的闭塞，MIE 的作用会受到限制。

支气管镜检查

对于气管插管的患者，支气管镜常通过保护性标本刷或支气管肺泡灌洗来获取气道内的分泌物标本，用于呼吸机相关性肺炎的诊断。纤维支气管镜也常用于清除插管患者气道分泌物（表34-3）。然而，由于支气管镜是有创操作，所以仅适用于其他手段，如辅助排痰、吸引痰液不能解决的顽固性肺不张患者。

表 34-3 气管插管患者应用纤维支气管镜的适应证和并发症

适应证	并发症
• 留取下呼吸道分泌物以诊断肺炎	• 低氧血症
• 其他传统方法的黏液清除效果不佳时	• 二氧化碳潴留
• 传统方法无法纠正的顽固性肺不张	• 气道内气体的陷闭（尤其是应用小口径的气管插管时）
• 评估上气道的通畅度	
• 评估咯血	• 气道痉挛
• 毒性物质的吸入、误吸的损伤程度的评估	• 下呼吸道的污染
• 困难气道气管插管的辅助	• 气胸
• 气道异物的清除	• 气道出血
	• 心律失常

非支气管镜下的支气管肺泡灌洗

小容量的支气管肺泡灌洗（MINI-BAL），不通过支气管镜，是用来指导对可疑呼吸机相关性肺炎的患者抗生素选择的操作。与支气管镜相比，此导管的直径更小，所以并发症的风险可以达到最小限度。一些 MINI-BAL 导管是定向的，从理论上来讲，这意味着它们可以被导入至某一肺叶中。但是该操作是非明视的，因此操作者无法确定导管的实际位置。有些 MINI-BAL 管具有嵌入的尖端，可防止被上气道分泌物污染。聚乙二醇材质的尖端可防止内部的采样导管受到污染。与支气管镜检查不同，MINI-BAL 仅以诊断为目的，不能用来进行气道分泌物的清除。

体位

生理学作用

正常肺功能时，重力依赖区的肺通气量更大，这是由于胸腔压力梯度（肺底部的胸腔压的负值更大）造成的。重力依赖区的肺泡是在压力-容积曲线中显示出顺应性好的那一部分。但在病理状态下，如急性呼吸窘迫综合征（ARDS），肺损伤和水肿往往在背部肺区最严重。当这些患者由仰卧位转变为俯卧位时，氧合往往有所改善。这与重力对血流量和胸膜腔压力梯度的作用有关，因而改善了通气/血流。这个作用的发生率约为 75%，而有 25% 左右的患者对此没有反应。患者的 Pao_2 的改善允许了 F_{IO_2} 和 PEEP 的下调。俯卧位在操作上有一定的难度，必须注意观察，避免气道和血管通路的移位。目前市场上可购买到实施俯卧位的床。俯卧位可能会降低胸壁的顺应性，造成容量通气模式时的气道压力增加和压力通气模式下的潮气量降低。当患者俯卧位时，可能会发生面部水肿及前额的压疮。患者应保持俯卧的时间尚不明确。有证据证明俯卧位不仅可以改善 Pao_2，也可以提高严重 ARDS 患者的生存率。在正确应用了 PEEP 滴定法，若 Pao_2/F_{IO_2} 小于 150，应考虑对 ARDS 患者实施俯卧位通气。

侧卧位对患有单侧肺部疾病的患者有用，健康的肺在下可升高 Pao_2。由于重力使得更多的血流向重力依赖区，通过在最大血流量的区域放置通气好的肺，即将健康的肺置于低位可能会改善通气/血流。对于有单侧肺部疾病的患者，利用侧卧位可能比利用 PEEP 来改善 Pao_2 更有效，因为，PEEP 可能会使肺血流离开健康肺而分流到患侧肺，不利于动脉血氧合。

翻身床的应用

利用翻身床的动力学治疗作用，自动和持续地把患者从一侧转向另一侧。翻身床已经被证实可以减少肺炎的发病率，但对预后和成本的影响尚不明确。尽管翻身床在有些医院已经很普遍，但他们对机械通气患者治疗的作用尚不明确，可能会增加医疗成本。

要点回顾

- 应用合适的方法可以一定程度地避免吸痰相关的并发症。
- 对于机械通气患者，密闭式吸痰比开放式吸痰更好。
- 生理盐水滴注不应作为常规方法来使用，而应有针对性。
- 体位引流对于少痰或无痰的急性插管患者的益处不大。
- 膨肺并不是气道廓清的有效方法。
- 呼气流量大于吸气流量可能促进气道分泌物向头侧移动，可通过呼吸机流速波形观察。
- 插管患者，支气管镜可用于分泌物的清除和呼吸机相关性肺炎的诊断。
- MINI-BAL 是非支气管镜的灌洗方法，主要用于指导可疑 VAP 患者的抗生素选择。
- MIE，也称为辅助咳嗽，是利用正压后紧随一个负压来模仿咳嗽动作。
- 当 ARDS 患者从仰卧位转为俯卧位时，氧合往往可以改善。
- 俯卧位可能会提高严重 ARDS 患者的生存率。
- 健侧在下的侧卧位对患有单侧肺部疾病的患者有作用。
- 翻身床已经被证实可以用来减少肺炎的发病率，但尚未证明能影响预后和成本。

（齐小玖　译　张　鑫　校）

参考文献

AARC Clinical Practice Guidelines. Endotracheal suctioning of mechanically ventilated patients with artificial airways. *Respir Care.* 2010;55:758-764.

Berra L, Coppadoro A, Bittner EA, et al. A clinical assessment of the mucus shaver: a device to keep the endotracheal tube free from secretions. *Crit Care Med.* 2012;40:119-124.

Branson RD. Secretion management in the mechanically ventilated patient. *Respir Care.* 2007;52:1328-1347.

Cereda M, Villa F, Colonbo E, et al. Closed system suctioning maintains lung volume during volume-controlled mechanical ventilation. *Intensive Care Med.* 2001;27:648-654.

Gattinoni L, Carlesso E, Taccone P, et al. Prone positioning improves survival in severe ARDS: a pathophysiologic review and individual patient meta-analysis. *Minerva Anestesiol.* 2010;76:448-454.

Guérin C. Prone position. *Curr Opin Crit Care.* 2014;20:92-97.

Guérin C, Reignier J, Richard JC, et al. Prone positioning in severe acute respiratory distress syndrome. *N Engl J Med.* 2013;368:2159-2168.

Hess DR. Airway clearance: physiology, pharmacology, techniques, and practice. *Respir Care.* 2007;52:1392-1396.

Hess DR. Patient positioning and ventilator-associated pneumonia. *Respir Care.* 2005;50:892-898.

Hess DR. The evidence for secretion clearance techniques. *Respir Care.* 2001;46:1276-1292.

Li Bassi G, Saucedo L, Marti JD, et al. Effects of duty cycle and positive end-expiratory pressure on mucus clearance during mechanical ventilation. *Crit Care Med.* 2012;40:895-902.

Lorente L, Lecuona M, Jiménez A, et al. Tracheal suction by closed system without daily change versus open system. *Intensive Care Med.* 2006;32:538-544.

Maggiore SM, Iacobone E, Zito G, Antonelli M, Proietti R. Closed versus open suctioning techniques. *Minerva Anestesiol.* 2002;68:360-364.

Ntoumenopoulos G, Shannon H, Main E. Do commonly used ventilator settings for mechanically ventilated adults have the potential to embed secretions or promote clearance? *Respir Care.* 2011;56:1887-1892.

Paulus F, Binnekade JM, Vroom MB, Schultz MJ. Benefits and risks of manual hyperinflation in intubated and mechanically ventilated intensive care unit patients: a systematic review. *Crit Care.* 2012;16:R145.

Siempos II, Vardakas KZ, Falagas ME. Closed tracheal suction systems for prevention of ventilator-associated pneumonia. *Br J Anaesth.* 2008;100:299-306.

Strickland SL, Rubin BK, Drescher GS, et al. AARC clinical practice guideline: effectiveness of nonpharmacologic airway clearance therapies in hospitalized patients. *Respir Care.* 2013;58:2187-2193.

Volpe MS, Adams AB, Amato MB, Marini JJ. Ventilation patterns influence airway secretion movement. *Respir Care.* 2008;53:1287-1294.

第 35 章
吸 入 给 药

> **目标**
>
> 1. 列出机械通气患者常见的吸入药品。
> 2. 描述吸入一氧化氮、氦氧混合气体和挥发性麻醉药在机械通气期间的用途。
> 3. 对照机械通气时雾化器和定量雾化器的区别。
> 4. 为机械通气患者选择合适的雾化器。

引言

氧气和空气按一定的比例混合后提供一定的吸入气氧浓度。一氧化氮、氦气或具有挥发性麻醉气体都可以添加至吸入气体中。雾化药物也常被加入至吸入气体中。本章概括了气体吸入和雾化剂的使用。

吸入气体

一氧化氮

吸入性一氧化氮（iNO）是一种选择性肺血管扩张剂。它可以增加肺泡血流，改善通气/血流比，改善氧合以及降低肺动脉压力。在成人急性呼吸窘迫综合征（ARDS），iNO 可以短暂地改善氧合。然而，研究显示 ARDS 患者 iNO 对于生存率并无影响。iNO 还会增加患者肾功能障碍的风险。另外，iNO 会导致高铁血红蛋白血症，产生二氧化氮，但这些影响比较少见，除非使用剂量很高。改善氧合的优势在 iNO $\leqslant 20 \times 10^{-6}$ 时最为明显，停止 iNO 时可能出现反弹性低氧血症。iNO 通常被用于急救和治疗顽固性低氧血症，尽管尚缺少证据证明 iNO 能够改善其预后。在美国，用 iNO 治疗的费用很高，而且不能获得第三方财务的补偿和报销，机构只能通过减少呼吸机的使用天数来降低成本。

氦氧混合气体

氦氧混合气是氦气（60% ~ 80%）和氧气（20% ~ 40%）的混合气体，被用于重症哮喘的治疗，其可以改善气体交换，减少呼吸功。氦氧混合气也被用于慢性阻塞性肺疾病急性加重期患者的有创和无创通气（NIV）联合治疗。低密度的氦气可降低部分阻塞气道的气体流动所产生的压力。临床常首选 80% 的氦氧混合气体，但是氦气含量在 40% 就可能改善临床症状。现在有些呼吸机可提供氦氧混合气，但它会影响呼吸机的其他功能。目前仍缺乏足够的证据证明氦气治疗能改善阻塞性肺疾病患者的预后（如哮喘和 COPD 的患者）。氦氧混合气可以提高气溶胶的输送，但是否可以改善治疗患者的预后尚不明确。氦氧混合气可用于拔管后发生喘鸣的患者，但需要注意的是，可能会掩盖危及生命的气道阻塞。

挥发性麻醉药

吸入麻醉剂可改善重症哮喘患者的气体交换功能，具有扩张支气管的作用，这是应用这类药物的基本依据。这些药物的麻醉特性还可通过镇静来改善人-机同步性。氟烷、恩氟烷或异氟烷等药物被用于成年难治性哮喘患者传统疗法无效时。异氟烷是最常用的，主要是由于其安全性相对于其他药品高。吸入麻醉药用于治疗急性哮喘并不多见，这是因为需要有经验的操作者、合适的设备和正确的废弃物处理。呼吸机的技术和现代麻醉机的功能的整合能改进气体的输出以用于重症监护。但是目前的证据是，这样的治疗并不能改善机械通气患者的重要预后指标，如死亡率、使用呼吸机时间以及呼吸机相关的并发症。

吸入性气溶胶的输送

治疗性的气溶胶在机械通气的患者中广泛使用，最常见的为 β 受体激动剂（支气管扩张剂）。然而，β 受体激动剂应避免用于 ARDS 的患者，已证明其能增加 ARDS 患者的死亡率。其他可在机械通气中应用的气溶胶包括抗胆碱能药物、类固醇、抗生素及前列环素等。可采用雾化器或定量吸入器进行气溶胶的输送。影响机械通气过程中药物输送的因素列于表 35-1。

表 35-1　影响机械通气时气溶胶输送的重要因素

雾化器

雾化器类型：不同厂家的喷射雾化器功能不尽相同。筛孔式雾化器优于喷射雾化器

在呼吸回路中的位置：喷射雾化器距离气管导管至少 15cm；筛孔雾化器应位于呼吸机和加湿器之间

呼吸驱动：只在吸气相输出的药物利用率高

流量和稀释量：使用喷射雾化器流量应为 6 ~ 8L/min，总容量为 4 ~ 5ml

持续时间：随雾化持续时间的延长，输送的剂量增加

吸气时间：吸气时间越长，吸入剂量越大

定量吸入器（MDI）

舱式装置：加上储雾器可增加吸入剂量

驱动：MDI 应该在吸气初启动

雾化器或 MDI

湿度：干燥气体吸入能产生更多气雾，但可能增加气道干燥痰液阻塞的风险

导管管径：经直径较小的气管插管或气管切开管吸入气雾量小

气体密度：低密度的气体（如氦气）能输送更多的气雾量

漏气端口：无创通气时，雾化装置位于漏气端口和面罩之间时可获得更大的药物剂量

剂量：剂量越大，输送的药物越多

患者因素：严重阻塞，同步性差

雾化器

传统的喷射雾化器仅有约5%的剂量可以沉积于呼吸道。机械通气时使喷射雾化器有许多弊端。如果雾化器被污染，细菌随气溶胶进入则会导致下呼吸道感染。雾化器产生的持续气流在容量模式时会增加潮气量，在压力模式时则会增加气道压力。雾化器的持续气流使触发更困难，并增加了呼气过滤器和流速计的阻力。这些缺点可以通过应用呼吸机自带的雾化器，其仅在吸气相输出气雾，机器自动平衡雾化器产生的多余的流量，从而避免雾化器所引起的上述缺陷。

振动筛孔雾化器利用带孔的网状结构产生气溶胶。它由电动控制，使用中药物利用率高，其残留量可以忽略不计。筛孔雾化器克服了喷射雾化器的增加呼吸回路中气体流速的问题，并且在治疗间歇期也不必将装置移除。振动筛孔雾化器常接连于湿化器和呼吸机之间（图35-1），其工作效率比普通喷雾式雾化器高。

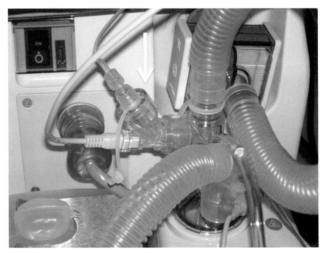

图 35-1 筛孔雾化器置于湿化器进气端

持续气溶胶输送

持续气溶胶输送是利用筛孔喷雾器和注射泵连接于呼吸机管路中，持续吸入支气管扩张剂可用于严重的急性哮喘的治疗。持续气雾血管扩张剂（例如，前列环素）也可用于纠正顽固性低氧血症和降低肺动脉高压患者的肺动脉压。

定量吸入器

机械通气中，使用喷射雾化器所产生的问题大多可以通过使用定量吸入器（MDI）来避免。MDI的肺部沉降率与喷射雾化器相似（5%的沉降率）。无论是MDI或喷雾器都可以有效地用于机械通气患者。MDI可以通过转弯接头、内置适配器或储雾器连接于呼吸机管路，在同样的驱动下，应用储雾器可以获得更大的肺沉降率。MDI应该在吸气相驱动。与使用雾化器相同的是气管插管的阻挡作用会影响气溶胶的肺部沉降量。最新型的 MDI 与雾化器比，其价格太过昂贵。

剂量

雾化器的常规剂量大约是 MDI 的 10 倍。因为 MDI 的剂量只需喷射雾化器剂量的一小部分就可达到与后者相同的肺部沉降量。而筛孔雾化器的使用可以增加药物的肺部沉降量。对于需要大剂量持续气雾治疗的患者（如哮喘持续状态），筛孔雾化器比 MDI 更有效、更方便。在人工气道患者，通常需要增加药物剂量（雾化器和 MDI）来克服因人工气道引起的肺部沉降量减少的问题。

吸入效果评价

吸入支气管扩张剂可以降低气道峰压、平台压、内源性 PEEP 和气道阻力（PIP-Pplat）。更多复杂的检测方法，如气道阻力和流速-容积环可用于评价患者对支气管扩张剂的治疗反应。

无创通气时的气雾治疗

在无创通气（NIV）气雾剂治疗可通过 MDI + 储雾器或雾化器来进行。有许多因素会影响气溶胶的输送，这些因素包括呼吸机的类型、通气模式、管路特性、面罩类型、气溶胶发生器的类型、药物相关因素、呼吸参数和患者自身相关因素等。尽管 NIV 过程中，气雾治疗存在持续的气流、吸气流量过高、漏气、湿化和不同步等等问题，但是支气管扩张剂吸入的疗效仍然是明确的。在 NIV 中应用支气管扩张剂应注意操作方法以保证治疗的效果。

要点回顾

- 吸入肺血管扩张剂可改善 ARDS 患者的氧合，但对死亡率的影响尚不清楚。
- 氦氧混合气可以提高 COPD 患者的气体交换，改善氧合，但它能否减少机械通气天数尚不清楚。
- 氦氧混合气可影响呼吸机和呼吸治疗设备的工作效能。
- 尚缺乏哮喘患者吸入挥发性麻醉药能改善重要预后指标的证据
- 使用喷射雾化器和 MDI 时仅有约 5% 的剂量进入气管插管患者的肺部。
- 筛孔雾化器的气溶胶输送远大于喷射雾化器。
- MDI 或喷射雾化器都能有效地用于机械通气患者。
- MDI 的腔性储雾器比管路转接头能提供更大的吸入剂量。
- 评估患者对支气管扩张药吸入的反应性可以用气道峰压、平台压、内源性 PEEP 的下降来评价。
- 持续气溶胶治疗可以用于输送支气管扩张剂和肺血管扩张剂。
- 在 NIV，喷射雾化器和 MDI 都可用来输送气溶胶治疗。

（齐小玖　译　夏金根　校）

参考文献

Adhikari NK, Burns KE, Friedrich JO, et al. Effect of nitric oxide on oxygenation and mortality in acute lung injury: systematic review and meta-analysis. *BMJ.* 2007;334:779.

Afshari A, Brok J, Møller AM, Wetterslev J. Aerosolized prostacyclin for acute lung injury (ALI) and acute respiratory distress syndrome (ARDS). *Cochrane Database Syst Rev.* 2010:CD007733.

Afshari A, Brok J, Møller AM, Wetterslev J. Inhaled nitric oxide for acute respiratory distress syndrome and acute lung injury in adults and children: a systematic review with meta-analysis and trial sequential analysis. *Anesth Analg.* 2011;112:1411-1421.

Ari A, Fink JB, Dhand R. Inhalation therapy in patients receiving mechanical ventilation: an update. *J Aerosol Med Pulm Drug Deliv.* 2012;25:319-332.

Char DS, Ibsen LM, Ramamoorthy C, Bratton SL. Volatile anesthetic rescue therapy in children with acute asthma: innovative but costly or just costly? *Pediatr Crit Care Med.* 2013;14:343-350.

Dhand R. Aerosol delivery during mechanical ventilation: from basic techniques to new devices. *J Aerosol Med Pulm Drug Deliv.* 2008;21:45-60.

Dhand R. Aerosol therapy in patients receiving noninvasive positive pressure ventilation. *J Aerosol Med Pulm Drug Deliv.* 2012;25:63-78.

Dhand R, Guntur VP. How best to deliver aerosol medications to mechanically ventilated patients. *Clin Chest Med.* 2008;29:277-296.

Dolovich MB, Ahrens RC, Hess DR, et al. Device selection and outcomes of aerosol therapy: evidence-based guidelines. *Chest.* 2005;127:335-371.

Gao Smith F, Perkins GD, Gates S, et al. Effect of intravenous β-2 agonist treatment on clinical outcomes in acute respiratory distress syndrome (BALTI-2): a multicentre, randomised controlled trial. *Lancet.* 2012;379:229-235.

Hess DR. Aerosol delivery during mechanical ventilation. *Minerva Anestesiol.* 2002;68:321-325.

Hess DR. Heliox and noninvasive positive-pressure ventilation: a role for heliox in exacerbations of chronic obstructive pulmonary disease? *Respir Care.* 2006;51:640-650.

Hess DR. Nebulizers: principles and performance. *Respir Care.* 2000;45:609-622.

Hess DR. The mask for noninvasive ventilation: principles of design and effects on aerosol delivery. *J Aerosol Med.* 2007;20(Suppl 1):S85-S99.

Hess DR, Fink JB, Venkataraman ST, et al. The history and physics of heliox. *Respir Care.* 2006;51:608-612.

Matthay MA, Brower RG, Carson S, et al. Randomized, placebo-controlled clinical trial of an aerosolized β$_2$-agonist for treatment of acute lung injury. *Am J Respir Crit Care Med.* 2011;184:561-568.

Vaschetto R, Bellotti E, Turucz E, et al. Inhalational anesthetics in acute severe asthma. *Curr Drug Targets.* 2009;10:826-832.

Venkataraman ST. Heliox during mechanical ventilation. *Respir Care.* 2006;51:632-639.

第 36 章
紧急和群体事件中的通气技术

> **目标**
>
> 1. 比较不同的人工通气技术。
> 2. 比较自动充气式和流量充气式呼吸器。
> 3. 探讨机械通气和灾害事件处理的相关议题。
> 4. 描述应对群发性呼吸衰竭的机械通气机策略。

引言

用于急救通气的手段包括呼气通气技术、手控设施通气和氧气驱动阀通气等。其中有些设施可由非专业人士操作，手动通气器常用于急救通气如心肺复苏。近年来，机械通气在灾害事件中的应用越来越引起大家的重视。

人工呼吸技术

口对口呼吸

口对口通气的优势在于应用快捷和可及性、无应用设备和大容量储备（送气的容量由复苏者的肺活量决定）要求。但口对口通气也有明显的不足，如口对口通气还存在潜在的疾病传播，在急救通气时也应从安全的角度考虑使用保护性的隔离装置。咽部高压力、气道高阻力（阻塞的气道）、肺的顺应性降低和吸气时间缩短（产生高吸气流速）和呼吸频率增快（频率增快导致肺不能正常回缩而致内源性 PEEP 产生）会导致胃充气。口对口通气患者吸入的氧浓度仅 16% 左右，而二氧化碳浓度为 5% 左右。因此，在其他设备可用的情况下，不推荐使用口对口通气。

面部隔离装置

面部隔离装置采用弹性塑料薄膜连接一个阀门和（或）过滤器，将施救者和患者隔开。这些装置使施救者呼出气更轻松，其是否有利于防止疾病的传播尚未被充分证实。口对口通气的缺陷，如无法有效地通气、胃胀气、低吸入氧浓度等也同样存在于这类装置中。

口-面罩呼吸

这类设施在施救者和患者之间有预防疾病传播的隔离装置。由单向阀或过滤装置与面罩加上一延长管组成，以保护施救者免受患者呼出气或呕吐物的污染。面罩与患者面部需要充分密封（常用充气面罩），并有供氧接口。常由透明材料构成以便于随时观察有无反流。注意单向阀或过滤装置不能被呕吐物或水汽堵塞，尽可能减小气流阻力，面罩的死腔量也应尽量减少。

使用面罩进行人工呼吸时正确手持面罩的技术非常重要。施救者应站在患者的头侧。面罩应罩住被施救者的鼻和口，施救者应用拇指固定面罩并保持密闭性，两手的示指应置于患者的下颌骨，在患者头部抬起时，其下颌骨也应保持抬高的位置。也可用拇指和示指固定面罩，其他手指抬起下颌骨和伸展头部。无论哪种方法，施救者都要用手固定面罩，同时还要打开患者的气道。对于颈椎损伤的患者，应抬起下颌而避免抬头。

手控呼吸器技术

自动充气式呼吸器

手控呼吸器常用于复苏和转运中，因为这种呼吸器是自动充气的，无须补充外接氧来将储气袋充满。这种设备可连接面罩或直接连接气管插管和气管切开管。评价手控呼吸器四要素分别为通气功能（呼吸频率和潮气量）、供氧、阀的性能和耐用性。

储气球囊-单向阀手控呼吸器有自动充气球囊、氧气袋和非重复吸入阀构成（图 36-1）。操作者通过挤压充气球囊为患者进行通气，球囊的容量 1～2L（因厂家不同而异）。单向阀的作用是自球囊产生单一方向的气流，在球囊膨胀时被吸入，然后在球囊被挤压时进入患者体内，并且防止呼出的气体再次进入袋子中。

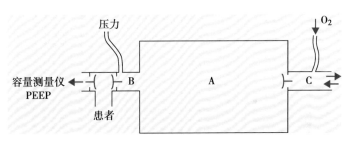

图 36-1 储气袋-单向阀图解说明。A. 自动充气球囊；B. 非重复吸入阀；C. 储氧器

使用储气球囊-单向阀手动呼吸器时，操作者可通过手感获知气道阻力或肺顺应性的变化。对非重复吸入阀品质的要求是低阻力、不会阻断高流量氧气、不增加死腔量以及不漏气。可在患者端连接测压表和流量表或 PEEP 阀进行监测或治疗。若患者有自主呼吸，呼气阀可以关闭以便患者从袋子内吸入氧气。由于单向阀的阻力，经储气袋-单向阀进行自主呼吸的呼吸做功比较高。患者端的标准连接口（内径 15mm，外径 22mm）与患者的人工气道或面罩连接。

储气球囊-单向阀通气对操作者的技术要求较高（图 36-2），球囊内的气体不需要完全挤压至患者。表 36-1 列出了储气球囊-单向阀的输出气体量的影响因素。对于使用面罩的患者，单人操作很难达到合适的通气效果，是由于很难用一只手既保证面罩的密封性又保证气道的开放，而另一只手挤压球囊。

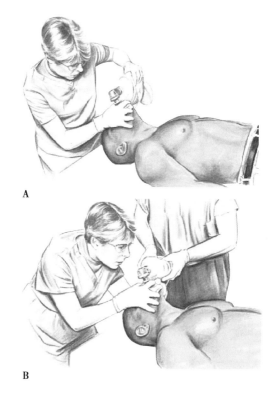

图 36-2　应用储气球-单向阀技术。A. 单人技术；B. 双人技术

表 36-1　影响储气球囊-单向阀潮气量的因素

因素	描述
面罩 vs. 气管插管	储气球囊-单向阀输出的通气量不足，易发生胃部胀气
单手 vs. 双手	双手挤压储气球囊的输出气体量较单手多
手的大小	手比较大的施救者给予的气体量多
肺内阻力	气道阻力增加、肺顺应性下降时输送的气量下降
疲劳程度	通气时间延长时送气量有可能下降
手套	医用手套不影响储气袋-单向阀通气量

　　使用储气球囊-单向阀通气时需监测呼出潮气量和气道压力，尤其是对于有漏气风险的患者，但实际操作中并不常用，因此需要操作者根据经验判断。使用储气球囊-单向阀通气的患者往往需要高浓度氧气治疗，如心肺复苏、气道吸引前后、患者转运和其他一些特殊的流程中，而影响这种装置的输出氧浓度因素如表 36-2 所列。

　　胃胀气是面罩储气袋-单向阀的常见并发症。胃胀气随通气压力的增加而增加，可在肺顺应性下降时出现。降低输出气流速可降低胃胀气风险；可以尝试 Sellick 手法（按压环状软骨），但效果因人而异。

表 36-2　影响输送氧浓度的因素

因素	描述
氧流量	低氧流量降低了输送气的氧浓度；应选用 15L/min 的氧流量
储氧袋	体积小的储氧袋降低氧浓度；理想状态应是储氧袋的容积超过储气袋的容积
供氧阀	供氧阀可提供 100% 的输送氧浓度，但可能影响储气袋的再次充气
球囊回弹时间	延长回弹时间可增加输送气的氧浓度
复苏器品牌	不同品牌的复苏器可提供的输出气的氧浓度不同

　　手动呼吸器是机械通气患者床旁必备的设备，以在机械通气故障时应急使用。床旁的手动呼吸器可能会成为院内感染的传染源，所以应采取适当措施降低此设备的污染，在被污染后应及时更换，患者间不可交叉使用。

流量充气式呼吸器

　　流量充气式呼吸器在重症监护使用较少，由薄型复苏袋、连接气管插管或面罩的接头、氧源和尾端的逸气孔组成，需要持续气流，没有单向阀，是半开放式的。薄型复苏袋的充气量由氧流量和逸气孔决定，两者同时决定袋内压力。薄型复苏袋可以被用于通气和提供 PEEP，而且也可接压力表和压力安全阀。由于患者呼出的气体可进入复苏袋，因此需要保证氧流量足够高以防止二氧化碳的蓄积。袋子的逸气孔在呼气时会产生明显阻力。这类装置的缺点在于使用时必须具备压缩气源，而且对操作者来说，操作的难度较自充式呼吸器要大。

氧气驱动阀

　　氧气驱动阀经常应用于紧急救护事件中，而在医院中应用较少。这类设备是用压缩的气体来驱动的，无压缩气源时不能正常工作。氧气驱动阀由施救者或患者触发，提供 100% 的氧气，使用时可连接于面罩或人工气道。这种装置不能为施救者提供呼吸道阻力变化的信息。胃部膨胀和过度通气是氧气驱动阀最为突出的问题。

群体事件中的机械通气

　　机械通气在自然灾害、恐怖袭击和严重的以发热为特征的呼吸系统疾病等的群体灾难中的应用，在近年来引起了广泛的关注。机械通气的应用使得群体灾难的死亡率大大地降低。机械通气在群体灾难中可用于患者在各种场所间转运，住院及 ICU 中。

群发性呼吸衰竭的机械通气

　　群发性呼吸衰竭（MCRF）中应用的呼吸机应具备的特性列于表 36-3。自动复苏器、手动或电动的便携式呼吸机、重症呼吸机和无创呼吸机均可用于MCRF患者。

表 36-3　群发性呼吸衰竭所需机械通气的特性

特点	原理	必备性能	推荐性能
FDA 认可的可应用于儿童、成人	自然灾害，流行病，化学/生物恐怖袭击既伤害成人也伤害儿童	可用于体重 ≥10kg 的患者	可用于体重 ≥5kg 的患者
无 50psig 的压力源也可正常工作	医院中电力的储备远远大于氧气的储备	无 50psig 的情况下可工作	50psig 或其他替代的电源
	在缺乏高压氧源的情况下，可使用低流量的氧气流量表增加吸氧浓度	氧浓度范围：21% ~ 100%	
电池应保持工作 ≥4h	允许患者在不同场所之间转运		
	在突然断电的情况下能持续工作	在无电源下可工作 ≥4h	在无电源下可工作 ≥4h
稳定的容量输出	遵循 ARDS Net 指南对容量给予的要求。降低机械通气相关肺损伤的风险	容量控制通气（250 ~ 750ml）	压力控制和容量控制通气
模式：CMV	遵循 ARDS Net 指南在多位患者和照护者不足的情况下保证所需的最低通气管理	CMV	CMV、IMV 和压力支持模式
PEEP	遵循 ARDS Net 指南纠正低氧，预防机械通气相关性肺损伤	调节范围：5 ~ 15cmH$_2$O	调节范围：5 ~ 20cmH$_2$O
呼吸频率和潮气量的分别控制	遵循 ARDS Net 指南窒息的患者能保证分钟通气量	呼吸频率6 ~ 35 次/分	呼吸频率6 ~ 7 次/分（可用于儿童）
监测气道峰压和潮气量	遵循 ARDS Net 指南提供肺顺应性的监测患者安全：预防过度膨胀	监测吸气峰压和潮气量	监测平台压和患者潮气量
适当的报警系统	患者安全提升在人员不充足情况下监测大量患者的能力	出现以下情况报警：管路断开；高压；低压（漏气）；断电；压缩空气源断开	出现以下情况报警压力模式下高潮气量低分钟通气量远程报警

缩略词：ARDS，急性呼吸窘迫综合征；CMV，持续指令性通气；FDA，食品药品监督管理局；F$_{IO_2}$，吸入氧浓度；IMV，间歇指令通气；PEEP，呼气末正压。

自动心肺复苏器是为了替代手动呼吸器而设计的。这类装置工作原理是气体驱动，压力切换。没有报警系统，不能提供稳定的潮气量，无潮气量和呼吸频率设置功能，提供 100% 氧气或提供较低浓度的空气引入设备。而先进的气动便携式呼吸机可提供持续指令通气、PEEP，并可对呼吸频率、潮气量进行分别设定。电动便携式呼吸机已被广泛地应用于家庭和家庭至医疗机构的转运。重症呼吸机可治疗各类呼吸衰竭，但不建议应用于群发性急救现场，因为其体型巨大，操作复杂。

无创通气在 MCRF 患者中的应用是有争议的。许多 MCRF 患者会发展为急性呼吸窘迫综合征（ARDS），而无创通气对于 ARDS 的作用是非常有限的。此外，考虑到无创通气的呼出气开放式特性可能会增加施救人员的暴露风险。一些专为无创通气设计的呼吸机可以用于有创机械通气。

在突发灾难中，相关医疗机构中呼吸机的数量是否充足事关重大。可及的备用呼吸机的调配方案可参考表 36-4。各区域应有可行的足以应付区域灾害的呼吸机的调配计划。

表 36-4　呼吸衰竭群发事件中所需呼吸机调配方案

来源	策略	可能出现的问题
收治医院	取消择期手术 调整麻醉机工作站和重症监护（在非创伤性灾害中）	麻醉机的数量是有限的。如果机械通气的时间延长，在需要再次外科手术时可能无麻醉机可用
非收治医院	在非收治医院调配可用的设备	即使在平时，大多数医院并无很多闲置的呼吸机。对需要支援消息的延迟知晓降低了非收治医院共享其设备的愿望
租用呼吸机的机构	可从租赁公司获得额外的呼吸机	同一公司可能与一些非收治的医院有租赁合同，故可租用的呼吸机的总数也是有限的。若将呼吸机运送至远距离区域，运送可被延误
国家战略储备	在州/城市中配备呼吸机，以备不时之需	但许多州从国家战略储备中分配到呼吸机的量可能是有限的 目前尚缺乏在多家医院同时需要更多呼吸机时的合理应对方案

要点回顾

- 口对口人工呼吸的缺陷在于其有传播疾病的危险，操作不当会出现氧浓度过低和明显的胃部膨胀问题。
- 口对面罩为施救者提供了与患者间的保护措施。
- 自动充气式储气球囊-单向阀呼吸器可提供高浓度的氧气。
- 因为单向阀的阻力因素，储气球囊-单向阀呼吸器通常不用于自主呼吸患者。

- 流量充气式手动呼吸器的操作难度比储气袋-单向阀呼吸器的操作难度大。
- 自动复苏器、气动或电动式便携呼吸机、重症呼吸机和无创通气均可用于群发性呼吸衰竭患者。
- 每个机构均应有应对局部地区突发灾害的确保足够呼吸机的紧急预案。

（齐小玖 译 韩小彤 校）

参考文献

Adelborg K, Dalgas C, Grove EL, et al. Mouth-to-mouth ventilation is superior to mouth-to-pocket mask and bag-valve-mask ventilation during lifeguard CPR: a randomized study. *Resuscitation.* 2011;82:618-622.

AriñoIrujo JJ, Velasco JM, Moral P, et al. Delivered oxygen fraction during simulated cardio-pulmonary resuscitation depending on the kind of resuscitation bag and oxygen flow. *Eur J Emerg Med.* 2012;19:359-362.

Barnes TA, Catino ME, Burns EC, et al. Comparison of an oxygen-powered flow-limited resuscitator to manual ventilation with an adult 1,000-mL self-inflating bag. *Respir Care.* 2005;50:1445-1450.

Bergrath S, Rossaint R, Biermann H, et al. Comparison of manually triggered ventilation and bag-valve-mask ventilation during cardiopulmonary resuscitation in a manikin model. *Resuscitation.* 2012;83:488-493.

Blakeman TC, Rodriquez D, Dorlac WC, et al. Performance of portable ventilators for mass-casualty care. *Prehosp Disaster Med.* 2011;26:330-334.

Branson RD, Johannigman JA, Daugherty EL, Rubinson L. Surge capacity mechanical ventilation. *Respir Care.* 2008;53:78-88.

Branson RD, Rubinson L. Mechanical ventilation in mass casualty scenarios. *Respir Care.* 2008;53:38-39.

Carter BG, Fairbank B, Tibballs J, et al. Oxygen delivery using self-inflating resuscitation bags. *Pediatr Crit Care Med.* 2005;6:125-128.

Godoy AC, Vieira RJ, De Capitani EM. Alterations in peak inspiratory pressure and tidal volume delivered by manually operated self-inflating resuscitation bags as a function of the oxygen supply rate. *J Bras Pneumol.* 2008;34:817-821.

Neumar RW, Otto CW, Link MS, et al. Part 8: Adult Advanced Cardiovascular Life Support: 2010 American Heart Association Guidelines for Cardiopulmonary Resuscitation and Emergency Cardiovascular Care. *Circulation.* 2010;122:S729-S767.

Rabus FC, Luebbers HT, Graetz KW, Mutzbauer TS. Comparison of different flow-reducing bag-valve ventilation devices regarding respiratory mechanics and gastric inflation in an unprotected airway model. *Resuscitation.* 2008;78:224-229.

Rubinson L, Hick JL, Curtis JR, et al. Definitive care for the critically ill during a disaster: medical resources for surge capacity: from a Task Force for Mass Critical Care summit meeting, January 26-27, 2007, Chicago, IL. *Chest.* 2008;133:32S-50S.

Schumacher J, Weidelt L, Gray SA, Brinker A. Evaluation of bag-valve-mask ventilation by paramedics in simulated chemical, biological, radiological, or nuclear environments. *Prehosp Disaster Med.* 2009;24:398-401.

Von Goedecke A, Wagner-Berger HG, Stadlbauer KH, et al. Effects of decreasing peak flow rate on stomach inflation during bag-valve-mask ventilation. *Resuscitation.* 2004;63:131-136.

第 37 章
早期活动和便携式呼吸机

> **目的**
>
> 1. 讨论机械通气患者早期活动过程中的注意事项。
> 2. 描述机械通气患者早期下床活动方法。
> 3. 便携式呼吸机的特点。

引言

近年来，医务人员对于机械通气患者进行早期活动包括下床活动的兴趣越来越大。这项治疗过程需要使用便携式呼吸机，便携式呼吸机也常被用于院内外患者的转运。本章内容主要介绍机械通气患者的早期活动包括下床活动的方法、注意事项以及便携式呼吸机的临床应用。

早期活动

危重症患者机械通气过程中可能会发生呼吸肌失用和疲劳。部分急性呼吸窘迫综合征（ARDS）患者在病情改善离开重症监护室（ICU）若干年内仍可能存在肢体功能缺陷。这些获得性的缺陷将会给患者带来的是残疾、社会孤立、寄居收容以及巨大的社会经济负担。导致这些身体缺陷的影响因素包括疾病的严重程度、急性炎症、激素的使用和神经肌肉阻滞剂的使用，而长时间卧床或许是最重要的危险因素。

每天唤醒和自主呼吸试验可缩短机械通气时间，同时多项证据显示早期活动有利于机械通气患者的康复。循证医学支持使用 ABCDE 操作流程管理重症机械通气患者：协调好每天唤醒与日常镇静、自主呼吸试验、选择合适的镇静剂和镇痛剂、谵妄监测、早期活动和锻炼。

机械通气患者早期活动方法

在开始下床活动之前，需要对患者进行多方面的评估。患者当前所接受的镇静药物剂量是尤其需要关注的。在血流动力学稳定并保持足够清醒和灵敏反应的状况下，小剂量的镇静剂可能使患者更快地拔除人工气道。建议机械通气患者早期活动应按照以下顺序逐渐进行，首先在床上坐立并摆动双腿；然后站立并尝试在床边走几步，如要进一步增加活动量时往往需要先在床旁椅子上略作休息，并移到椅子端坐休息；最后考虑增加床边活动。

当考虑让机械通气的患者进行下床活动时，应该意识到这些患者的呼吸功能受到了损害，其运动耐力受限于呼吸功能和储备能力。此外，由于呼吸肌对氧气需求的增加，可能导致其他骨骼肌获取的氧气量降低，从而进一步限制患者的早期活动和下床活动。因此，在患者进行下床活动的过程中通常需要增加机械通气支持水平以增进患者的活动能力。

虽然早期下床活动极少发生严重的不良事件，但仍要对患者的安全性加强关注。为了确保早期下床活动能够顺利进行，需要患者治疗团队里的所有成员，包括医师、护士、物理和呼吸治疗师达成合作共识以保证下床活动安全进行。呼吸机的支持水平不应该成为进行早期活动的限制因素，使用高吸入氧浓度和呼气末正压的患者也可安全地进行下床活动。临床上限制患者进行早期活动的主要因素常常是镇静药使用的剂量，而不是呼吸机的支持水平。

　　早期下床活动计划的成功需要有效的多部门的团队合作，从主治医师、住院医师，到护士、物理治疗师、呼吸治疗师和重症监护人员。通常情况下，护士负责各种导管和监护仪，物理治疗师负责患者的活动，呼吸治疗师负责呼吸机，重症监护人员根据需要在旁辅助。

　　为了下床活动成功进行，呼吸机必须有充足的蓄电量。大多数在售的便携式呼吸机都有数小时的蓄电能力，使用前应保证其处于充满电的状态。如果缺少足够的电量，必要时需要准备足够长的电源线，此时应避免被电源线绊倒或电源被突然拔掉。在患者开始下床活动时，还应根据人机同步性选择合适的呼吸机模式及参数。

　　进行下床活动时，应将呼吸机和氧气钢瓶置于可移动的推车上，同时应保证足够长的呼吸机环路以满足运动需要。大多便携式呼吸机是专门为转运患者设计的，可以很好地用于患者的下床活动。脉氧饱和度仪除了监测运动过程中患者的氧合状况并以此来调整呼吸机参数，还可以监测患者的心率，因此是极其有用的。

　　对于病情较重而不能完成主动运动的患者来说，被动关节运动和定位练习对于减轻关节挛缩的进展也是非常重要的。神经肌肉电刺激和被动脚踏车锻炼也将会越来越多地在临床应用。

便携式呼吸机

　　危重症患者有些诊断检查和治疗手段在床边无法完成，需要转运至相关场所，在转运过程中，医务人员应该尽量保证患者的监护及治疗与在 ICU 内相同。对于需要机械通气的患者，需要熟悉患者病情的人员陪同，并准备合适的监测设备、气道支持设备和维持通气方案（表 37-1）。转运中的通气支持可以通过手动呼吸器或便携式呼吸机来提供。便携式呼吸机可以提供一个恒定水平的通气支持并可解放临床医师去完成其他的工作，因此优于简易呼吸器。

表 37-1　转运设备和用品

类型	举例
监护设备	心电监护仪和电源线，脉氧饱和度探头和电源线，温度计，听诊器，测血压袖带
吸引设备	吸引导管，Yankauer 管，吸痰管
静脉/髓内注射器	留置针，手臂板，髓内针，止血带，胶带，透明辅料，纱布
胸腔引流设备	胸引管，引流袋，注射器，开关器
鼻饲管/尿管设备	进食管，鼻饲管，Foley 导尿管，注射器

续表

类型	举例
灭菌用品	聚维酮碘，氯己定，酒精拭纸，无菌手套，无菌单
通信设备	移动电话，两频道无线电
插管设备	气管插管，鼻咽管和口咽管，CO_2 检测器，探针，喉罩，胶带，Magill 钳，导管固定器，气管切开插管
喉镜设备	喉镜叶片和手柄，电池，灯泡
氧疗相关设备	鼻导管，氧连接管，流量表，头罩，自充气袋，复苏面罩，简易面罩，文丘里面罩，非重复呼吸面罩
喷雾器设备	喷雾面罩，气切面罩，喷雾管，灭菌水，喷雾器
其他	除颤垫片，胶带，针，颈环，蝶形针，注射器，毯子

便携式呼吸机的特点

目前使用的便携式呼吸机大都是由精细的微处理器控制的。理想状况下，呼吸机应能提供 ICU 内常用的通气模式，具有容量或压力控制通气功能，可设置呼吸频率、潮气量，可调节吸入氧浓度和 PEEP，且触发灵敏度必须是 PEEP 补偿型的。此外，呼吸机还必须具有气道压力过高和环路断开报警的功能。

转运呼吸机最重要的是便携性，应该足够轻便，呼吸机的大小应易于患者转运携带（如置于病床上）。转运呼吸机可以是气动也可以是电动的。气动控制的转运呼吸机最大的缺点是使用时会消耗气体，因而会比较快地耗尽气源。微处理器控制的便携式呼吸机通常能提供更加精确的设置，其受气源压力的影响较小，并且不会消耗那么多的气体。依靠电池供能的呼吸机应该能够保证使用 4h，并且可以快速充电。

磁共振成像检查会产生一个强的磁场，那些含有铁磁性的设备（包括呼吸机）则不能用。呼吸机的支持患者需要磁共振成像检查时可以通过使用简易呼吸器来获得通气支持，或使用专门为行磁共振成像检查而设计的呼吸机。同时，在氧气输送过程中还需要使用铝制的氧气瓶和调节器。

要点回顾

- 早期活动可以改善机械通气患者的预后。
- 下床活动之前，患者必须是清醒的且血流动力学稳定。
- 在早期活动包括下床活动期间应该增加呼吸机支持的力度。
- 机械通气患者的早期活动需要多部门的精心合作。
- 使用便携式呼吸机优于简易呼吸器，因为前者可以提供更加稳定的通气水平，并且可以解放临床医师来完成其他的工作。
- 便携式呼吸机应该能提供与在 ICU 内完全相同的通气支持。

（桑贤印　译　徐培峰　校）

参考文献

Bailey PP, Miller RR 3rd, Clemmer TP. Culture of early mobility in mechanically ventilated patients. *Crit Care Med.* 2009;37:S429-S435.

Blakeman TC, Branson RD. Evaluation of 4 new generation portable ventilators. *Respir Care.* 2013;58:264-272.

Blakeman TC, Branson RD. Inter- and intra-hospital transport of the critically ill. *Respir Care.* 2013;58:1008-1023.

Blakeman TC, Rodriquez D, Dorlac WC, et al. Performance of portable ventilators for mass-casualty care. *Prehosp Disaster Med.* 2011;26:330-334.

Chipman DW, Caramez MP, Miyoshi E, et al. Performance comparison of 15 transport ventilators. *Respir Care.* 2007;52:740-751.

Kress JP. Clinical trials of early mobilization of critically ill patients. *Crit Care Med.* 2009;37:S442-S447.

Kress JP. Sedation and mobility: changing the paradigm. *Crit Care Clin.* 2013;29:67-75.

Mendez-Tellez PA, Needham DM. Early physical rehabilitation in the ICU and ventilator liberation. *Respir Care.* 2012;57:1663-1669.

Morandi A, Brummel NE, Ely EW. Sedation, delirium and mechanical ventilation: the 'ABCDE' approach. *Curr Opin Crit Care.* 2011;17:43-49.

Schweickert WD, Kress JP. Implementing early mobilization interventions in mechanically ventilated patients in the ICU. *Chest.* 2011;140:1612-1617.

Schweickert WD, Pohlman MC, Pohlman AS, et al. Early physical and occupational therapy in mechanically ventilated, critically ill patients: a randomized controlled trial. *Lancet.* 2009;373:1874-1882.

第38章
体外生命支持

引言

体外生命支持（ECLS，也称为体外膜肺，ECMO）技术源于心脏手术患者的体外循环。第一次在手术室外使用 ECMO 的历史可追溯到 20 世纪 60 年代后期，一例急性呼吸窘迫综合征（ARDS）伴有严重顽固性低氧血症的患者。由于 20 世纪 70 年代 ECMO 在 ARDS 患者中的成功应用，有人做了 ECMO 与传统治疗比较的随机对照研究，该项随机对照研究没有显示患者能从 ECMO 中获益（每组的死亡率大约是 90%），由此导致大多数中心不再考虑成人 ARDS 患者应用 ECMO。20 世纪 80 年代，一些医疗机构尝试在胎粪吸入、膈疝、脓毒症、肺炎和其他原因导致的严重呼吸衰竭的新生儿中应用 ECMO，以期能降低死亡率。20 世纪 90 年代，鉴于 ECMO 在新生儿中的成功应用，更多的机构开始将 ECMO 应用于重度呼吸衰竭的儿童和成年患者。至 2000 年，ECMO 的应用已经扩展到各个年龄段的心脏病患者。ECMO 在 2009 年 H1N1 流感患者治疗中取得的成功，显著地推动了 ECMO 在 ARDS 患者中的应用。如今，ECMO 仍然作为心肺移植的桥梁，同时 ECMO 也作为给予 CO_2 清除能力显著下降的患者肺保护措施之一。

体外生命支持分类

体外生命支持分两种：静脉-静脉型和静脉-动脉型。在 V-V ECMO 中，血液从一条大静脉引出，流经泵和氧合器，然后再回流到患者的另一条大静脉中。在 V-A ECMO 中，血液从一条大静脉引出，流经泵和氧合器，然后回流至患者的一条大动脉中。

静脉-静脉型体外膜肺（V-V ECMO）

V-V ECMO 主要用于呼吸系统支持。血液从大静脉引出，通常选择股静脉穿刺安置导管至下腔静脉，然后回流到另一大静脉中，通常选择另一侧的股静脉或是经颈静脉置管至上腔静脉（图 38-1）。在 V-V ECMO 中，动脉循环没有受到影响，故正常的动脉血流得以维持，这里要求患者有正常的心功能，以维持正常的肺循环。气体交换由 ECMO 和呼吸系统共同完成，它们各自的气体交换量的大小由流经 ECMO 的血流量决定，流经 ECMO 交换的血流越多，则需要呼吸系统参与的气体交换就越少。

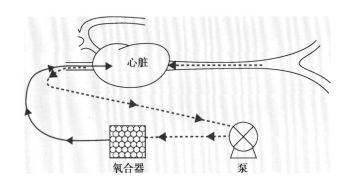

图 38-1 静脉-静脉体外膜肺。血流从一支静脉引出，回流至另一支静脉

摘自 Turner DA，Cheifetz IM. Extracorporeal membrane oxygenation for adult respiratory failure. Respir Care，2013，58：1038-1052.

V-V ECMO 的优点是不影响动脉循环，故发生空气栓塞的风险很低，同时肺和肾脏的灌注也得以维持。V-V ECMO 适用于心功能相对正常的患者，故心功能重度不全的患者不适合做 V-V ECMO。导管置管的位置常影响 ECMO 的成效，如果位置不正确会导致重复循环，降低疗效。ECMO 过程中需严密监测患者的氧合和通气，在流经 ECMO 的血量相同时，V-V ECMO 的氧合能力低于 V-A ECMO。出血是 ECMO 最大的潜在并发症，故实施过程中必须抗凝。

静脉-动脉型体外膜肺（V-A ECMO）

在 V-A ECMO，血流从大静脉引出（常选股静脉或者颈静脉），然后通过大动脉（通常新生儿或儿童选择颈动脉，成人则选择股动脉）回流至体循环（图 38-2）。V-A ECMO 主要用于心力衰竭患者的支持。理论上，V-A ECMO 可以完成 100% 心脏输出功能，所有的气体交换都可以通过 V-A ECMO 完成。V-A ECMO 时搏动的动脉血量减少。

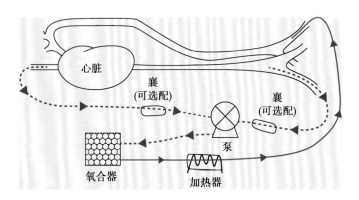

图 38-2 静脉-动脉体外膜肺。血流从一支静脉引出，从一支动脉流回

摘自 Turner DA，Cheifetz IM. Extracorporeal membrane oxygenation for adult respiratory failure. Respir Care，2013，58：1038-1052.

V-A ECMO 的优点是可以不依赖患者的心功能、可输送全部血流量、可达到最大的氧合状态并能显著降低机械通气的需求。但主要的缺点是影响了动脉循环并且存在空气栓塞的风险。因搏动的动脉血减少，故指脉搏氧合监测不准确，并且肺和肾脏血流量也会减少。使用时患者必须抗凝，故出血是 V-A ECMO 最大的潜在并发症。

泵、氧合器和导管

ECMO 所需要的设备包括三部分：泵、氧合器和建立血管通路所需的导管。早期的 ECMO 采用的是滚筒泵把血流泵入导管，该泵仍然在新生儿中应用，但在成人和儿童中主要采用的是离心泵。滚筒泵主要的问题在于当泵滚动时，滚筒上管道中的血流被压缩，进而在管道中产生压力，故有潜在泄漏风险。此外，滚动产生的压力会损伤红细胞和血小板，由此增加输血的需求。这些问题在离心泵中都不存在。

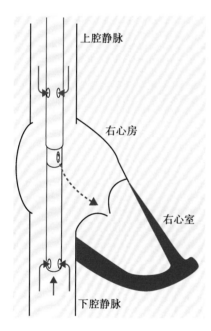

上腔静脉

右心房

右心室

下腔静脉

图 38-3　双腔导管图解。血流经上下腔静脉引出后经邻近的三尖瓣直接回流到右心室

摘自 Turner DA, Cheifetz IM. Extra-corporeal membrane oxygenation for adult respiratory failure. Respir Care, 2013, 58：1038-1052.

早期的氧合器体积很大，有的直径可达 1m，而新一代的氧合器仅长 25cm 左右、直径 5cm。所有氧合器的工作原理都采用对流法则，即血流从半透膜的一侧向另一侧流动，而气体从半透膜的另一侧向相反的方向流动。在这个过程中氧气和二氧化碳通过渗透膜相向弥散，即氧气从气流弥散进血流，而二氧化碳则从血流弥散到气流。通过氧合器的气体流动被称为扫流，如果采用特殊的氧合器，扫流的流速最高可设置为 15L/min。由于氧气和二氧化碳在血液中输送的生理特性，氧合器清除二氧化碳比氧合更有效。有些 V-V ECMO 患者，氧合需求很高，需要较高的气流，这时补充二氧化碳有助于避免严重酸碱失衡的发生。由于能有效地清除二氧化碳，近来 V-V ECMO 也常用于严重高碳酸血症性呼吸衰竭的 COPD 患者。

为保障患者的安全，ECMO 系统配备有多种监测设备。可持续监测渗透膜两侧的压力和血气。系统中还包含加温器，以确保回流的血液与体温相同，当然 ECMO 也可快速调节患者的体温。在 V-A ECMO，转流的血量可达 100% 的血容量，体温可以很快变化。

有多种导管可供 ECMO 使用，最常用的是单腔插管。近年来，双腔插管在 V-V ECMO 中使用越来越多，双腔插管经颈外静脉穿刺插入至腔静脉，分别从上下腔静脉引出血流，经 ECMO 后直接回流至三尖瓣入口处（图 38-3）。该导管主要的问题是如果放置位置不当，可导致血流的重复循环，其优点是在患者变动体位或早期活动时不易发生导管扭曲引起血流改变，而此种现象在股静脉置管却时有发生。

体外 CO_2 清除

不管是 V-V 还是 V-A ECMO，都能有效地清除 CO_2。经 ECMO 回流的血液里 CO_2 的含量可以降至 0，因此 V-V ECMO 可显著地降低 $Paco_2$ 而不需要明显地改变心输出量。仅仅需要相当于 $1 \sim 2L/min$ 的心输出量的血流流经 V-V ECMO 便可将 $Paco_2$ 降低 20mmHg，甚至更低。故不带泵的 V-V ECMO 引入少量血流时可用于高碳酸血症患者的治疗如 COPD 急性加重、急性重症哮喘、实施肺保护性通气策略下的重度 ARDS 患者以及等待肺移植却又需要康复治疗的患者。但需要患者有足够的心血管系统功能储备和低循环阻力（在 3L/min 血流的情况下，血流流经氧合器后压力下降应≤15mmHg）。

ECMO 适应证

ECMO 可应用于新生儿、儿童和成人。ECMO 最初设计的目的是用于管理重度呼吸衰竭患者，但现在在心力衰竭和慢性呼吸衰竭患者中有增加的趋势（表 38-1）。

表 38-1 体外生命支持的适应证

新生儿
先天性膈疝
胎粪吸入
新生儿持续肺动脉高压
呼吸窘迫综合征
心脏术后

儿童
心脏术后
肺炎
急性呼吸窘迫综合征
非急性呼吸窘迫综合征性呼吸衰竭

成人
重度心力衰竭
心脏术后
肺移植等待期
重度高碳酸血症
重度顽固性低氧

新生儿

ECMO 最先应用于新生儿，其应用远远超过了儿童和成人的总和，这主要源于 ECMO 对心肺衰竭的新生儿比儿童和成人更好管理，但现在有减少的趋势。ECMO 在新生儿中的应用在 20 世纪 90 年代中期达到最高峰，随着表面活性物质和肺保护性通气策略的应用以及综合管理能力的提升，ECMO 的需求也逐渐减少。ECMO 在新生儿应用的主要适应证包括先天性膈疝、胎粪吸入、持续新生儿肺动脉高压、呼吸窘迫综合征、脓毒症、重度心脏畸形、心脏大手术等。

儿童

20 世纪 80 年代中期以后，ECMO 在儿童中的使用呈逐年增加趋势。最早在儿童中使用 ECMO 的原因是由 ARDS、肺炎或其他因素导致的重度呼吸衰竭，而现今使用 ECMO 最多的是为纠正严重心脏畸形而实施心脏手术后的儿童。

成人

20 世纪 90 年代以前鲜有报道在成人应用 ECMO。但自 20 世纪 90 年代中期开始，ECMO 在成人的应用逐渐增加。在 2009 年的 H1N1 流感流行中，许多医疗机构使用 ECMO 治疗严重呼吸衰竭的患者，并获得了阳性结果，由此，ECMO 在 2009 年后得到了广泛的推广。并且，ECMO 在心力衰竭患者中的应用也在逐渐增加。此外，ECMO 也被用于肺移植等待期、COPD 急性加重、哮喘等患者。

展望

随着拥有 ECMO 的医疗机构越来越多，预期 ECMO 在儿童和成人中的使用比例还会持续增加。主要集中在三类患者：首先，心力衰竭将是增加最多的患者群体，许多心力衰竭或心脏疾病手术患者较多的医疗机构正在积极开展 EC-MO；其次，在肺保护性通气情况下伴有急性高碳酸血症或慢性呼吸衰竭患者伴有高碳酸血症常规治疗失败以及等待肺移植接受康复治疗的患者；第三，各种原因引起的重度顽固性低氧患者。临床实践的增加就如当年 ECMO 治疗 H1N1 一样将进一步推动 ECMO 的发展，同时越来越多的医疗机构正在积极配置 EC-MO 设备，也将促使 ECMO 的发展。

要点回顾

- ECMO 分 V-V 和 V-A 型两种。
- V-V ECMO 主要用于呼吸系统支持。
- V-A ECMO 主要用于心血管系统的支持。
- ECMO 气体交换采用的是对流法则原理。
- V-V ECMO 清除 CO_2 比氧合血液更容易。
- 现代的 ECMO 在儿童和成人中主要使用的是离心泵，而儿童仍然使用的是滚筒泵。
- V-V ECMO 主要的缺点在于血流重复循环，双腔插管置管会进一步加重血流的重复循环。
- V-A ECMO 主要的缺点在于系统漏气引起的空气栓塞。
- 因需要抗凝，ECMO 存在出血风险。
- 不带泵的 ECMO 可用于体外 CO_2 清除。
- 预期新生儿使用 ECMO 会呈下降趋势，但除外心脏畸形和心脏手术的患儿。
- ECMO 在儿童和成人的应用人数和医疗机构将呈增长趋势。
- 儿童和成人使用 ECMO 最主要的目的是心血管系统支持以及高碳酸血症和重度顽固性低氧的纠正。

（段 均 译 桑贤印 校）

参考文献

Abrams DC, Brenner K, Burkart KM, et al. Pilot study of extracorporeal carbon dioxide removal to facilitate extubation and ambulation in exacerbations of chronic obstructive pulmonary disease. *Ann Am Thorac Soc.* 2013;10:307-314.

Brown KL, Ichord R, Marino BS, Thiagarajan RR. Outcomes following extracorporeal membrane oxygenation in children with cardiac disease. *Pediatr Crit Care Med.* 2013;14(5 Suppl 1):S73-S83.

Burki NK, Mani RK, Herth FJ, et al. A novel extracorporeal CO_2 removal system: results of a pilot study of hypercapnic respiratory failure in patients with COPD. *Chest.* 2013;143:678-686.

Dalton HJ. Extracorporeal life support: moving at the speed of light. *Respir Care.* 2011;56:1445-1453.

Davies A, Jones D, Bailey M, et al. Extracorporeal membrane oxygenation for 2009 influenza A(H1N1) acute respiratory distress syndrome. *JAMA.* 2009;302:1888-1895.

Elbourne D, Field D, Mugford M. Extracorporeal membrane oxygenation for severe respiratory failure in newborn infants [review]. *Cochrane Database Syst Rev.* 2002;(1):CD001340. Update in *Cochrane Database Syst Rev.* 2008;(3):CD001340.

Hayes D Jr, Tobias JD, Kukreja J, et al. Extracorporeal life support for acute respiratory distress syndromes. *Ann Thorac Med.* 2013;8:133-141.

Luyt CE, Comes A, Becquemin MH, et al. Long-term outcomes of pandemic 2009 influenza A(H1N1)-associated severe ARDS. *Chest.* 2012;142:583-592.

MacLaren G, Dodge-Khatami A, Dalton HJ, et al. Joint statement on mechanical circulatory support in children: a consensus review from the Pediatric Cardiac Intensive Care Society and Extracorporeal Life Support Organization. *Pediar Crit Care Med.* 2013;14 (5 Suppl 1):S1-S2.

Noah MA, Peek GJ, Finney SJ, et al. Referral to an extracorporeal membrane oxygenation center and mortality among patients with severe 2009 influenza A(H1N1). *JAMA.* 2011;306:1659-1668.

Patroniti N, Zangrillo A, Pappalardo F, et al. The Italian ECMO network experience during the 2009 influenza A(H1N1) pandemic: preparation for severe respiratory emergency outbreaks. *Intensive Care Med.* 2011;37:1447-1457.

Peek GJ, Mugford M, Tiruvoipati R, et al. Efficacy and economic assessment of conventional ventilatory support versus extracorporeal membrane oxygenation for severe adult respiratory failure (CESAR): a multicentre randomised controlled trial. *Lancet.* 2009;374:1351-1363.

Pham T, Combes A, Roze H, et al. Extracorporeal membrane oxygenation for pandemic influenza A(H1N1)-induced acute respiratory distress syndrome: a cohort study and propensity-matched analysis. *Am J Respir Crit Care Med.* 2013;187:276-285.

Terragni P, Faggiano C, Ranieri VM. Extracorporeal membrane oxygenation in adult patients with acute respiratory distress syndrome. *Curr Opin Crit Care.* 2014;20:86-91.

Turner DA, Cheifetz IM. Extracorporeal membrane oxygenation for adult respiratory failure. *Respir Care.* 2013;58:1038-1052.

52检